U0890962

中等卫生职业学校护理专业创新教材

BING LI XUE JI CHU

# 病理学基础

（可供中职、中专护理专业及医学技术类相关专业使用）


主　编　孙景洲

副主编　刘　文

编　者

刘　文（安徽省中医药高等专科学校）

樊帮林（安徽省滁州卫生学校）

张志萍（安徽省宿州卫生学校）

周士珍（安徽省淮南卫生学校）

孙雪竹（安徽省六安卫生学校）



东南大学出版社

·南京·

## 内 容 提 要

本书主要介绍了疾病概论，细胞和组织的适应、损伤与修复，局部血液循环障碍，炎症，肿瘤，各系统常见疾病，传染病，水、电解质代谢紊乱，水肿，酸碱平衡紊乱，发热，缺氧，弥散性血管内凝血，休克，重要器官功能衰竭等内容。书后附有实习指导和彩图。本书文字简练、形式新颖，适合中职学生的知识水平和生理、心理特点。为了帮助学生能顺利通过执业护士资格考试，书后还附有两套模拟试卷。

本书可供中专、中职护理专业及医学技术类相关专业使用。

**图书在版编目(CIP)数据**

病理学基础/孙景洲主编.—南京：东南大学出版社，2009.7 (2012.1 重印)

中等卫生职业学校护理专业创新教材

ISBN 978-7-5641-1698-9

Ⅰ.病… Ⅱ.孙… Ⅲ.病理学-专业学校-教材 Ⅳ.R36

中国版本图书馆 CIP 数据核字(2009)第 092938 号

**病 理 学 基 础**

出版发行 东南大学出版社
出 版 人 江建中
社　　址 南京市四牌楼 2 号
邮　　编 210096
责编电话 (025)83793328
经　　销 新华书店
印　　刷 江苏徐州新华印刷厂
开　　本 787mm×1092mm 1/16
印　　张 14.25
字　　数 350 千字
版　　次 2009 年 7 月第 1 版 2012 年 1 月第 4 次印刷
书　　号 ISBN 978-7-5641-1698-9
定　　价 34.00 元

# 《中等卫生职业学校护理专业创新教材》

## 编委会名单

# 序

中等卫生职业学校护理专业创新教材

改革开放30年来，我国医学教育不断改革发展，为我国医疗卫生服务水平的不断提高培育了大量人才，做出了突出贡献。其中，护理教育的改革与发展亦取得了显著的成绩。多层次较为完善的护理教育体系的建立，在护理人才培养与促进我国医疗卫生服务水平的不断提高中发挥了重要的作用。中专护理教育是我国护理教育体系一个重要的组成部分，经历了多次教育理念与教学模式的改革，形成了自身的教育教学规律和特点。作为中等职业教育，目前中专护理专业的生源主要是应届初中毕业生。如何按照国家制定的培养目标，适应卫生事业发展对护理人才的要求，通过多种手段，培养出合格的中专护理专业技术人才，是现阶段中等卫生学校护理专业教育教学改革的重要内容，各地都在探讨和研究。

为了切实贯彻党中央和国务院关于大力发展职业教育的指示精神，将职业教育与就业教育紧密联系起来，努力将中专护理人才培养成为“具有一定科学文化素养，德智体美全面发展，具有良好的职业素质、人际交往与沟通能力，熟练掌握专业操作技能，能在各级医疗卫生机构工作的技能型、服务型的高素质劳动者”。近年来，安徽省一些长期在中等卫校工作，具有多年中专护理管理和教学经验的领导、教师，一直在研究和探索如何进一步加强护理专业技术人才的培养。其中，加强教材建设，编写出既符合国家制定的培养目标要求，又适用于现阶段中专护理专业教学实际与学生状况的中专护理教材，是一个重要的方面。安徽省中等卫校的骨干教师，共同编写的这套"中等卫生职业学校护理专业创新教材"，是以全国卫生职业教育教学指导委员会2007年编制的新一轮《全国中等职业教育教学计划和教学大纲》为主要依据，按照中专护理专业培养目标的总体要求，注重护理专业基础知识的学习、实践技能的训练和综合素质的培养，努力寻求编写成适合中专护理专业学生使用的，充分体现职教特色、贴近学生社会就业、能调动学生学习积极性、有一定创新性的专业教材，以适应中等护理教育改革与发展的需要。

针对中专护理专业的职业基础课和职业技术课，"中等卫生职业学校护理专业创新教材"共有基础、专业和选修课程三个模块16门，主要供中专护理专业使用，其中的部分职业基础课教材和选修课教材也可供其他中专相关医学专业选择使用。基础课程模块教材包括《人体解剖学基础》、《生理学基础》、《生物化学基础》、《病原生物与免疫学基础》、《病理学基础》、《药物应用护理》、《护理礼仪与人际沟通》7本；专业课程模块教材包括《护理学基础》、《健康评估》、《内科护理》、《外科护理》、《妇产科护理》、《儿科护理》、《五官科护理》、《心理与精神护理》8本；选修课程模块教材为《中等卫生职业学校护理专业选修课教程》1本，内容包括医学遗传学基础、预防医学与健康教育基础、营养与膳食、老年护理、急救护理、社区护理、康复护理、ICU护理、护理伦理学基础、护理管理学基础、医学文献检索、护士执业资格考试简介等12个方面。在教材编写过程中，力求做到综合素质为基础，能力为本位，适应毕业后就业需要与基层工作需要，并为今后发展奠定初步基础。能否达到上述目的，还有待于使用后的效果与科学的评价。

作为中等卫生职业学校护理专业创新教材的首次尝试，由于编者水平和经验等的限制，教材肯定会有不少不足之处，也请使用这套教材和关心中专护理教育的师生、读者等批评指正，提出宝贵意见。

全国卫生职业教育教学指导委员会主任委员

2009年6月

# 前　言

PREFACE

为适应中等卫生职业学校护理专业教育的需要，培养实用型的护理专业人才，在安徽省医学会教育分会的关心与支持下，我们组织编写了供中等卫生职业学校护理专业使用的《病理学基础》教材。

在本书编写过程中，我们紧紧围绕“培养与我国社会主义现代化建设要求相适应的，德、智、体全面发展的，具有综合职业能力的，在第一线工作的高素质的护理技能型人才”这一目标，坚持体现三基（基础理论、基本知识和基本技能）、五性（思想性、科学性、先进性、启发性、适用性），坚持以就业为导向，以岗位为标准，努力做到贴近社会、贴近岗位、贴近学生，使教材达到继承与创新相统一，起到传授知识、培养能力、提高素质的作用；注重护理专业临床工作对病理学知识的需要，力求突出护理专业特色，满足护理专业需求。

本教材在编写过程中，参考了不同版本的本科、专科、高职、中专《病理学》和《病理生理学》教材，较大篇幅介绍了“病理学总论”和“病理生理学”的内容，突出重点，精简文字，增加了图表和拓宽学生知识面的“小贴士”，并结合执业护士考试大纲进行编写，突出了专业性、实用性、连贯性、实践性和指导性，注重前期与后期课程的联系，注重病理与临床的联系，为学生学习专业课程打下良好的基础。各学校在使用教材时，可根据各自学校情况安排教学内容。

本教材的编写凝集了各位编委的辛勤劳动，在此向各位编委表示感谢。同时，在编写过程中本书还得到了六安卫生学校及各位编者所在学校的大力支持，在此一并表示诚挚的谢意。

由于编者水平有限，书中缺点和错误在所难免，恳请各校师生在使用过程中批评指正，以便今后进一步修订完善。

孙景洲

2009年2月

# 目 录

CONTENTS

## 第三章　局部血液循环障碍



## 第四章　炎　症



## 第五章　肿　瘤

## 第六章　各系统常见疾病

## 第十五章 重要器官功能衰竭



## 实 验

# 第一章　绪论和疾病概论

## 第一节　绪　论

随着医学的发展，疾病的诊断手段越来越多，但迄今为止，即使是在最发达的国家，在临床医疗实践中，病理诊断一直都是诊断疾病最可靠的方法。我国各种疾病发展情况及死亡回顾的统计中，也都是将病理诊断作为第一诊断。病理诊断直接影响着医院的医疗水平。

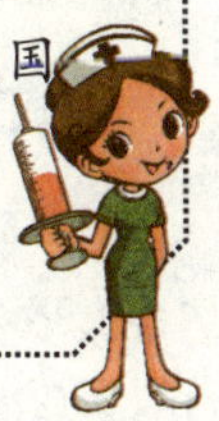

### 一、病理学的概念及其任务

病理学是研究疾病发生、发展规律的一门学科。具体地说，病理学的任务是研究疾病的病因、发病机制、病理变化（形态、功能和代谢的改变）、经过和转归，揭示疾病的本质，为疾病的诊断、治疗、护理和防治提供科学的理论基础。

### 二、病理学的内容

病理学包括病理解剖学和病理生理学两部分。病理解剖学侧重于从形态结构变化的角度阐明疾病的本质；病理生理学则侧重于从功能、代谢变化的角度阐明疾病的本质。本书第一～七章为病理解剖学内容，第八～十五章为病理生理学内容。两者密切联系，不可分割。

## 三、病理学在医学中的地位

病理学是一门重要的医学基础学科，也是联系基础医学与临床医学之间的桥梁学科之一。学习病理学必须以人体解剖学、组织胚胎学、生理学、生物化学、微生物学、免疫学、寄生虫学等为基础，同时，病理学又为学习临床知识如外科学、内科学、妇产科学、儿科学等提供诊断、治疗和预防的依据，特别在疾病的诊断方面有重要意义，如对病变组织和脱落细胞的检查、尸体解剖等，可以起到明确诊断的作用。因此，病理学在医学中的地位十分重要。

## 四、病理学的研究方法

### （一）尸体解剖

尸体解剖简称尸检，是病理学的主要研究方法。其主要方法是通过对死者的遗体进行解剖，全面检查各器官、组织的病理变化，结合死者生前的各种医学信息作出全面、准确的病理诊断，帮助查明死因。尸检在医学和法医学方面都具有十分重要的意义：①验证临床诊断和治疗的正确性，总结经验教训，提高医疗技术水平；②积累大量病理资料，为科研、教学和临床服务；③及时发现新的疾病（如传染病、地方病、职业病等）；④在法医案件中，尸检结果常为死因鉴定的重要依据。

### （二）活体组织检查

活体组织检查简称活检，即通过手术切除、内镜钳取和穿刺吸取等方法从活体内获取病变组织进行病理诊断。其意义在于：①及时诊断疾病、评价治疗效果、判断预后；②必要时还可在手术过程中作冰冻切片快速诊断，协助临床医生选择最佳手术方案；③采用一些新的研究方法，如免疫组织化学、电镜观察和组织培养等对疾病进行更深入的研究。因此，活检是临床上重要的、常用的诊断方法之一，特别是对肿瘤良、恶性的鉴别具有十分重要的意义。

### （三）细胞学检查

细胞学检查是通过各种途径和方法采集人体病变组织的细胞，涂片染色后诊断。常用的方法有：脱落细胞学检查，如痰涂片、尿沉渣涂片、阴道分泌物涂片等；刷刮细胞学检查，如支气管内镜刷片、子宫颈刮片、食管拉网等涂片；穿刺细胞学检查，如体表肿块穿刺，肝穿刺，淋巴结穿刺及胸水、腹水等涂片；印片细胞学检查，如体表溃疡、新鲜切取组织等用玻璃片直接黏取病变细胞进行检查。细胞学检查主要用于健康普查和肿瘤的早期诊断。

### （四）动物实验

动物实验是指在各种实验动物身上复制某些人类疾病的模型，有针对性地研究疾病的病因、发病机制及治疗效果等，动态观察其形态、功能和代谢的改变以及疾病的整个发展过程和临床表现，验证治疗效果。动物实验可以弥补人体观察的不足和局限性，但应注意人体和动物之间的差异性，不能把动物实验结果简单地应用于人体。

### （五）组织和细胞培养

组织和细胞培养是指将某种组织或细胞置于体外适宜的环境中进行培养，动态地观察在各种病因作用下细胞组织病变的发生和发展，如肿瘤的生长、细胞的恶变、诱导分化等。由于这种研究方法的针对性强、条件易于控制、周期短、组织细胞来源丰富、临床意义较大，因而已广泛用于病理学的研究领域。

研究材料：尸检　活检　细胞学检查　动物实验　组织细胞培养

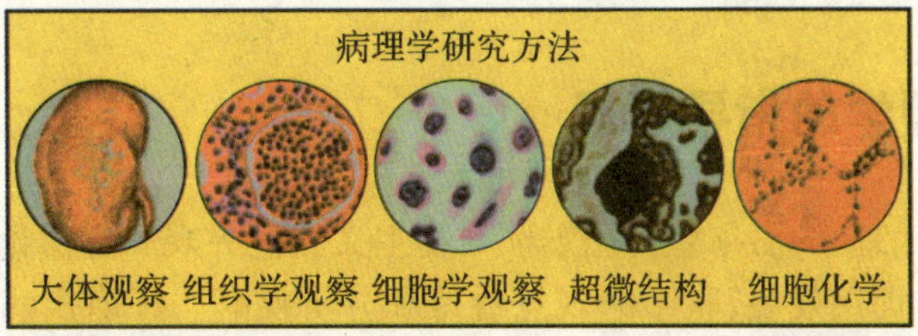


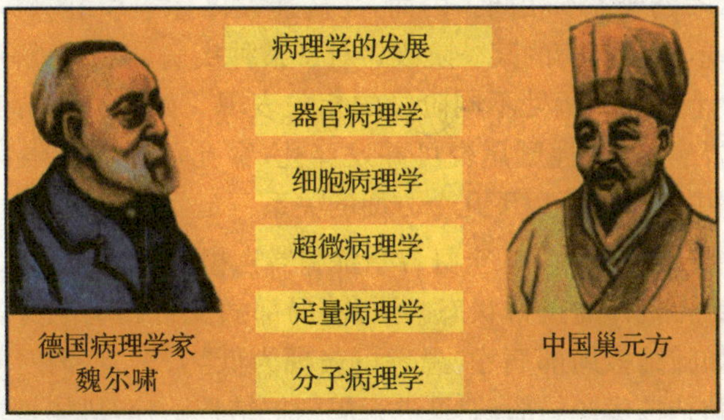
病理学的发展
器官病理学
细胞病理学
超微病理学
定量病理学
分子病理学
德国病理学家
魏尔啸
中国巢元方

### 病理学家魏尔啸

19世纪中叶，德国病理学家魏尔啸（R. Virchow，1821—1902）在显微镜的帮助下，通过对病变组织、细胞的深入观察，发现了组织和细胞的形态变化，首创了细胞病理学。他认为细胞的结构改变和功能障碍是一切疾病的基础，并指出细胞形态改变与疾病过程和临床表现之间有密切关系。魏尔啸不仅对病理学而且对整个医学科学的发展都作出了具有历史意义的、划时代的贡献。

### （六）病理学常用的观察方法

1. 大体观察　裸眼观察标本的形状、表面、切面、颜色、质地、数目和大小，对标本的组织来源和病变性质有个初步估计。

2. 组织学观察　将病变组织制成厚3～5 μm的切片，经不同方法染色后用光学显微镜观察其组织结构和细胞形态，一般可作出明确的病理诊断。

3. 免疫组织化学观察　利用抗原抗体特异性结合的原理所形成的一种组织化

学技术，可根据其着色的准确定位、所占比例和背景清晰度判断为阳性或阴性，而且特异性高，加之一组组织化学系列正反比较，目前已广泛用于病理诊断和鉴别诊断。

4. 组织和细胞化学观察　利用某些能与组织细胞内化学成分进行特异性结合的化学试剂作特殊染色，从而鉴别细胞间质、细胞内的化学成分。组织基质中疑为淀粉样物可用刚果红染色；胞内脂肪成分可用苏丹Ⅲ染色等。组织和细胞化学观察对一些代谢性疾病有一定的诊断价值。

随着科学技术的发展，透视和扫描电镜、放射自显影技术、显微分光光度技术、流式细胞、图像分析、聚合酶链反应、分子原位杂交等一系列分子生物技术等新的研究手段和方法的应用，使人们对疾病的发生、发展的规律逐渐获得更为深入的了解，并使病理学的发展进入一个新时期。

## 五、学习病理学的指导思想

学习和研究病理学，必须坚持用辩证唯物主义的世界观和方法论去认识疾病过程中各种因素的联系，即用发展、联系的观点看待和分析疾病。任何疾病及其病理变化在发生、发展的不同阶段表现各不相同。因而，在病理大体标本和组织切片上所见到的病变或在临床上的表现，只是疾病的某一阶段。对于某种疾病，必须了解疾病的发生、发展规律，才能知晓其整个过程和所处不同阶段的相关表现。如胃炎可衍变为胃溃疡，少数胃溃疡可恶变形成胃癌；化脓性阑尾炎可并发穿孔，穿孔可引起局限性或弥漫性腹膜炎。为此，在学习过程中必须注意以下几个方面的关系：

1. 局部与整体的关系　全身各系统和器官相互联系、密切相关，通过神经、体液因素协调活动以维持机体的正常状态。因此，局部病变可影响全身，而全身状况可影响局部病理变化。如肺结核局部病变，患者可表现为低热、乏力、消瘦等全身表现。但是，全身状况也影响肺结核病变局部，如果进行规则抗结核治疗，机体抵抗力增强时，肺结核病变可好转、痊愈；反之，病变可进展或复发。

2. 形态、功能与代谢三者之间的关系　在疾病过程中，病变的组织、器官的形态、功能与代谢相互影响，互为因果。如肝硬化时，肝细胞萎缩、变性、坏死的形态变化，可引起肝功能、代谢障碍而表现为其血液生化检测异常；严重肺气肿形态变化，则影响肺功能，导致氧分压降低、二氧化碳分压升高，进而导致代谢紊乱。

3. 总论与各论的关系　总论阐述不同疾病的共同规律，各论阐述各种疾病的特殊规律，二者相互联系，不可分割。

4. 理论与实践的联系　在学习病理学的过程中，结合大体标本、组织学切片、动物实验、临床病理讨论等，做到理论联系实践。

5. 病理与临床护理的联系　在学习病理学时，应由病理变化推理到临床表现，再由临床表现联系到临床护理，将病理变化与临床护理紧密地结合起来。

（孙雪竹）

# 第二节　疾病概论

## 一、健康和疾病的概念

世界卫生组织(WHO)指出:健康不仅是没有疾病和病痛,而且是一种躯体上、精神上和社会适应能力处于完好状态。换言之,健康的人不仅是身体健康,心理也要健康,而且对社会具有良好的适应能力,能进行有效的活动和工作。长期以来,人们认为"不生病"就是健康,显然这种观点是不全面的。

疾病是指机体在一定的病因作用下,因机体自稳调节紊乱而发生的异常生命活动过程。疾病的发生常可引起机体功能、代谢和形态结构的改变,临床上病人有各种表现,也就是医学上所说的症状和体征。

### 亚健康状态

亚健康状态是介于健康和疾病之间的一种中间状态。由前苏联学者布赫曼提出,后来由许多学者研究证实,也是近年来医学研究的热点之一。它既可发展成为各种疾病,也可以恢复到健康状态,这主要取决于机体与环境之间的作用。

亚健康形成的原因有:遗传因素的影响,环境污染导致人体质下降,紧张的生活节奏,心理压力过大,不良的生活习惯,工作和生活过度疲劳,久病大病或手术后。

亚健康状态的表现错综复杂,可有下述多种表现形式:①躯体性亚健康状态:主要表现为疲乏无力,精神不振;②心理性亚健康状态:主要表现为焦虑、烦躁、易怒、睡眠不佳等,这些问题的持续存在可诱发心血管疾病及肿瘤;③人际交往性亚健康状态:主要表现为与社会成员的关系不稳定,心理距离变大,产生被社会抛弃和遗忘的孤独感。

## 二、疾病发生的原因

导致疾病发生的原因称为致病因素,简称病因,是指作用于机体引起疾病并决定该疾病特征的因素。引起疾病的因素很多,大致可分为以下几类:

1. 生物因素　是最常见的致病因素,主要包括病原微生物(如细菌、病毒、真菌、支原体、立克次体、螺旋体)和寄生虫。病原体侵入机体后是否致病,主要取决于其数量、侵袭力、毒力以及机体的免疫状态。

2. 物理因素　主要有机械性创伤、高温、低温、电流、电离辐射、噪声、气压等。物理因素是否致病主要取决于其作用强度、部位、持续时间等,与机体的反应性关系不大。

3. 化学因素　主要包括无机毒物(如强酸、强碱、一氧化碳等)、有机毒物(如甲醇、四氯化碳等)、生物性毒物(如蛇毒、蜂毒等)。这类因素对机体的组织、器官有一定的选择性毒性作用,如四氯化碳主要损害肝;强酸、强碱引起接触部位组织变性、坏死和炎症等。

4. 营养因素　营养缺乏和营养过剩都可以引起疾病,如蛋白质缺乏可以引起营养不良,缺碘可以引起甲状腺肿,钙缺乏可以引起佝偻病等;长期过量摄入高热量、高脂肪等物质可引起肥胖症、高脂血症和动脉粥样硬化等。

5. 遗传因素　遗传因素引起疾病主要表现在两个方面:①遗传性疾病:即通过基因的突变或染色体畸变直接引起子代发生的疾病,如血友病、先天愚型、白化病等;②遗传易感性:即某些家庭成员由于遗传上的缺陷,具有易患某些疾病的倾向,如原发性高血压、糖尿病、精神分裂症等。

6. 先天因素　是指能够影响胎儿发育的有害因素。由先天性因素引起的疾病称为先天性疾病,如妇女在怀孕早期患风疹,风疹病毒可损害胎儿而引起先天性心脏病。某些药物、X 射线亦可引起胎儿的先天性损害。

7. 免疫因素　某些机体的免疫系统对一些抗原刺激发生异常反应,导致组织、细胞的功能损害和功能障碍,可见于:①变态反应性疾病:如支气管哮喘、荨麻疹、使用青霉素引起的过敏性休克等;②自身免疫性疾病:如全身性系统性红斑狼疮,类风湿性关节炎等;③免疫功能低下或免疫缺陷病:如肿瘤、感染及艾滋病等。

8. 社会、心理因素　随着医学模式的转变,社会、心理因素在疾病发生发展中的作用日益得到重视。例如应激性疾病、变态人格、心身疾病的发生与心理、社会因素密切相关。心理因素与某些疾病的发生发展和转归有密切的关系,长期不良心理状态(紧张、焦虑、悲伤等)可引起人体的多种功能失调,引发心身疾病(偏头痛、高血压、神经官能症等)。社会因素包括社会、环境、生活、劳动和卫生条件等,对人类的健康和疾病的发生有着不可忽视的影响。

综上所述,疾病发生的原因是多种多样的,可以由一种病因引起,也可以由多种病因同时作用或先后起作用。没有病因不可能发生相关的疾病。然而,目前还有不少疾病的病因不甚明了,随着医学科学的发展,这些疾病的病因终将得到探明。

## 疾病发生的条件和诱因

疾病发生的条件是指能影响(促进或减缓)疾病发生的某种机体状态或自然环境。条件对于疾病并不是必不可少的,但它的存在可影响病因对机体的作用。如结核杆菌是结核病的病因,但并非与结核杆菌有接触者都患结核病,只有在营养不良、抵抗力下降等条件存在的情况下,才会促进结核病的发生发展。需要强调的是,同一因素对某一种疾病的发生发展来说是条件,而对另一种疾病却是原因,例如寒冷是冻伤的原因,但也是感冒、肺炎等疾病发生的条件。因此,原因和条件是相对于某一特定疾病而言,实际工作中,应当根据疾病的具体情况加以分析和区别对待。

诱因是指能加强病因作用而促进疾病发生发展的因素,如昏迷病人容易吸入带菌分泌物而诱发肺炎;肝硬化患者食管静脉曲张破裂,使血氨突然升高而诱发肝性脑病等。

## 三、疾病发展过程中的共同规律

不同的疾病，在其发展过程中既有其本身的特点，又有共同的一般规律，主要体现在以下三个方面。

### （一）疾病时稳态的紊乱

正常状态下，机体内环境是通过自稳调节机制来维持各系统功能和代谢活动的相对稳定状态，称为稳态。疾病时，由于致病因素对机体的损害作用，使稳态调节的某些方面发生紊乱，引起相应的功能障碍，进一步通过连锁反应，使稳态调节的其他方面相继发生紊乱，从而引起更为严重的生命活动障碍。例如，某些原因所致的胰岛素分泌不足、血糖升高，可引起糖尿病，出现糖代谢紊乱；进一步发展，又可导致脂肪代谢紊乱、蛋白质代谢紊乱及水、电解质代谢紊乱等。

### （二）疾病过程中的因果转化

因果转化是指疾病过程中，原始致病因素（因）作用于机体后产生一定的损伤性变化（果），在一定条件影响下，这些损伤性变化又可以作为发病原因再引起一些新的变化。如此，原因与结果间互相转化、相互交替，推动疾病的发展。如不及时有效地加以阻断，病情就会进一步恶化，形成恶性循环。

### （三）疾病过程中的损伤与抗损伤

致病因素作用于机体，可引起细胞、组织损伤，同时机体通过各种防御、代偿机制对抗致病因素所引起的损伤。损伤与抗损伤自始至终贯穿于疾病过程中，两者的强弱决定着疾病的发展。当损伤占优势时，则病情恶化，甚至死亡；而抗损伤占优势时，则病情好转，直至痊愈。应注意的是，损伤与抗损伤也可互相转化。例如，休克早期小动脉、微动脉收缩有助于动脉压维持，保证心、脑重要生命器官的血液供应等，具有抗损伤意义；但血管收缩时间过长，则引起组织缺血、缺氧等损伤性变化。因此，在临床护理中，应正确区别疾病过程中的损伤与抗损伤变化，尽力排除或减轻损伤性变化，保护和增强抗损伤反应，促使病情好转。

## 四、疾病的经过和转归

### （一）疾病的经过

任何疾病都有一个发展过程。疾病的经过一般可分为四期，即潜伏期、前驱期、症状明显期和转归期。

1. 潜伏期　是指从致病因素作用于机体到出现最初症状前的一段时期。不同疾病潜伏期长短不一，可数天、数月甚至更长。通常传染病的潜伏期比较明显，但有些疾病没有潜伏期，如创伤等。正确认识疾病的潜伏期对传染病的预防具有重要的意义。

2. 前驱期　是指最初症状出现到典型症状出现之前的一段时期，此期主要出现一些非特异性症状，如全身不适、食欲不振、乏力、低热等临床表现。前驱期及时就诊，有利于疾病的早期诊断和早期治疗，使致病因素受到控制，疾病不再发展，否则疾病就进一步发展。

3. 症状明显期　是指疾病典型症状出现的时期。临床上可根据这个时期的特殊症状和体征作出疾病的诊断，及时治疗和护理。

4. 转归期　是指疾病过程的发展趋向和结局，也是疾病的最后阶段。不同或相同疾病都可有相同或不同的转归，主要取决于致病因素作用于机体后发生的损伤与抗损伤反应以及是否进行正确、及时、有效的治疗。

### （二）疾病的转归

1. 康复　康复可分为完全康复和不完全康复，见表 1-1。

**表 1-1　完全康复和不完全康复的比较**

| | 完全康复 | 不完全康复 |
|---|---|---|
| 致病因素 | 消除 | 控制 |
| 功能代谢障碍 | 完全消失 | 未完全恢复，通过代偿维持相对正常的生命活动 |
| 形态结构损伤 | 完全消失 | 留下病理状态 |
| 劳动力、适应能力 | 完全恢复 | 不完全恢复 |

2. 死亡　是指个体生命活动的终止，是生命的必然规律。医学上将死亡分为生理性死亡和病理性死亡两种。前者是由于机体各器官的自然老化所致，又称老死，但极为罕见，绝大多数死亡属于病理性死亡。

长期以来，人们一直把心跳、呼吸的永久性停止作为死亡的标志。传统的死亡概念认为死亡是一个渐进的发展过程，可分为三个阶段，即濒死期、临床死亡期、生物学死亡期。

(1) 濒死期：又称临终状态，本期的重要特点是脑干以上的神经中枢处于深度抑制，而脑干以下的功能仍然存在，但由于失去上位中枢的控制而处于紊乱状态。主要表现为意识模糊或丧失，反应迟钝或减弱，呼吸和循环功能进行性下降等。

(2) 临床死亡期：本期主要特点是延脑处于深度抑制和功能丧失状态，表现为各种反射消失，呼吸和心跳停止，但是组织器官仍在进行着微弱的代谢活动，如能采取紧急抢救措施，有可能复苏成功。

(3) 生物学死亡期：本期是死亡过程的最后阶段。机体各重要器官的新陈代谢相继停止并发生不可逆的功能和形态改变，机体变为尸体。尸体相继出现尸冷、尸僵、尸斑，最后尸体腐败分解。

## 脑死亡

脑死亡即全脑功能的不可逆的永久性丧失以及机体作为一个整体功能的永久停止。判断脑死亡的标准如下：自主呼吸停止；不可逆性深昏迷；脑神经反射消失，瞳孔散大或固定；脑电波消失；脑血液循环完全停止。

脑死亡概念的提出在理论和临床上都具有重要意义，有助于判断死亡的时间和确定终止复苏抢救的界线；因脑死亡后患者借助人工呼吸等措施，在一定时间内仍可维持血液循环，是器官移植的良好供体。因此，脑死亡作为死亡的标准是社会发展的需要，也是对死者的尊重。

（孙雪竹）

# 第二章 细胞和组织的适应、损伤与修复

正常的生命活动有赖于机体内外环境的动态平衡。如果机体细胞、组织不断地受到内外环境变化的刺激，破坏了这种平衡，机体的物质代谢就可能发生障碍而引起细胞和组织的损伤，并出现各种形态结构、功能和代谢的变化，表现为细胞和组织的适应、损伤与修复（图 2-1）。

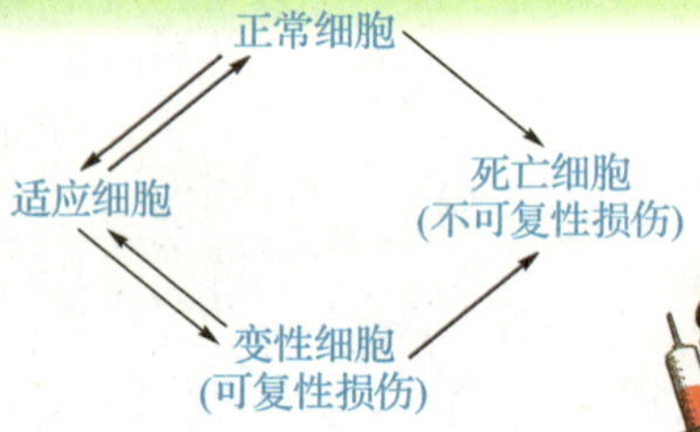


图 2-1　正常、适应和损伤之间的关系

## 第一节　细胞和组织的适应

适应是指细胞、组织和器官对于内、外环境中各种有害因素的刺激而产生的非损伤性应答反应。适应在形态学上表现为萎缩、肥大、增生和化生。适应的实质是细胞生长和分化受到调整的结果，可以认为它们是正常细胞与损伤细胞之间的一种状态。

### 一、萎　缩

发育正常的细胞、组织或器官的体积缩小称为萎缩。萎缩的组织或器官可伴有实质细胞数量的减少。组织、器官没有发育或发育不全不属于萎缩。

#### （一）原因及类型

萎缩分为生理性萎缩和病理性萎缩两类。生理性萎缩指随着人的生长发育和衰老过程中自然发生的萎缩，如青春期后的胸腺萎缩，女性绝经后的卵巢、子宫的萎缩，老年人全身脏器不同程度的萎缩（图 2-2）。病理性萎缩按其发生的原因不同，可分为营养不良性萎缩、压迫性萎缩、失用性萎缩、去神经性萎缩、内分泌性萎缩五种类型，详见表 2-1。

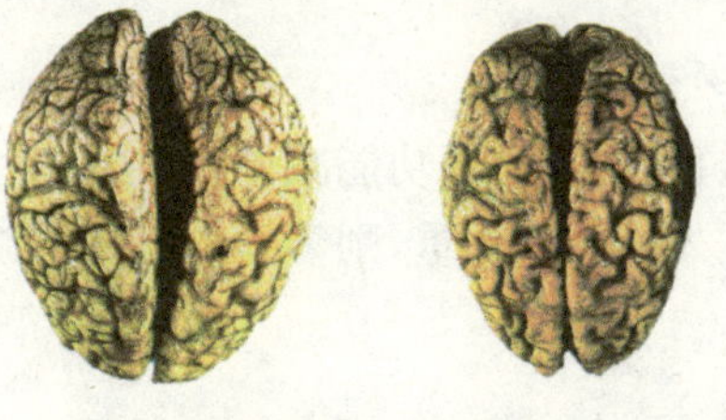

**图 2-2 正常脑(左)与老年性萎缩脑的肉眼观察**

右侧为 80 岁老人的脑,与正常脑相比,体积缩小,脑回变窄,脑沟加深

**表 2-1 常见萎缩类型的比较**

| 类型 | 原因 | 举例 |
|---|---|---|
| 营养不良性萎缩 | 全身营养不良 | 见于恶性肿瘤晚期、慢性消耗性疾病的全身脂肪、肌肉等萎缩 |
| 压迫性萎缩 | 局部缺血<br>组织与器官长期受压 | 脑动脉粥样硬化→血管腔变窄→脑萎缩<br>尿路梗阻→排尿障碍→肾盂积水→肾实质受压萎缩 |
| 失用性萎缩 | 器官或组织长期活动受限 | 肢体骨折后石膏长期固定、活动受限→肌肉萎缩 |
| 去神经性萎缩 | 脑、脊髓或神经损伤 | 脊髓灰质炎患者因脊髓前角运动神经元损伤→下肢肌肉萎缩 |
| 内分泌性萎缩 | 内分泌腺功能下降 | 腺垂体肿瘤或缺血性坏死→促肾上腺激素释放减少→肾上腺萎缩 |

## (二)病理变化

肉眼观察:萎缩的组织、器官体积缩小,重量减轻,颜色变深,一般保持原有形态。脑萎缩时,脑回变窄,脑沟变深,体积缩小,重量减轻;心脏萎缩时,心脏体积缩小,重量减轻,色泽深褐,冠状动脉迂曲呈蛇形。

镜下观察:细胞体积变小,数量减少,细胞器大量退化,胞浆内可出现脂褐素颗粒(细胞内未被彻底消化的富含磷脂的细胞器残体)(图 2-3)。

在实质细胞萎缩的同时,常继发间质成纤维细胞和脂肪细胞的增生,甚至使器官和组织的体积增大,此时称为假性肥大。

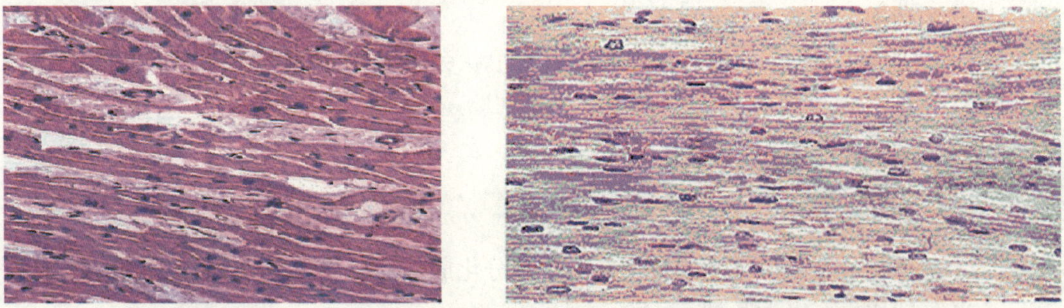

正常心肌 心肌萎缩

**图 2-3 正常心肌与心肌萎缩的镜下观察**

### （三）影响和结局

萎缩的细胞、组织或器官代谢降低，功能减弱，属可复性变化。轻度的萎缩去除原因后可恢复正常，病变持续过久或继续加重，则萎缩的细胞最终可死亡。

## 二、肥　大

细胞、组织或器官的体积增大称为肥大。组织、器官肥大时，组成该组织、器官的实质细胞除体积增大外，还可同时伴有细胞数目增多，其代谢和功能均增强，具有代偿意义。

肥大可以分为以下两类：

1. 代偿性肥大　多由器官、组织的工作负荷增加引起，具有功能代偿作用。如运动员发达的肌肉、高血压引起的左心室的心肌肥大、一侧肾脏损坏或切除后对侧肾脏的肥大等。

2. 内分泌性肥大　由内分泌激素增多引起靶细胞的肥大称为内分泌性肥大。如妊娠的子宫和哺乳期乳腺的肥大、垂体病变引起的肢端肥大等。

TIPS 小贴士

再生能力差的细胞，如心肌和骨骼肌，常为单纯性肥大，即细胞体积增大而数目不增加。再生能力强的组织如肾小管、乳腺、前列腺等，其肥大常同时伴细胞数目增多。

## 三、增　生

组织或器官内实质细胞数目增多称为增生。增生是细胞分裂活动增强的结果，常伴有组织或器官的体积增大。增生可分为以下两类：

1. 生理性增生　常见于女性青春期和哺乳期的乳腺上皮增生、月经周期子宫内膜的增生等。

2. 病理性增生

（1）再生性增生　组织或细胞损伤后的增生，如肝细胞坏死后肝细胞的增生等。

（2）内分泌性增生　如雌激素水平增高引起的子宫内膜过度增生，甲状腺功能亢进时甲状腺滤泡上皮的过度增生等。

（3）代偿性增生　如低钙血症时可引发甲状旁腺增生，肾代偿性肥大时肾小管上皮的增生。

## 四、化　生

一种分化成熟的细胞类型转化为另一种分化成熟的细胞类型的过程称为化生。

常见的化生有以下几种：

1. 鳞状上皮化生　如长期吸烟或慢性炎症损害时，支气管假复层纤毛柱状上皮可转化为鳞状上皮（图 2-4，图 2-5）。

2. 肠上皮化生　慢性萎缩性胃炎时部分胃黏膜上皮被肠型上皮取代称为肠上皮化生(图 2-6)。

3. 间叶组织之间的化生　间叶组织中幼稚的成纤维细胞在损伤后，可转变为成骨细胞或成软骨细胞，称为骨或软骨化生，如骨骼肌的慢性劳损可在肌组织内形成骨组织而发生骨化性肌炎。

化生的生物学意义有利有弊。如呼吸道黏膜柱状上皮鳞状上皮化生后，可增强局部抵御能力，但无纤毛结构，减弱了黏膜自净能力。有的化生经久不愈可发生恶变，如支气管黏膜鳞状上皮化生可发生鳞状细胞癌，胃黏膜肠上皮化生可发生胃腺癌等。

**化生的特点**

1. 化生并不是由原来的成熟细胞直接转变而来，而是该处具有分裂能力和多向分化能力的幼稚未分化细胞或干细胞横向分化的结果。

2. 化生常发生在同源性细胞之间，即上皮细胞之间或间叶细胞之间。

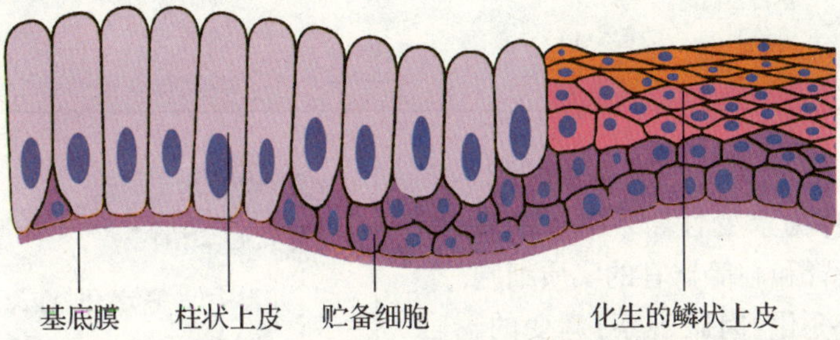


图 2-4　柱状上皮的鳞状上皮化生模式图

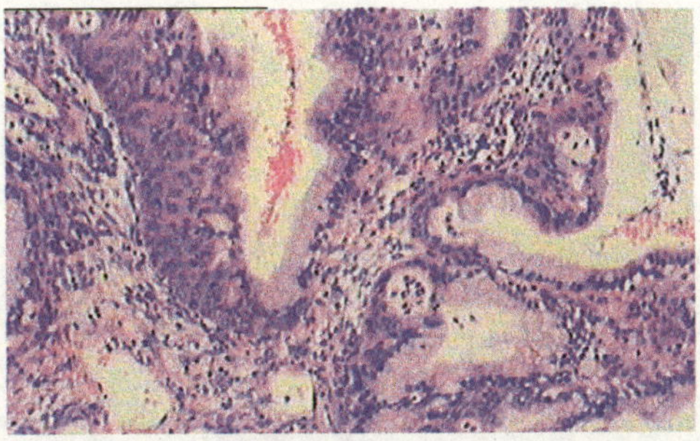

图 2-5　子宫颈鳞状上皮化生

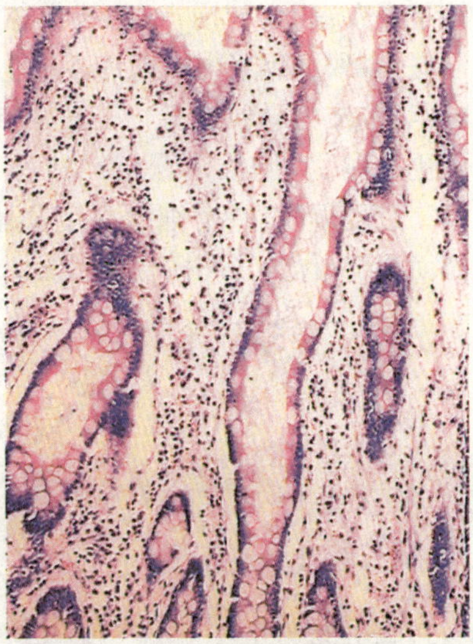

图 2-6　胃黏膜的肠上皮化生

# 第二节　细胞和组织的损伤

细胞和组织损伤是由于细胞、组织的物质代谢障碍所致的形态学的改变，包括变性和细胞死亡。

## 一、变　性

变性是因物质代谢障碍引起的细胞内或细胞间质内出现异常物质或正常物质的数量显著增多的一类可复性的形态变化。常见类型有以下几种（表 2－2）：

表 2－2　蓄积物与常见变性类型

| 蓄积物 | 常见变性类型 |
| --- | --- |
| 水 | 细胞水肿 |
| 三酰甘油 | 脂肪变性 |
| 蛋白质 | 玻璃样变性 |

1. 细胞水肿　是指细胞内钠和水的过多积聚，又称为水变性。常见于缺氧、感染、中毒时肝、肾和心等器官的实质细胞。

（1）病理变化：肉眼观察：病变的器官体积增大，包膜紧张，切面隆起，边缘外翻，颜色变淡，失去正常光泽，似开水烫过一样。镜下观察：病变初期，细胞线粒体和内质网肿胀，以致细胞浆内出现许多细小红染的颗粒状物，称为颗粒变性。若进一步发展，细胞更趋肿大，胞质疏松、淡染，称为水样变性。最严重时，整个细胞高度膨胀如气球，圆而透亮，称为气球样变（图 2－7、图 2－8）。

TIPS 小贴士

细胞水肿的原因及发生机制有两种可能：①缺氧、感染、中毒等因素使细胞线粒体受损，ATP 生成减少，细胞膜钠钾泵功能障碍，导致细胞内水和钠过多积聚。②缺氧、感染、中毒等因素损伤了细胞膜，使细胞膜通透性增高，细胞内钠、水增多。

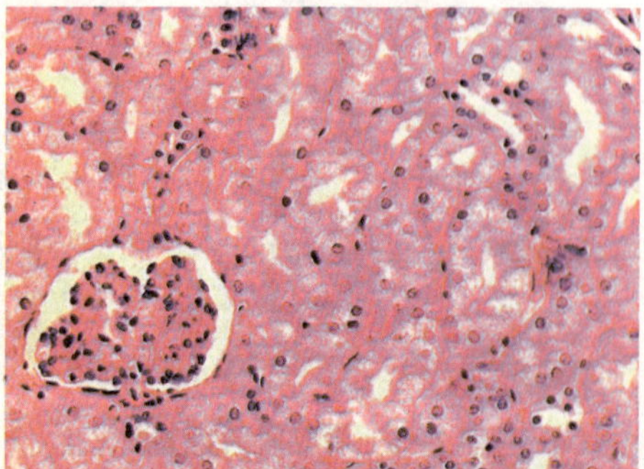

图 2－7　肾小管上皮细胞水样变性

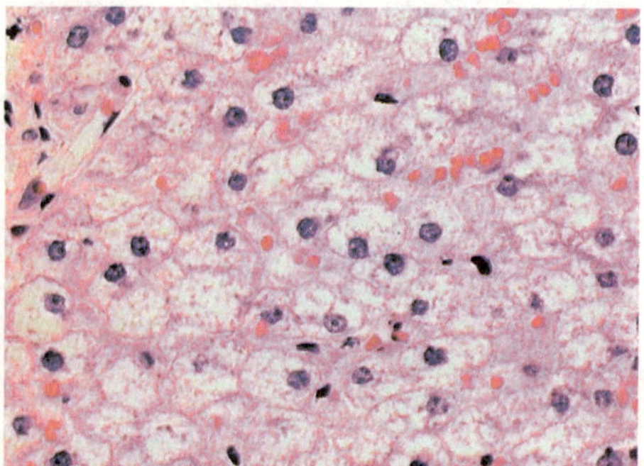

图 2－8　肝细胞气球样变

细胞水肿的发展过程：正常细胞→颗粒变性→水样变性→气球样变。

(2) 影响和结局：细胞水肿的组织器官功能降低，是一种轻度损伤，当致病因素消除，可恢复正常。若病因持续发展，可使细胞发生坏死。

2. 脂肪变性　是指中性脂肪（即三酰甘油）蓄积于非脂肪细胞的细胞浆中。多见于肝细胞、心肌细胞、肾小管上皮细胞、骨骼肌细胞等，其中以肝细胞最常见。

TIPS 小贴士

脂肪变性的常见原因有严重感染、中毒（酒精、四氯化碳）、缺氧、营养缺乏（蛋氨酸、胆碱、磷脂缺乏）等。以肝细胞脂肪变性为例，其发生机制是：①脂蛋白合成障碍：脂肪与载脂蛋白结合，形成脂蛋白才可运出肝外，组成载脂蛋白的原料（磷脂、胆碱）缺乏或感染、中毒造成粗面内质网破坏，均可造成脂蛋白合成障碍，影响脂肪转运出肝细胞；②进入肝的脂肪酸过多：如高脂饮食、长期饥饿或糖尿病患者对糖利用降低→储存脂肪分解增加→大部分以脂肪酸的形式入肝→超过肝细胞的氧化利用和合成脂蛋白的能力；③脂肪酸氧化障碍：缺氧、感染、中毒→肝细胞受损→影响脂肪酸氧化及脂蛋白的合成→脂肪在肝细胞内蓄积。

(1) 病理变化：肉眼观察：脂肪变性的器官体积增大，包膜紧张，切面呈淡黄色，触之有油腻感（图 2-9）。镜下观察：脂肪变性的细胞体积增大，胞浆内出现大小不等的脂滴。在石蜡切片中，脂滴被酒精、二甲苯等有机溶剂溶解而呈空泡状（图 2-10），严重者细胞核被挤向细胞一侧。苏丹Ⅲ染色将脂滴染成橘红色，用锇酸可染成黑色。

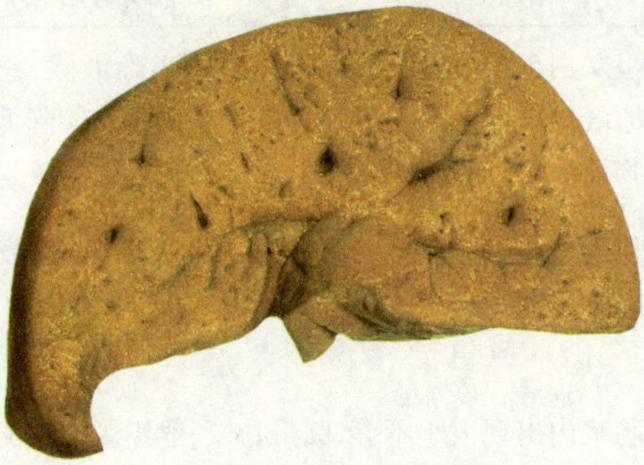

图 2-9　肝脂肪变性（肉眼观察）

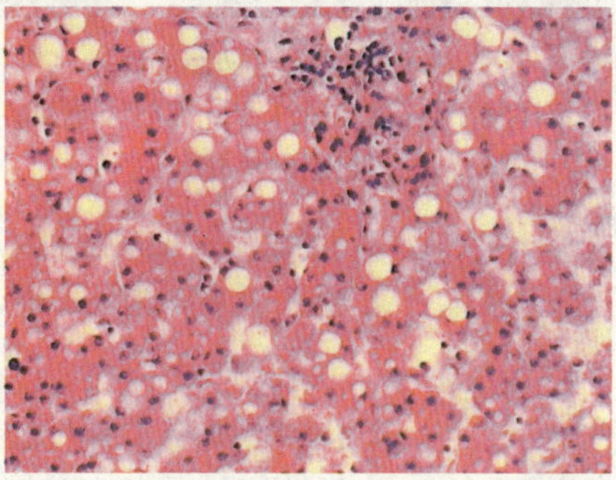

图 2-10　肝细胞脂肪变性（镜下观察）

(2) 影响和结局：脂肪变性也是可复性变化，病因去除后可恢复正常。严重的脂肪变性可致器官功能障碍。如肝严重脂肪变性时称脂肪肝，病因持续作用，可使肝细胞坏死，继发纤维化，导致肝硬化。

3. 玻璃样变性　是指细胞或细胞间质内出现均质红染的半透明样蛋白质蓄积，又称透明变性。常见的玻璃样变性有结缔组织玻璃样变性（图 2-11）、血管壁玻璃样变性（图 2-12）、细胞内玻璃样变性。各种玻璃样变性的比较见表 2-3。

## 脂肪肝、虎斑心和心肌脂肪浸润

脂肪肝：正常情况下，肝脏只含少量脂肪，占肝重量的4%～7%。在某些异常情况下，肝脏内脂肪含量增加，脂肪含量超过肝重量的10%时即为脂肪肝，超过25%以上为重度脂肪肝。

虎斑心：慢性中毒、缺氧可引起心肌脂肪变性，常累及左心室内膜下和乳头肌部位。脂肪变性心肌呈黄色，与正常心肌的暗红色相间，形成黄红色斑纹，称为虎斑心。

心肌脂肪浸润：是器官组织间质的变化，指心外膜增生的脂肪组织沿间质伸入心肌细胞间，称为心肌脂肪浸润，并非心肌脂肪变性。

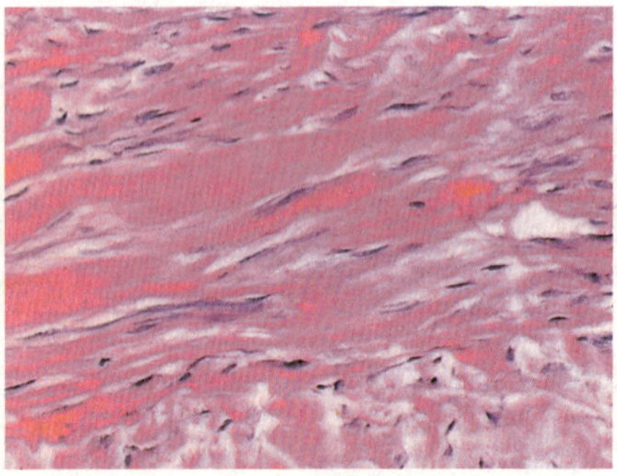

图2-11　结缔组织玻璃样变性

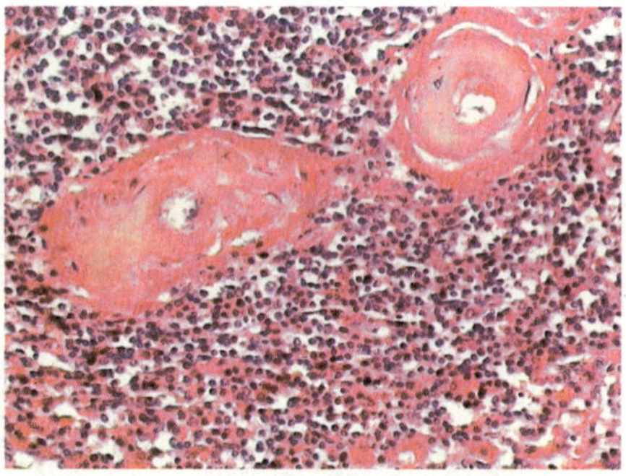

图2-12　脾动脉壁玻璃样变性

表2-3　各种玻璃样变性的比较

| 类　型 | 常见部位 | 形态特点 | 影响与后果 |
|---|---|---|---|
| 结缔组织玻璃样变性 | 瘢痕组织、动脉粥样硬化斑块、萎缩的子宫和乳腺的间质及各种坏死组织的机化 | 肉眼呈灰白色、半透明、质韧。镜下胶原纤维增粗融合形成均匀红染的物质 | 病变难消除，组织器官功能降低 |
| 血管壁玻璃样变性 | 见于缓进型高血压和糖尿病的肾、脑、脾及视网膜的细动脉 | 细动脉管壁增厚，管腔狭窄甚至闭塞，脆性增加，易发生破裂、出血 | 病变难消除，发生器官缺血 |
| 细胞内玻璃样变性 | 肾脏疾病时的肾小管上皮细胞，酒精性肝病时肝细胞胞浆中的Mallory小体，慢性炎症时浆细胞内的拉塞尔小体(Russell body) | 细胞胞浆内出现大小不等、圆形、均质无结构红染物质 | 一般不影响功能 |

## 二、细胞死亡

当细胞发生不可复性损伤，呈现代谢停止、结构破坏和功能丧失，称细胞死亡。细胞死亡分为坏死和凋亡两种类型。

### (一) 坏死

活体内局部组织细胞的死亡,称为坏死。坏死可因致病因素较强直接导致,但大多由可复性损伤发展而来。

1. 坏死的基本病变　细胞核的变化是组织学上细胞坏死的主要标志,表现为:①核固缩:细胞核染色质浓缩,染色加深,核体积变小;②核碎裂:核膜破裂,核染色质崩解为小碎片并分散在细胞浆中;③核溶解:在 DNA 酶的作用下,染色质分解,核淡染,继而核完全消失(图 2-13)。细胞浆红染崩解呈颗粒状或碎片状,最后胞膜破裂,细胞解体消失。实质细胞坏死后,间质基质和胶原纤维也逐渐崩解液化,最后融合成片状模糊无结构的颗粒状红染物质。

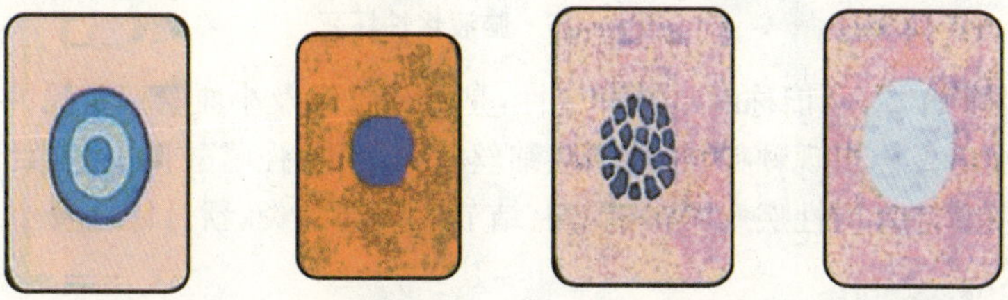


图 2-13　坏死时细胞核的变化(示意图)

2. 坏死的类型　根据坏死的形态变化不同可分为以下几类:

(1) 凝固性坏死:蛋白质变性凝固且溶酶体酶水解作用较弱时,坏死区呈灰黄、干燥、质实,称为凝固性坏死。凝固性坏死常见于心、肾、脾等器官的缺血性坏死(图 2-14,图 2-15)。干酪样坏死是凝固性坏死的一种特殊类型,主要见于结核病灶的坏死,病变呈淡黄色,质地松软,状似奶酪,是坏死更为彻底的凝固性坏死。

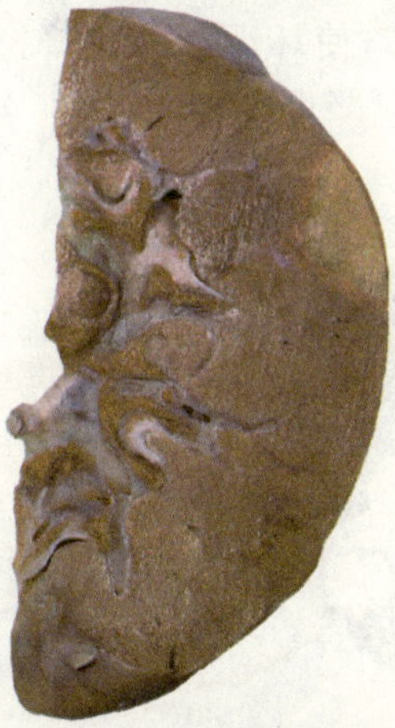

图 2-14　肾凝固性坏死

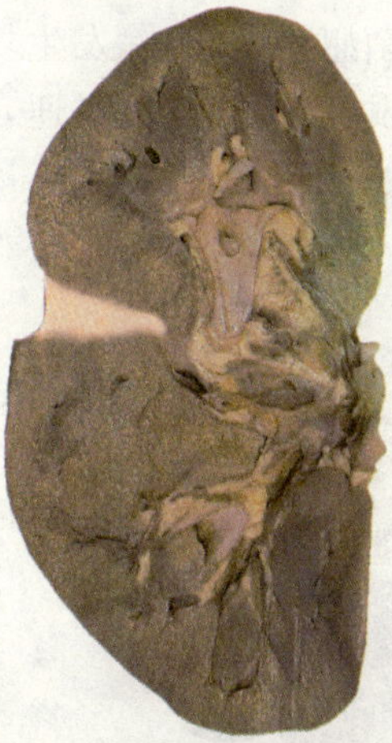

图 2-15　肾坏死后瘢痕

(2) 液化性坏死:组织坏死后,酶的消化、水解占优势,则坏死组织溶解呈液态,称为液化性坏死。例如,脑组织因蛋白含量少,水及磷脂含量较多,坏死后常形成囊状软化灶,故脑液化性坏死也称脑软化(图 2-16)。急性胰腺炎时,胰脂酶外溢,消化胰周围组织也可形成液化性坏死。脓肿是由于大量中性粒细胞破坏后,释放蛋白水解酶,使坏死组织溶解液化所致。

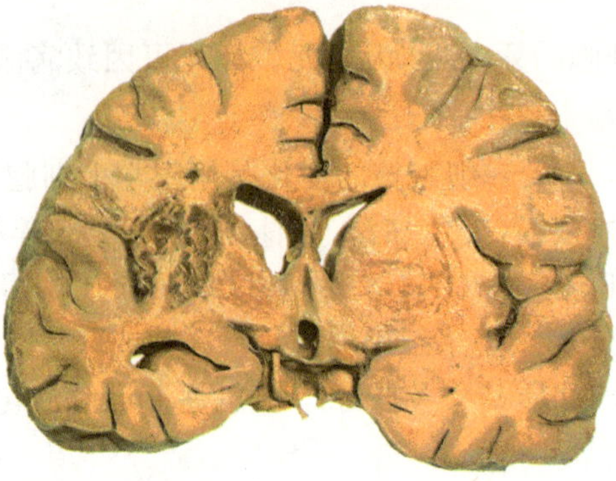

图 2-16　脑液化性坏死

(3) 纤维素样坏死：旧称纤维素样变性，是结缔组织及小血管壁常见的坏死形式。结缔组织及小血管壁内出现颗粒、小片状或细丝状无结构、强嗜酸性染色似纤维素的物质。多发生于某些变态反应性疾病，如风湿病、结节性多动脉炎、新月体性肾小球肾炎以及急进型高血压等。

(4) 坏疽：是指较大范围的组织坏死并伴有不同程度的腐败菌感染。因细菌分解坏死组织释放出硫化氢，故坏死组织有臭味。硫化氢和红细胞破坏释放的铁结合成硫化铁使坏死组织呈黑色。坏疽分为干性、湿性和气性三种类型。①干性坏疽：常见于动脉阻塞但静脉尚通畅的四肢末端，因水分散失较多，故坏死区干燥皱缩呈黑色，与正常组织界限清楚，中毒症状较轻(图 2-17)。②湿性坏疽：多发生于与外界相通的内脏，如肺、肠、子宫、阑尾、胆囊等，也发生于动脉阻塞及静脉回流受阻的肢体。坏死区水分较多，适宜于细菌繁殖，因而感染严重，坏死区呈污黑色或灰绿色，有恶臭，与正常组织分界不清，全身中毒症状重(图 2-18)。③气性坏疽：系深达肌肉的开放性创伤合并有厌氧菌感染所致，除发生坏死外，还产生大量气体，使坏死组织呈蜂窝状，坏死区按之有捻发音，病变进展迅速，大量毒素被吸收，可引起严重中毒症状，甚至危及生命。坏疽类型的比较见表 2-4。

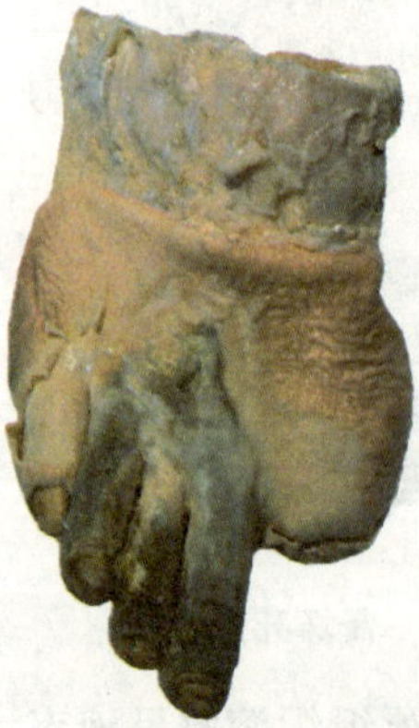

图 2-17　足干性坏疽

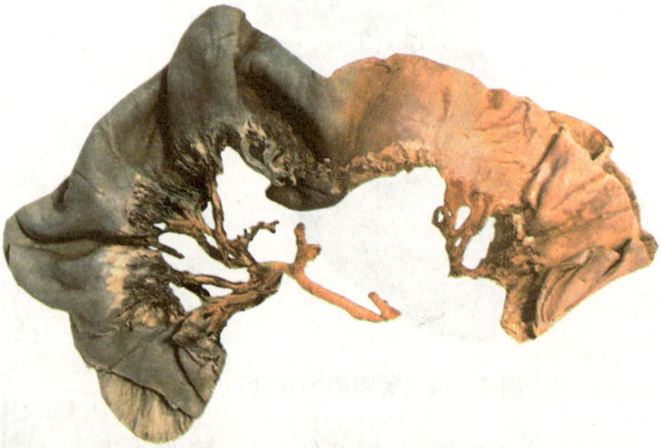

图 2-18　肠湿性坏疽

表 2-4　坏疽类型的比较

| | 干性坏疽 | 湿性坏疽 | 气性坏疽 |
|---|---|---|---|
| 好发部位 | 四肢 | 与外界相通的内脏及四肢 | 深达肌肉的创口 |
| 原因 | 动脉阻塞<br>静脉回流通畅 | 动脉静脉均受阻 | 动脉静脉均受阻<br>合并厌氧菌感染 |
| 病变 | 局部干燥、皱黑、与正常组织界清 | 局部湿肿、黑或蓝绿、恶臭、界不清 | 局部蜂窝状<br>大量气体、捻发感 |
| 中毒症状 | 中毒症状轻 | 中毒症状重 | 中毒症状重 |
| 坏死类型 | 凝固性 | 凝固性＋液化性 | 凝固性＋液化性 |

3. 坏死的结局

(1) 溶解吸收：小范围的坏死组织可被坏死细胞或中性粒细胞释放的水解酶溶解液化，经血管、淋巴管吸收运走，不能吸收的碎片则由巨噬细胞吞噬清除。

(2) 分离排出：坏死灶较大，难以吸收时，坏死灶周围的中性粒细胞释放蛋白水解酶，将局部坏死组织溶解液化，与健康组织分离，通过各种途径排出体外。发生于皮肤、黏膜的坏死组织脱落后留下的浅表性缺损称为糜烂，较深缺损称为溃疡。内脏器官（肺、肾）坏死组织经自然管道（支气管、输尿管）排出体外后，留下的空腔称为空洞。

(3) 机化与包裹：新生肉芽组织长入并取代坏死组织、异物等的过程，称为机化。如坏死组织范围太大，难以完全长入或吸收，则由肉芽组织将其包绕，使病变组织局限，称为包裹。

(4) 钙化：坏死组织内有钙盐沉积，称为钙化。

4. 坏死对机体的影响　坏死的细胞和组织功能丧失，并在局部引起炎症反应，对机体的影响与下列因素有关：

(1) 坏死细胞的生理重要性，如心、脑组织的坏死后果严重。

(2) 坏死组织的范围，如广泛的肝细胞坏死可致机体死亡。

(3) 坏死细胞周围同类细胞的再生能力，如皮肤、肝等易于再生的细胞，坏死后组织的功能结构易于恢复。

(4) 坏死器官的储备代偿能力，如肺、肾等成对的器官储备代偿能力强，即使一侧肾切除，也能通过另一侧肾功能的代偿来维持生命。

### （二）凋亡

凋亡是基因调控下细胞自身的程序性死亡，表现为活体内单个细胞或小团细胞的固缩。凋亡细胞的质膜不破裂，不引起细胞自溶及炎症反应，又称程序性细胞死亡。凋亡可见于生理状态，也可见于病理状态。生理性凋亡与保持成年个体器官的大小和功能、参与器官的发育和改建有关。病理性凋亡可见于肿瘤中的细胞死亡及某些病毒感染（如病毒性肝炎中的嗜酸性小体）等。

坏死与凋亡的区别见表 2-5。

表 2-5 坏死与凋亡的区别

| | 坏 死 | 凋 亡 |
|---|---|---|
| 诱导原因 | 仅见于病理性损伤 | 生理性和病理性 |
| 受累范围 | 多为连续的大片细胞 | 多为单个细胞 |
| 细胞膜 | 完整性受到破坏 | 仍保持完整性 |
| 细胞体积 | 增大、细胞肿胀 | 减小、固缩→固缩性坏死 |
| 核染色质 | 散在的小聚集，呈絮状 | 积聚在核膜下，呈半月状 |
| 细胞器 | 肿胀，尤以内质网明显崩解 | 仍保持完整，未崩解 |
| 溶酶体 | 破坏，酶外溢 | 保持完整，酶不外溢 |
| 后果 | 细胞破裂、溶解，残屑被巨噬细胞吞噬 | 细胞胞浆裂解成许多碎片（凋亡小体），被邻近细胞或巨噬细胞吞噬（图 2-19） |
| 炎症反应 | 引起周围组织炎症反应 | 不引起周围组织炎症反应 |

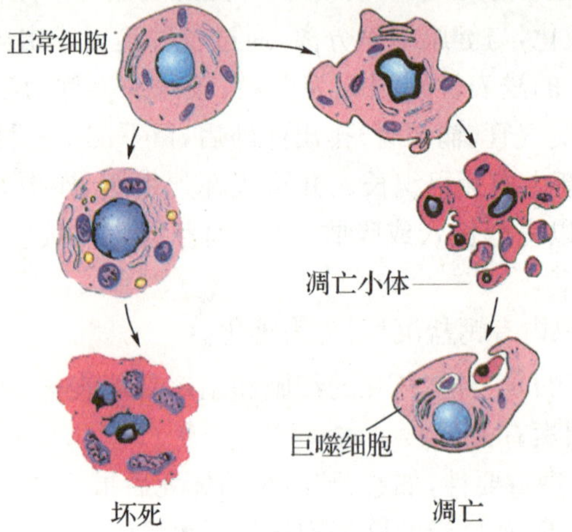


图 2-19 细胞凋亡与细胞坏死的超微形态比较

## 第三节 损伤的修复

修复是指局部组织和细胞损伤后，机体对所形成的缺损进行修补恢复的过程。修复是通过细胞的再生来完成的，修复可完全或部分恢复原组织的结构和功能。

### 一、再 生

细胞和组织损伤后，由周围存活的细胞增殖进行修复的过程称为再生。

### （一）再生的类型

1. 生理性再生　生理过程中，有些细胞、组织不断衰老死亡，由新生的同种细胞不断再生代替，始终保持细胞、组织原有的结构与功能。如皮肤的表层角化细胞不断脱落，基底层细胞不断增生分化予以补充；血细胞衰老死亡后，骨髓造血干细胞不断产生新的血细胞予以补充等。

2. 病理性再生　病理情况下，组织、细胞受损后的再生分为完全再生和不完全再生。

(1) 完全再生：指再生的组织能完全恢复原有组织的结构和功能。常发生于损伤范围小、再生能力强的组织。

(2) 不完全再生：指损伤的组织不能由原组织的再生完全恢复其结构和功能，而由肉芽组织代替，最后形成瘢痕组织。常发生于损伤严重、再生能力弱或缺乏再生能力的组织。

### （二）各种细胞的再生能力

机体各种细胞再生能力不同。分化程度低、平时易受损的组织以及生理状态下经常更新的组织，再生能力较强；反之，则较弱。按再生能力的强弱可将人体细胞分为三类：

1. 不稳定细胞　即再生能力强的细胞。这类细胞在生理情况下不断地进行着更新，以代替衰亡的细胞。如表皮细胞、造血细胞，呼吸道、消化道及泌尿生殖道黏膜的被覆细胞等。

2. 稳定细胞　即有潜在较强再生能力的细胞。这类细胞在生理状态下不显示再生能力，一旦受到损伤刺激后，表现出较强的再生能力，如肝、胰、内分泌腺、汗腺、皮脂腺的实质细胞和肾小管上皮细胞，还有原始间叶细胞及其衍生细胞，如成纤维细胞、血管内皮细胞、软骨及骨细胞等。

3. 永久性细胞　这类细胞几乎无再生能力或再生能力非常微弱。如神经细胞完全无再生能力，骨骼肌及心肌细胞再生能力非常微弱。

### （三）各种组织的再生过程

1. 被覆上皮的再生　鳞状上皮缺损后，由创缘或底部基底层细胞分裂增生，先形成单层的上皮细胞覆盖缺损表面，然后分化成复层扁平上皮并出现角化，形成典型的鳞状上皮。胃肠黏膜被覆的柱状上皮缺损后由邻近的基底部细胞分裂增生形成立方上皮，然后分化为柱状上皮。

2. 腺上皮的再生　腺上皮的再生能力一般较被覆上皮弱，其再生依损伤轻重而不同，如腺上皮损伤而基底膜未破坏，可由残存的细胞完全再生修复；如腺体结构被完全破坏，则难以再生，仅能由结缔组织代替。

3. 血管的再生　毛细血管的再生以出芽的方式进行。先有内皮细胞分裂增生形成实心的幼芽，在血流冲击下出现管腔，形成新生毛细血管，继而相互吻合构成毛细血管网。为适应功能需要，新生的毛细血管可进一步分化，形成小动脉或小静脉。较大血管损伤后，必须经手术缝合才能再生愈合。

4. 纤维组织的再生　纤维组织损伤后，由成纤维细胞分裂增生修复。在损伤的刺激下，静止状态的纤维细胞转变为成纤维细胞或原始间叶细胞分化为成纤维细胞，成纤维细胞分裂增生并形成胶原纤维，以后成纤维细胞逐渐成熟为长梭形的纤维细胞。

5. 神经组织的再生　神经细胞坏死后，由神经胶质细胞增生修复，形成胶质瘢痕。外周神经受损时，如与之相连的神经细胞仍然存活，则可完全再生。但如果断离的两断端相距太远，或者两断端之间有瘢痕或其他组织阻隔，或者因截肢失去远端，再生的轴突不能到达远端，而与增生的结缔组织混杂卷曲成团，形成创伤性神经瘤，可引起顽固性疼痛。

**干细胞在组织再生中的新作用**

组织器官损伤后的完美修复或替代，一直是人们追求的目标，也是一项难以攻克的难题。近来研究表明，利用干细胞来源的生物医学技术，可解决这一难题。干细胞是指具有无限或较长时间自我更新和多向分化潜能的一类细胞，分胚胎干细胞和成体干细胞两个类型。胚胎干细胞源于着床前胚胎内细胞群的全能干细胞，可以分化为人体所有类型的成熟细胞；成体干细胞是存在于各器官组织中的具有自我更新和一定分化潜能的未成熟细胞。干细胞的转分化，使传统认为的不可修复、不可再生的组织的完全修复成为可能，也为人工干预下的组织再生提供了广阔的思路和空间。研究较多的人工干预下的分化干细胞有造血干细胞、神经干细胞、骨髓间质干细胞。已经发现的成体干细胞有肌肉干细胞、肝脏干细胞、胰腺干细胞等。

## 二、肉芽组织

因各种疾病或创伤引起的组织破坏，除了损伤很小和组织再生能力很强的可以完全再生外，大都属不完全再生，即由肉芽组织填补修复，最终纤维化并转变为瘢痕组织，这种过程称纤维性修复。

肉芽组织是由新生的毛细血管、增生的成纤维细胞及炎细胞构成的幼稚的结缔组织。

1. 肉芽组织的形态结构　肉眼观察：生长良好的肉芽组织呈鲜红色，湿润、柔软、分泌物少，表面呈颗粒状，触之易出血，形似鲜嫩的肉芽，但无神经纤维，故无疼痛。镜下观察：新生的毛细血管与创面垂直，近伤口表面相互吻合，形成弓状突起，在新生的毛细血管之间有大量的成纤维细胞及少量的炎细胞（以中性粒细胞和巨噬细胞为主）（图 2 - 20）。

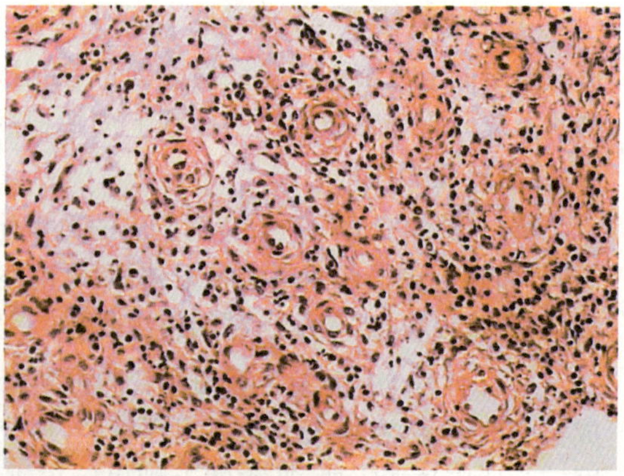

**图 2 - 20　肉芽组织镜下观察**

2. 肉芽组织的功能　肉芽组织在创伤愈合过程中作用非常重要，其功能主要表现为以下三个方面：①抗感染及保护创面；②机化坏死组织、血栓、血凝块及其他异物(如虫卵、缝线等)；③填补伤口及其他组织缺损。

3. 肉芽组织的结局 肉芽组织填充伤口后，一般由底部向表面逐渐成熟。此时，成纤维细胞逐渐转变为纤维细胞，网状纤维和胶原纤维增多；中性粒细胞、巨噬细胞等炎细胞先后崩解消失；毛细血管闭合、退化、消失，只有少数转化为小动脉和小静脉。这样，肉芽组织就转变为由胶原纤维组成的灰白色、质地坚韧、半透明、缺乏弹性的瘢痕组织。瘢痕组织的张力强度虽只及正常强度的70%～80%，但也足以使创缘牢固地结合起来。伤口愈合时如果胶原纤维形成不良，瘢痕较弱，抗张力强度低，再加上内压增大，可使愈合处向外膨出，如心肌梗死瘢痕向外膨出形成室壁瘤，腹壁瘢痕处连同内脏向外膨出引起腹壁疝。肉芽组织生长过多致瘢痕过多，成为大而不规则的隆起硬块，称为瘢痕疙瘩，见于烧伤、受异物长期刺激以及具有瘢痕体质的人。瘢痕组织还可继发挛缩导致组织和器官狭窄变形。

**如何识别不良的肉芽组织？**

生长不良的肉芽组织，颜色苍白、水肿，松弛无弹性，表面有脓性分泌物，触之不易出血。不健康的肉芽组织生长缓慢，影响愈合，必须清除后才能长出新鲜的肉芽组织，才有利于组织的修复。

## 三、创伤愈合

创伤愈合(wound healing)是指创伤引起的组织离断或缺损，通过周围组织再生进行修复的过程。

### (一) 创伤愈合的基本过程

1. 急性炎症反应 创伤后第一天，创口中的血液和渗出物内的纤维蛋白原很快凝固，形成的血凝块填充在创口内，创口表面形成的痂皮对创口有保护作用。同时创口及其周围出现不同程度炎症反应，如充血、浆液渗出、中性粒细胞等炎细胞浸润。炎症有抗感染、去除坏死组织和血凝块等作用。

2. 创口收缩 2～3天后，创缘的皮肤及皮下组织向中心移动，创口迅速缩小，以利于创口愈合。创口收缩与创口边缘的肌成纤维细胞的牵拉作用有关。

3. 肉芽组织增生和瘢痕形成 伤后数小时，周围上皮的基底层细胞即开始分裂增生，由周围向创缘中心移动，逐渐覆盖创面。第3天开始，从创口底部及边缘长出的肉芽组织填平伤口，直至新覆盖的上皮下。经过上皮增生及肉芽组织的形成，伤口已达初步愈合。随着胶原纤维大量增多，毛细血管及纤维细胞减少，逐渐形成瘢痕组织。

4. 表皮的再生 伤后24小时内，创口周围上皮的基底层细胞就开始增生，向创面中心或痂皮下迁移，逐渐形成单层上皮，覆盖在肉芽组织表面。当这些细胞彼此相遇时，则停止迁移，开始增生并分化成鳞状上皮。

## （二）皮肤和软组织的创伤愈合

皮肤和软组织的创伤愈合主要是由肉芽组织及上皮组织的再生来完成的。根据损伤程度及有无感染，将皮肤和软组织的创伤愈合分为以下三种类型：

1. 一期愈合　见于组织缺损小、创缘整齐、对合严密、无感染的伤口。如皮肤的无菌手术切口的愈合，就是典型的一期愈合。创伤后，伤口内仅有少量血凝块将伤口黏合，故炎症反应轻。在24～48小时后再生的表皮即可将伤口覆盖，第3天即有肉芽组织从创口边缘长出，并逐渐将伤口填满，第5～6天胶原纤维形成，约1周左右伤口达临床愈合，可拆除缝线，留下一条线状瘢痕。一期愈合时间短，形成的瘢痕小，对机体一般无大的影响(图2-21)。

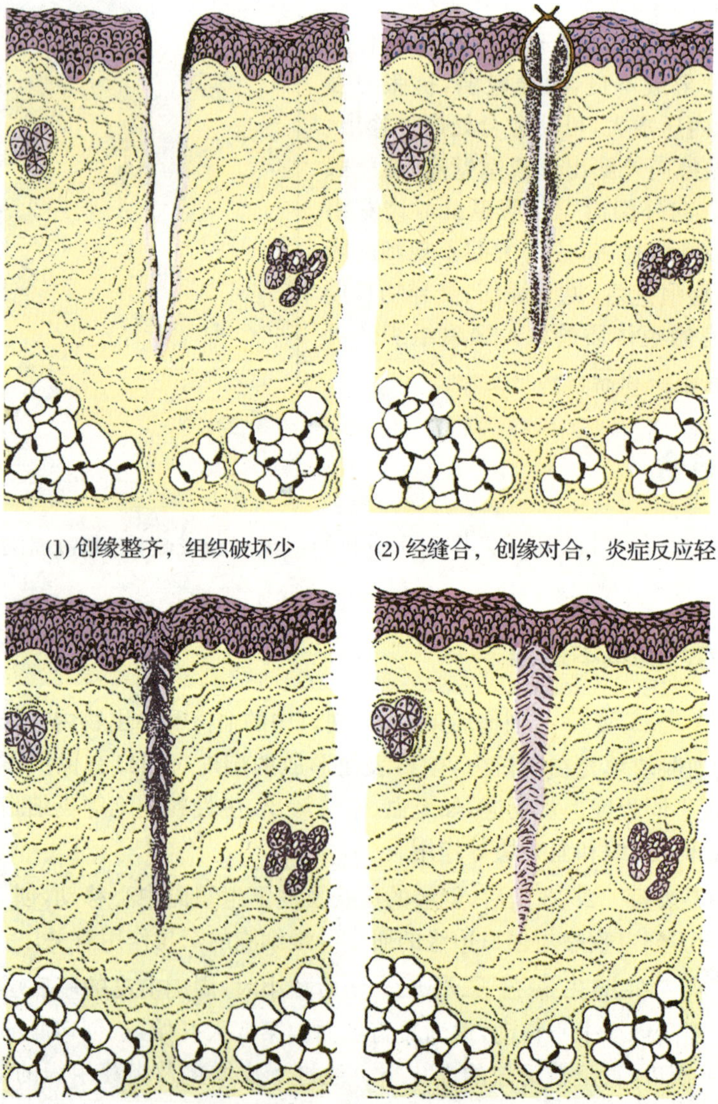
(1) 创缘整齐，组织破坏少　(2) 经缝合，创缘对合，炎症反应轻

(3) 表皮再生，少量肉芽组织从伤口边缘长入　(4) 愈合后少量瘢痕形成

**图2-21　创伤一期愈合模式图**

2. 二期愈合　见于组织缺损大、创缘不整齐、无法对合或伴有感染的伤口。这种伤口愈合与一期愈合比较有以下不同：①由于坏死组织多或伴有感染，故炎症反应明显。只有在坏死组织被清除、感染被控制后，再生才能开始；②从伤口底部及边缘长出大量的肉芽组织将伤口填平，表皮在肉芽组织填平后，才自边缘开始增生，将伤口覆盖。因此，这种伤口愈合时间长，形成的瘢痕大（图 2－22）。

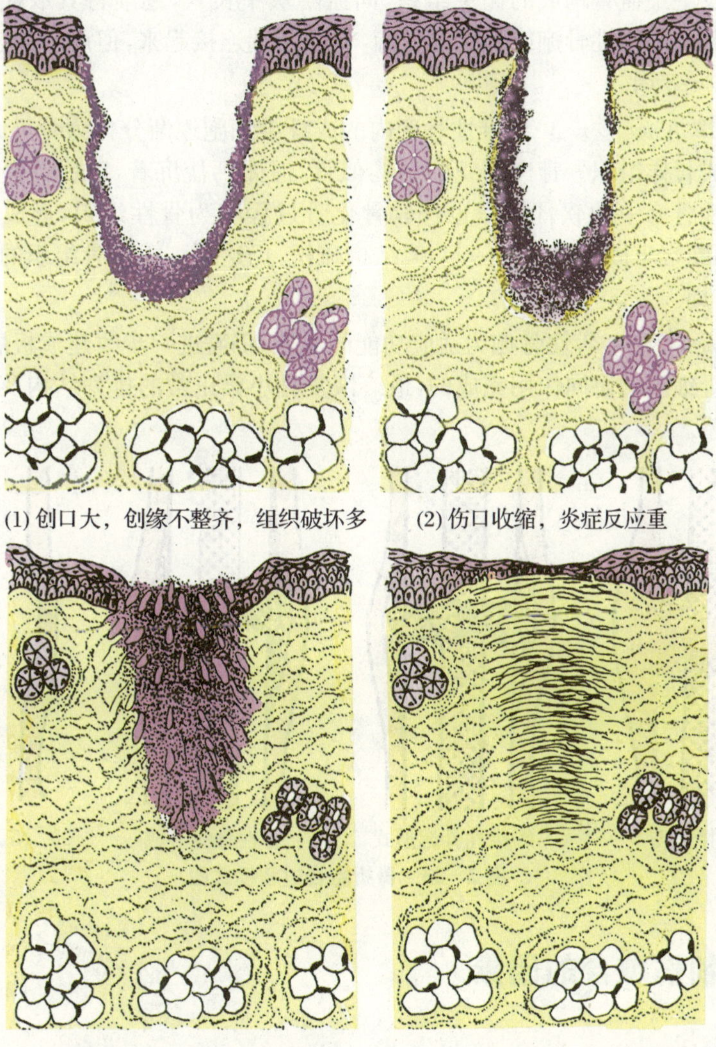

(1) 创口大，创缘不整齐，组织破坏多

(2) 伤口收缩，炎症反应重

(3) 肉芽组织从伤口底部及边缘将伤口填平，然后表皮再生

(4) 愈合后形成瘢痕大

**图 2－22　创伤二期愈合模式图**

3. 痂下愈合　指伤口内的渗出物、血液和坏死组织在表面凝固、干燥后形成硬痂，在痂下进行上述的愈合过程。上皮再生完成后，硬痂即脱落。其愈合时间较无痂者长。如果痂下渗出物较多，痂皮妨碍引流则不利于愈合。

### （三）骨折愈合

骨组织再生能力强。骨折发生后，经过良好的复位和固定，由两断端的骨组织再生修复可完全愈合，恢复正常的结构和功能。骨折愈合过程可分为以下几个阶段(图 2-23)：

1. 血肿形成　骨折时因周围组织及骨组织损伤，造成血管破裂出血形成血肿，数小时后凝固，将两断端连接起来，局部常有炎症反应，为肉芽组织的长入与机化创造条件。

2. 纤维性骨痂形成　骨折后 2～3 天，骨外膜及骨内膜处的骨膜细胞增生成为成纤维细胞及毛细血管构成的肉芽组织，向血凝块中长入，逐渐将其取代，形成质软、局部呈梭形肿胀的纤维性骨痂或称临时骨痂，将两断端连接起来，但此时的连接并不牢固。此过程约需 2～3 周。

3. 骨性骨痂形成　纤维性骨痂内的成纤维细胞逐渐分化为骨母细胞，分泌大量骨基质后形成骨样组织。骨样组织的结构似骨，但无钙盐沉着，以后钙盐沉积变为骨性组织。纤维性骨痂中的软骨组织也经软骨化骨过程变为骨性组织，形成骨性骨痂。此时，骨折的两断端牢固地结合在一起，但结构疏松，仍达不到正常骨组织的功能需要。此过程需 4～8 周。

4. 骨痂改建　骨性骨痂为适应功能的需要，仍需进一步改建成板层骨，是通过破骨细胞与成骨细胞的协同作用完成的，最终恢复骨小梁正常的排列结构及皮质骨和骨髓腔的正常关系。

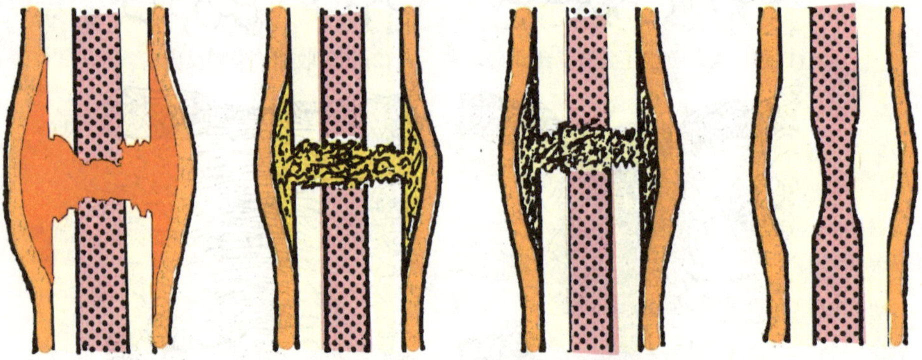


**图 2-23　骨折愈合过程模式图**

## 四、影响创伤愈合的因素

### (一) 全身因素

1. 年龄　儿童和青少年的组织再生能力强，愈合快；老年人组织再生能力差，愈合慢，这与老年人血管硬化、血液供应不足有关。

2. 营养　严重的蛋白质缺乏，尤其是含硫氨基酸缺乏时，肉芽组织形成减少及胶原纤维形成不良，伤口愈合延缓。维生素 C 缺乏时胶原纤维难以形成，微量元素锌缺乏也会影响伤口愈合。

3. 药物　促肾上腺皮质激素及肾上腺皮质激素能抑制炎症渗出、肉芽组织形成，并加速胶原纤维的分解，影响伤口愈合。抗癌药中的细胞毒作用，也可延缓伤口愈合。

4. 某些疾病 糖尿病、尿毒症及某些免疫缺陷病等，均对创伤愈合不利。

### （二）局部因素

1. 感染与异物 细菌感染产生的毒素和酶等能引起组织坏死，使基质和胶原纤维溶解，加重组织损伤；感染时局部渗出物增多可增加伤口的张力；异物（如死骨片、丝线、纱布等）既是一种刺激物，同时也加重炎症反应，不利于愈合。

2. 局部血液循环 良好的局部血液循环有利于坏死物质的吸收及抗感染，并提供组织再生所需的氧和营养，促进伤口愈合；反之，则影响愈合。

3. 神经支配 局部神经受到损伤可造成所支配的组织发生神经性营养不良，影响伤口愈合。自主神经损伤，可使局部血液供应障碍，也不利于再生修复。

（刘　文）

# 第三章　局部血液循环障碍

正常的血液循环向器官、组织输送氧和各种营养物质，同时又不断从组织中运走二氧化碳和各种代谢产物，以保证机体内环境稳定和各器官代谢、机能活动正常进行。一旦血液循环发生障碍，并超过神经、体液调节范围时，就会影响相应器官和组织的功能代谢、形态结构，出现萎缩、变性、坏死等改变，严重者甚至导致机体死亡。血液循环障碍分为全身性血液循环障碍和局部性血液循环障碍两大类。本章主要叙述局部血液循环障碍。

## 第一节　充血和淤血

充血和淤血都是指局部组织血管内血液含量增多的现象(图 3－1)。

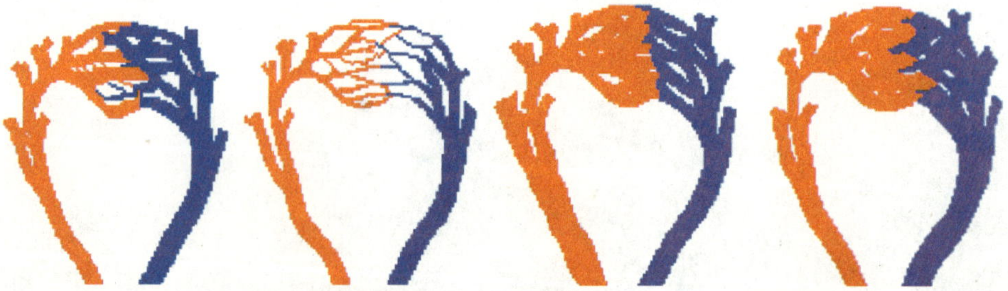


图 3－1　充血和淤血示意图

### 一、充　血

充血指器官或局部组织动脉血输入量过多，也称动脉性充血，又称主动性充血。

### （一）常见的充血类型

各种原因通过神经、体液作用，使血管舒张神经兴奋性增高或血管收缩神经兴奋性降低，引起细动脉扩张，都可引起充血。常见的充血可分为生理性充血和病理性充血。

1. 生理性充血　为适应器官和组织生理需要和代谢增强需要而发生的充血。如运动时的骨骼肌充血，进食后胃肠黏膜充血，情绪激动时的面颈部充血等。

2. 病理性充血　常见的类型有：

（1）炎症性充血：见于局部炎症早期，致炎因子刺激引起轴突反射及炎症介质的释放，使局部细动脉扩张充血。

（2）减压后充血：局部组织或器官长期受压，使血管收缩神经兴奋性降低，当压力突然解除时，受压处细动脉发生反射性扩张引起局部充血。如一次性大量抽取腹水或摘除腹腔内的巨大肿瘤后，受压组织内的细动脉发生反射性扩张，致使过多的血液流入腹腔脏器血管，引起脑缺血而致病人一过性晕厥。

（3）侧支性充血：是由于局部组织缺血、缺氧，氧化不全的代谢产物堆积，刺激血管运动神经，导致缺血组织周围的动脉吻合支扩张充血。

### （二）病理变化及结局

动脉性充血的器官和组织内的细动脉和毛细血管扩张充血，致使局部轻度肿胀，颜色鲜红，温度升高，功能增强。

动脉性充血是短暂的血管反应，原因消除后，局部血量恢复正常，通常对机体是有利的。因为局部血液循环加快，氧及营养物质供应增多，促进物质代谢，增强功能。但在有高血压或动脉粥样硬化等疾病的基础上，发生脑血管充血，易导致血管破裂出血，后果严重。

## 二、淤　血

局部组织或器官的静脉血液回流受阻，血液淤积在小静脉和毛细血管内，称淤血，也称静脉性充血，又称被动性充血。

### （一）原因

1. 静脉腔阻塞　静脉内血栓形成、栓塞以及静脉炎引起的静脉管壁增厚进而导致管腔狭窄等，可阻碍静脉血液回流，局部出现淤血。

2. 静脉受压　由于静脉管壁较薄及静脉压力较低，轻微的压迫就足以阻碍静脉血液回流，引起淤血，如肿瘤、炎症包块或者绷带包扎过紧等。

3. 心力衰竭　二尖瓣狭窄或关闭不全、原发性高血压等引起的左心衰竭，可导致肺淤血；肺源性心脏病等引起的右心衰

> TIPS 小贴士
>
> 生理状态下也可发生淤血，如妊娠子宫压迫髂静脉引起下肢及盆腔淤血，长久站立引起的下肢淤血等。生理状态下的淤血随着生理状态的改变而消失。

竭，可导致体循环淤血。

## （二）病理变化

肉眼观察：淤血的组织、器官体积增大，包膜紧张，边缘变钝，切面湿润多血。由于淤积的血液中氧合血红蛋白减少，脱氧血红蛋白增多，局部呈紫红色，如发生在皮肤、黏膜则呈紫蓝色，称发绀。发生于体表部位的淤血，因血流缓慢，代谢降低，该处的体表温度下降。

镜下观察：淤血的组织内小静脉、细静脉及毛细血管扩张，管腔内充满血液，有时还伴有组织水肿及淤血性出血，组织细胞变性、坏死。

## （三）后果

淤血的后果取决于淤血发生的速度、程度、部位、持续时间以及侧支循环建立的状况等，长期淤血可以引起以下病变：

1. 组织水肿或浆膜腔积液　由于淤血导致毛细血管壁通透性增强，使血管内的液体漏出。液体潴留于组织间隙形成水肿或潴留于浆膜腔形成积液，这种液体为漏出液，含蛋白质及细胞数量少。

2. 出血　淤血导致组织严重缺氧，使血管壁的通透性明显增强，红细胞经血管壁漏出，引起淤血性出血。

3. 实质细胞萎缩、变性及坏死　由于长期淤血、缺氧，可使实质细胞发生萎缩、变性，甚至坏死。

4. 间质纤维组织增生　长期淤血，实质细胞萎缩消失，间质纤维组织增生，网状纤维胶原化，使淤血的组织、器官质地变硬，称淤血性硬化。

## （四）重要器官的淤血

1. 肺淤血　常见于左心衰竭，左心室压力升高，阻碍静脉回流，造成肺淤血。肺淤血时体积增大，暗红色，切面流出泡沫状血性液体（图 3-2）。镜下观察：肺细小静脉及肺泡壁毛细血管高度扩张充血，肺泡腔内有水肿液，严重时可见红细胞，形成肺水肿及漏出性出血。当肺泡腔内的红细胞被巨噬细胞吞噬后，红细胞内的血红蛋白转变为棕黄色、颗粒状的含铁血黄素，这种含有含铁血黄素的巨噬细胞称为心力衰竭细胞（图 3-3）。心力衰竭细胞可见于肺泡腔内、肺间质内，也可见于患者的痰内。

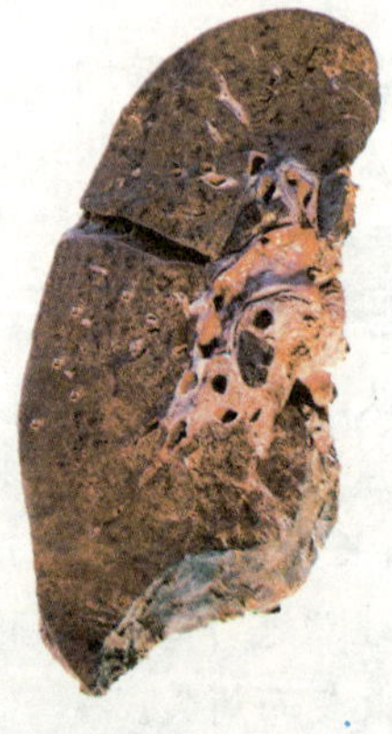

图 3-2　肺淤血肉眼观察

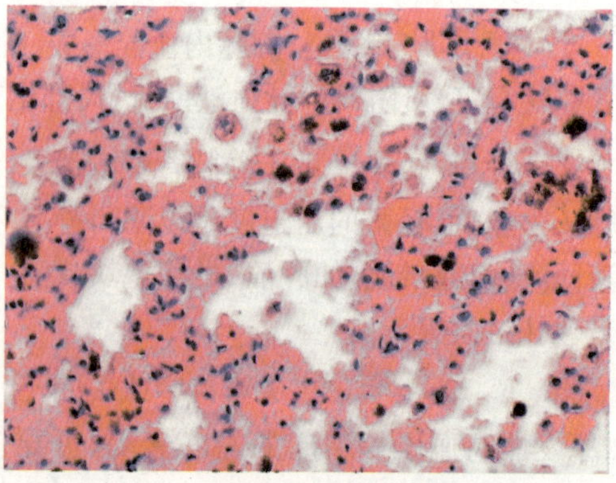

图 3-3　慢性肺淤血镜下观察

由于长期慢性肺淤血，肺组织缺氧，引起肺泡壁上的纤维组织增生及网状纤维胶原化，使肺组织变硬，加上含铁血黄素的沉积，肺的颜色呈深褐色，故称之为肺褐色硬化。

2. 肝淤血　常见于右心衰竭，右心室压力升高，肝静脉回流受阻，造成肝淤血。肝淤血时体积增大，暗红色，被膜紧张。切面肝小叶中央严重淤血呈暗红色，肝小叶周边部肝细胞则因脂肪变性呈黄色，出现红黄相间的花纹状结构，似槟榔的切面，故称之为槟榔肝(图 3－4)。镜下观察：肝小叶中央静脉及其周围的肝窦高度扩张淤血，肝细胞萎缩甚至消失。肝小叶周边的肝细胞脂肪变性(图 3－5)。

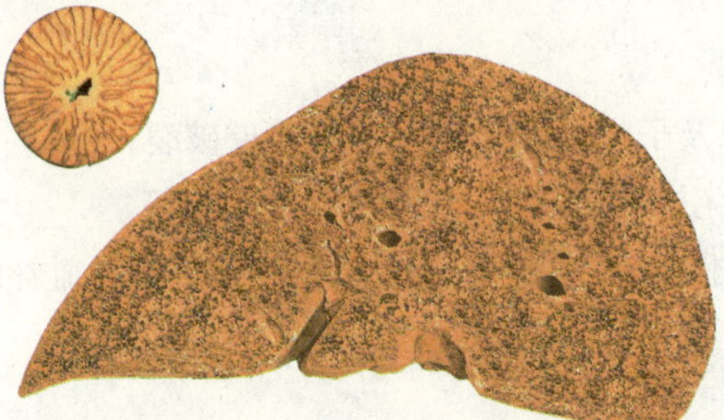

图 3－4　肝淤血肉眼观察
(左上图为槟榔的切面)

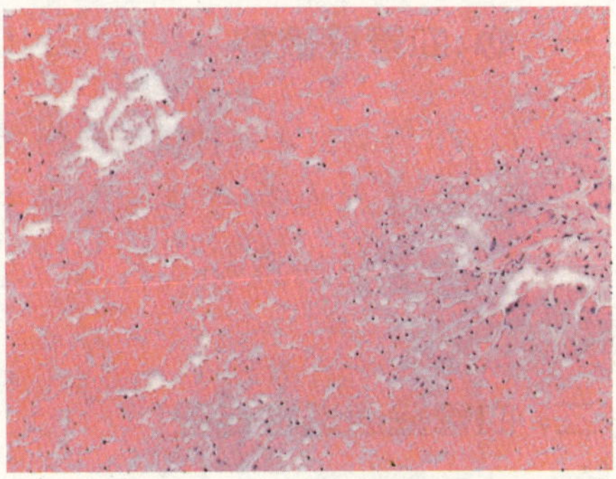

图 3－5　肝淤血镜下观察

由于长期慢性肝淤血，肝组织缺氧，引起肝内纤维组织增生及网状纤维胶原化，使肝质地变硬，称淤血性肝硬化。

充血和淤血的区别见表 3－1。

表 3－1　充血和淤血的区别

| 项目 | 充　血 | 淤　血 |
|---|---|---|
| 概念 | 器官或组织因动脉输入血量增多所致 | 器官或组织因静脉回流受阻所致 |
| 原因 | 引起细动脉扩张的因素 | 静脉受压、静脉阻塞、心力衰竭 |
| 病变 | 器官或组织体积增大、鲜红、温度增高 | 血液淤滞、发绀、皮肤温度降低 |
| 分类 | 生理性充血、炎症性充血、减压后充血、侧支性充血 | 肺淤血多见于左心衰竭<br>肝淤血多见于右心衰竭 |

# 第二节　出　血

血液从血管或心腔逸出称为出血。血液流入组织间隙或体腔内称内出血；血液流出体外称外出血。

## 一、出血的类型

按血液逸出的机制可将出血分为以下两种：

1. 破裂性出血 是由心脏或血管壁破裂所致，可以发生在心脏、动脉、静脉和毛细血管的任何部位。一般情况下，破裂性出血的出血量较大。

2. 漏出性出血 是由于毛细血管的通透性增强，血液通过扩大的内皮细胞间隙和受损的基底膜漏出血管外所引起的出血。一般情况下，漏出性出血的出血量较小。

## 二、出血的原因

### （一）心、血管壁破裂

1. 外伤 由于各种机械损伤、创伤以及子弹伤等引起的心、血管壁破裂。

2. 心脏或血管壁病变 见于动脉粥样硬化，动脉瘤、心室壁瘤破裂等。

3. 血管壁周围病变侵蚀 见于恶性肿瘤、炎症、胃及十二指肠溃疡等对血管的侵蚀。

### （二）血管壁通透性增强

1. 淤血和缺氧 淤血和缺氧使毛细血管壁通透性增强，红细胞外漏引起出血。

2. 感染和中毒 败血症、流行性出血热、某些病原体毒素、钩端螺旋体、蛇毒、有机磷农药等，均可损伤毛细血管，使其通透性增强。

3. 过敏 机体对某些药物或食物等产生过敏反应也可损伤毛细血管壁，使其通透性增强。

4. 维生素C缺乏 维生素C缺乏使血管基底膜黏合质形成不足，影响毛细血管壁结构的完整性，引起出血，如坏血病时牙龈和黏膜出血。

5. 血液性质的改变 如血小板减少性紫癜时，血小板破坏过多；再生障碍性贫血时，血小板生成障碍；血液中某些凝血因子缺乏或消耗过多等，均可发生漏出性出血。

## 三、出血的病理变化

新鲜的出血呈红色。皮肤、黏膜出血灶的颜色随着红细胞的崩解、血红蛋白降解的过程而改变，呈现典型的程序性变化：紫红色→蓝绿色→棕黄色。

### 你知道出血有哪些表现吗？

鼻衄—鼻腔出血流至体外
咯血—呼吸道出血
呕血—上消化道出血
血尿—泌尿道出血
血便（黑便）—下消化道出血

淤点—皮肤、黏膜、浆膜较少出血
紫癜—皮肤、黏膜稍大出血
淤斑—直径超过2 cm的皮下出血
积血—血液积聚于体腔内
血肿—在组织内局限性的大量出血

## 四、出血的后果与结局

出血对机体的影响取决于出血的类型、出血量、出血速度和出血部位。漏出性出血比较缓慢，出血量较少，一般不会引起严重后果。破裂性出血如果发生在较大的动脉或静脉，在短时间内丧失循环血量的20%～25%时，可发生失血性休克。心脏破裂出血引起心包压塞，造成心排出量急剧减少而导致死亡。出血发生在重要器官如脑或脑干时，即使出血量不多，也可引起严重后果。

除心和大血管破裂出血外，一般的出血，受损处血管发生反射性痉挛以及局部血管内血栓形成使血管闭塞，阻止血液外流，多可自行停止。流入体腔或组织的血液可逐渐被分解吸收，也可被肉芽组织机化或包裹。一次性大量出血或长期慢性出血，均可引起贫血。

# 第三节 血栓形成

在活体的心、血管内，血液发生凝固或血液中的某些有形成分析出、凝集，形成固体质块的过程称为血栓形成。所形成的固体质块称为血栓。

正常情况下，血液在循环系统内不发生凝固和凝集，是因为血液的凝血功能和抗凝血功能处于动态平衡的结果。在某些促凝血因素的作用下，打破了这种动态平衡，使血液在血管内凝固或凝集，从而引发血栓形成。

## 一、血栓形成的条件和机制

1. *心、血管内膜损伤* 心、血管内膜损伤是血栓形成最重要和最常见的原因。一方面损伤的内皮改变了细胞表面的膜电荷，易于吸引血小板，使血小板黏附。同时，受损的内皮细胞释出ADP与血小板膜上的受体结合，促进血小板黏附。黏附的血小板释放内源性ADP，促使更多的血小板黏附与凝集，释放出多种促凝物质，促进血液凝固。另一方面，内皮下胶原纤维暴露，激活血小板和凝血因子Ⅻ，启动内源性凝血系统；与此同时，损伤的内皮又释放组织因子，启动外源性凝血系统，从而在损伤的局部形成血栓（图3-6）。在风湿性心内膜炎、细菌性心内膜炎、动脉或静脉内膜炎、动脉粥样硬化和心肌梗死等疾病时，由于内膜损伤常可引起局部血栓形成。

2. *血流缓慢及涡流形成* 正常情况下，血液中的红细胞、白细胞位于血流的中轴，称为轴流。轴流外层是血小板，最外层是血浆带，称为边流。边流将血液的有形成分与血管壁分开，阻止了血小板和内膜的接触。当血流缓慢或有涡流形成时，轴流增宽甚至消失，血小板进入边流，增加了与血管内膜接触的机会，血小板易于黏附于内膜。同时血流缓慢引起内膜缺氧，导致内膜损伤，暴露出内皮下的胶原纤维，亦可触发机体的凝血过程。

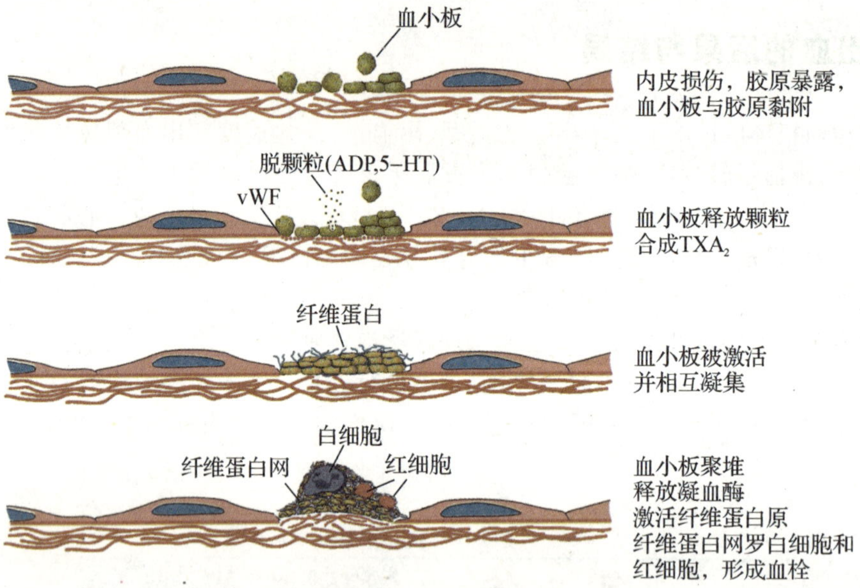


**图 3-6　内皮损伤、血小板黏附聚集示意图**

据统计，静脉血栓比动脉血栓多 4 倍；下肢静脉血栓比上肢静脉血栓多 3 倍，常见于长期卧床、大手术后、动脉瘤、二尖瓣狭窄或关闭不全等的患者(图 3-7，图 3-8)。

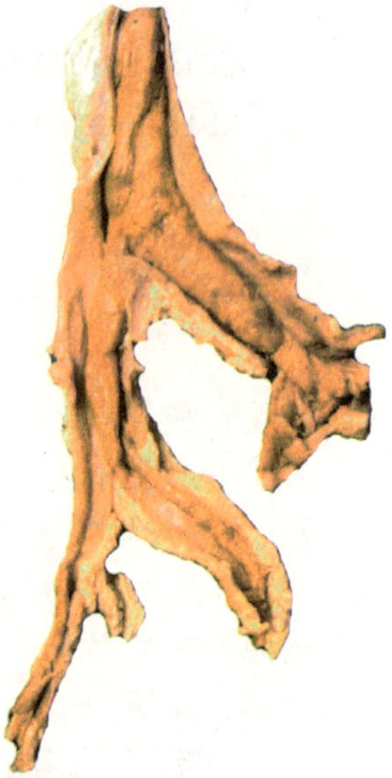

**图 3-7　静脉内血栓**

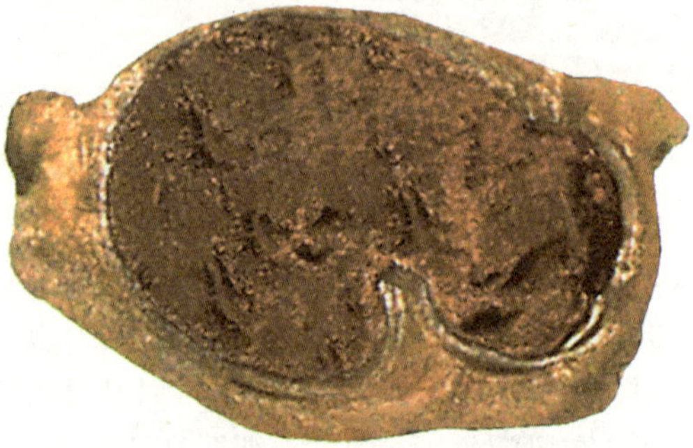

**图 3-8　静脉内血栓(横断)**

## 护理工作中如何防止血栓形成?

静脉输液时，为了防止因血管内皮损伤引起血栓形成，应避免在同一部位反复多次进行静脉穿刺或使用留置针，应尽可能选择上肢粗静脉。对长期卧床的患者，应尽量避免在下肢远端使用留置针，而且不能留置时间过长。

3. 血液凝固性增高 主要见于幼稚的血小板和凝血因子增多及血液的黏稠度增高。在严重创伤、产后或大手术后，由于严重失血，血液中补充了大量幼稚的血小板，凝血因子增多，易形成血栓；另外，某些肿瘤（如肺、肾及前列腺癌等）以及胎盘早期剥离的患者，可造成大量组织因子入血，激活机体的凝血过程，导致血栓形成。

应该指出，在血栓形成过程中，往往是多种因素综合作用的结果。上述三个条件可以同时存在，相互影响，也可以其中某一条件起主要作用。

TIPS 小贴士

预防静脉血栓形成的关键是避免引起血流缓慢的各种因素：①要尽量避免长期卧床、不运动下肢；②手术后在不影响伤口愈合的前提下，应帮助和鼓励患者尽早下床活动；③长期操作电脑者和长时间乘飞机、火车等要穿宽松的衣服和鞋袜，做些适当的活动以促进血液循环。

## 二、血栓的类型及形成过程

无论是心腔、动脉或静脉内的血栓，其形成过程都从血小板黏附于内膜开始，以后血液凝固。血栓的发生发展以及血栓的形态和大小取决于血栓发生的部位和局部的血流速度。血栓依其形态可分为以下几种类型：

1. 白色血栓 主要是由于心、血管内皮细胞损伤，血小板黏附于受损的血管内膜处，并不断聚集、逐渐增大而形成。肉眼观察：呈灰白色小结节状或赘生物状，表面粗糙有波纹，质硬，与管壁黏着紧密，不易脱落。镜下观察：白色血栓主要由血小板和少量的纤维蛋白构成，其表面有许多中性粒细胞黏附。

白色血栓多见于心和动脉内膜，静脉内的白色血栓往往并不独立存在，而是静脉血栓的起始部，构成静脉延续性血栓的头部。

2. 混合血栓 随着白色血栓体积的进一步增大，血栓局部被激活的凝血因子的浓度逐渐增高，不断增大的白色血栓导致血管腔狭窄，其下游发生涡流，新的血小板连续不断地形成，并向血管中央和下游延伸，呈分支状，称为血小板小梁，酷似珊瑚。其间充满纤维蛋白网，网眼中有大量的红细胞，进而形成血凝块。这种由血小板小梁（白色）及血凝块（红色）层层交错构成的血栓称为混合血栓或层状血栓，成为静脉延续性血栓的体部。

肉眼观察：混合血栓呈灰白色和红褐色相间的层状结构，干燥，表面粗糙，与血管壁黏连比较紧密。镜下观察：混合血栓主要由粉红色分支状的血小板梁及充填于血小板梁之间的纤维蛋白网和网眼中的红细胞组成，血小板小梁周围有白细胞附着。

3. 红色血栓 混合血栓逐渐增大阻塞血管管腔，造成血流极度缓慢甚至停滞，血液则发生凝固，形成暗红色凝血块，称为红色血栓，构成静脉内延续性血栓的尾部（图 3-9）。红色血栓呈暗红色，新鲜时湿润，有一定的弹性，和死后的血凝块相似。陈旧的红色血栓由于水分被吸收，变得干燥、易碎，失去弹性，易于脱落进入血流成为血栓栓子，造成血栓栓塞。

4. 透明血栓 是一种发生于微血管（主要在毛细血管）内的血栓。透明血栓主要由纤维蛋白构成，由于体积小，只能通过显微镜才能观察到，故又称微血栓，见于弥散性血管内凝血（DIC）。

各种血栓类型的比较见表 3－2。

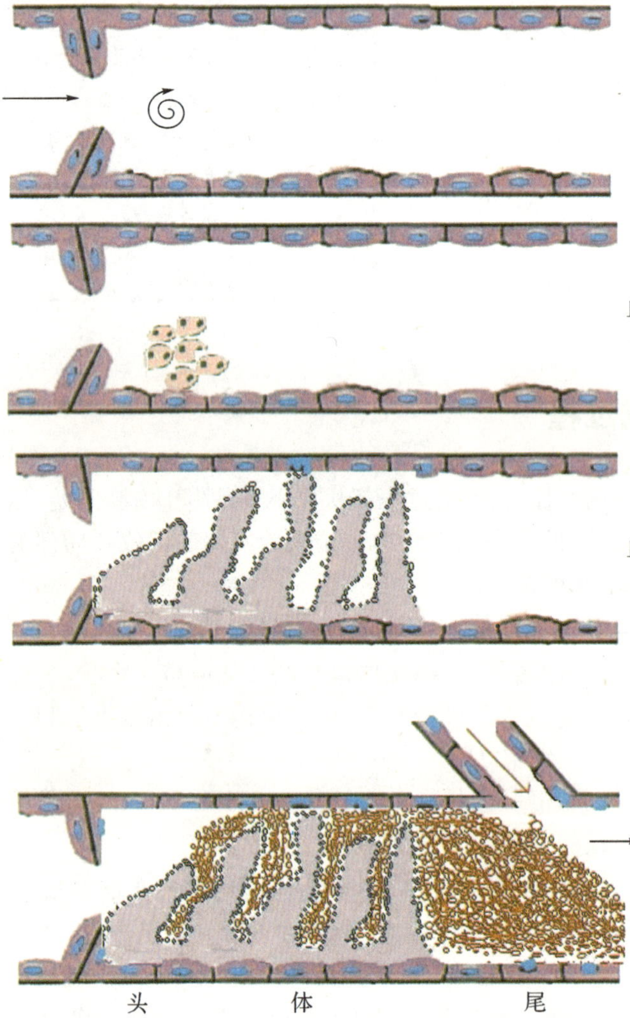


**图 3－9　血栓形成过程示意图**

**表 3－2　各种血栓类型的比较**

| 项　目 | 白色血栓 | 混合血栓 | 红色血栓 | 透明血栓 |
|---|---|---|---|---|
| 主要成分 | 血小板 | 血小板小梁、WBC、纤维蛋白、RBC | 纤维蛋白、RBC | 纤维蛋白 |
| 肉眼观察 | 灰白，质硬，粗糙，与管壁黏着紧密，不易脱落 | 灰白色和红褐色相间的层状结构 | 变得干燥、易碎，失去弹性，易于脱落 | 不易观察到 |
| 常见部位 | 心瓣膜和动脉内或静脉血栓的起始部 | 动、静脉血栓体部和心房球形血栓 | 动、静脉内延续性血栓的尾部 | 微循环 DIC |

## 三、血栓的结局

1. 溶解、吸收　血栓形成后，可被血栓内激活的纤维蛋白溶解酶和白细胞崩解后释放的蛋白溶解酶逐渐溶解，变成细小颗粒，被血流冲走或被巨噬细胞吞噬。小的血栓可完全溶解、吸收，不留痕迹。

2. 软化、脱落　较大的血栓，只能被部分软化、溶解，在血流冲击下，整个血栓或血栓的一部分脱落，形成血栓栓子，随血流运行至它处，引起该部位血管的阻塞，即血栓栓塞。

3. 机化与再通　血栓形成后，在血栓附着处，由新生的肉芽组织形成并逐渐替代血栓，此过程称为血栓机化。机化的血栓和血管壁紧密相连，不易脱落。经过一段时间后，机化的血栓发生收缩，使血栓内或血栓与血管壁之间出现裂隙，此后，血管内皮细胞通过再生覆盖裂隙表面形成新的管腔，这些管腔相互吻合沟通，形成狭窄迂曲的血管腔，使血流能够重新通过，这一过程称之为再通（图 3－10）。

4. 钙化　如血栓未能被溶解吸收或完全机化时，钙盐则在血栓内沉积，使血栓部分或全部钙化成坚硬的质块。静脉内血栓的钙化称为静脉石，动脉内血栓的钙化称为动脉石。

血栓结局示意见图 3－11。

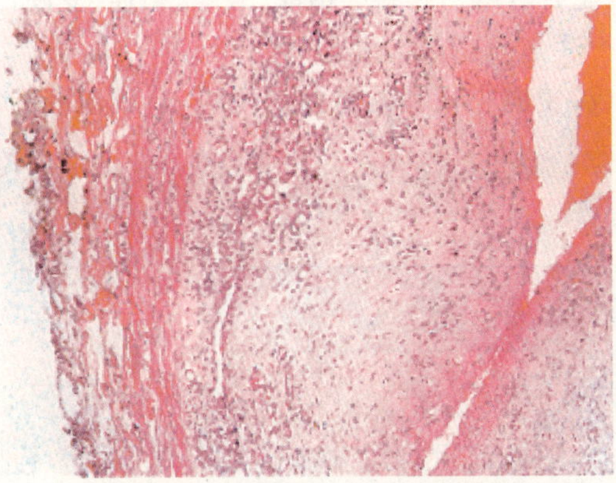

**图 3－10　血栓机化与再通**

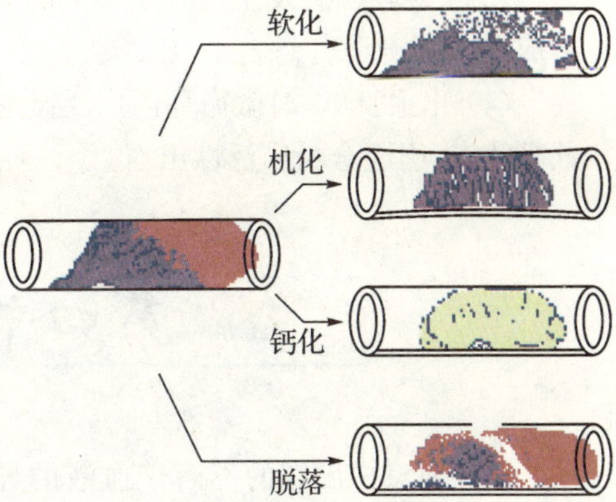


**图 3－11　血栓结局示意图**

### 血栓与死后血凝块有区别吗？

死后血液凝固的过程和在试管中血液凝固相同，不像血栓那样在流动中缓慢地、有规律的黏集。死后血液成分均匀地分布，血凝块呈暗红色，均匀一致，湿润而有弹性。血栓干燥易碎，与血管壁黏连，色泽混杂、灰红相间，有横行的灰白色波浪形条纹（血栓尾部为暗红色），血管被胀大、饱满。在尸检工作中，红色血栓和死后血凝块有时很难甚至不能区别，如果显微镜下见该血凝块表面有一层膜状的血小板黏集层，则为生前的红色血栓。

## 四、血栓对机体的影响

1. *有利方面* 在一定条件下，血栓形成对机体具有积极的一面。

(1) 止血作用：当血管受到损伤而破裂时，在血管损伤处血栓形成，有利于止血。

(2) 预防出血：在某些病变情况下（如胃溃疡或肺结核空洞），其病变周围血管内的血栓形成，可以避免病灶内的血管破裂出血。

(3) 防止炎症扩散：炎症病灶周围的小血管内血栓形成，可以防止病原体蔓延扩散。

2. *不利方面* 血栓形成对机体的主要危害是引起局部甚至全身性血液循环障碍。危害的严重程度视其阻塞管腔的程度、阻塞血管的大小、阻塞部位、阻塞发生的速度以及侧支循环建立等情况的不同而异。

(1) 阻塞血管腔：发生在动脉的血栓，当管腔未被完全阻塞时，血流减少，局部器官和组织缺血，引起组织细胞变性和萎缩；若管腔完全被阻塞，且未建立有效的侧支循环时，则可引起组织、器官缺血性坏死（梗死）。如脑动脉血栓形成引起的脑梗死。静脉血栓形成后，若不能建立有效的侧支循环，则引起局部淤血，进而发生水肿、出血等。

(2) 栓塞：血栓可因下床活动或者软化破裂、断裂而脱落，形成血栓栓子，随血液流动引起血栓栓塞。如果栓子内含有细菌，细菌可随栓子运行而蔓延扩散，引起败血性梗死或栓塞性脓肿。

(3) 心瓣膜病：发生在心瓣膜上的血栓，机化后可以引起瓣膜增厚、皱缩、黏连、变硬，形成慢性心瓣膜病。

(4) 出血：DIC 时微循环内广泛微血栓形成，使血小板和凝血因子耗竭，造成血液的低凝状态，引起全身广泛性出血。

# 第四节 栓 塞

循环血液中出现的不溶于血液的异常物质，随血流运行阻塞血管腔的现象称为栓塞。阻塞血管的异常物质称为栓子。栓子可以是固体、液体或气体，其中最常见的是血栓栓子，其他类型的栓子如脂肪栓子、空气栓子、瘤细胞栓子、细菌栓子、寄生虫及其虫卵栓子和羊水栓子等。

## 一、栓子运行途径

栓子运行途径一般与血流方向一致，但也有例外情况。

1. *来自左心和体循环动脉系统的栓子* 栓子沿体循环运行，由较大动脉至小动脉，最终栓塞于口径与其相当的动脉分支，常见于脑、脾、肾、下肢等处。

2. *来自右心和体循环静脉系统的栓子* 栓子沿血流方向常在肺动脉主干或其分支形成栓塞，但某些体积小、具有一定弹性的栓子（如空气栓子、肿瘤细胞栓子）可以通过肺泡壁毛细血管进入左心及体循环动脉系统，进而引起细小动脉分支的栓塞。

3. 门静脉系统的栓子　由肠系膜静脉及脾静脉等来源的栓子，经门静脉入肝，引起肝内门静脉分支的栓塞。

4. 交叉性栓塞　在有房(室)间隔缺损或动、静脉瘘者，栓子可经缺损处，由压力高的一侧进入压力低的一侧，产生动、静脉系统栓子的交叉运行，形成交叉性栓塞。

5. 逆行性栓塞　是一种十分罕见的栓塞，来自于下腔静脉的栓子，在胸腹腔压力急剧升高(如剧烈咳嗽、呕吐等)时，可逆血流方向运行，在肝静脉、肾静脉以及髂静脉等分支处引起栓塞。

栓子运行途径及栓塞部位见图 3－12。

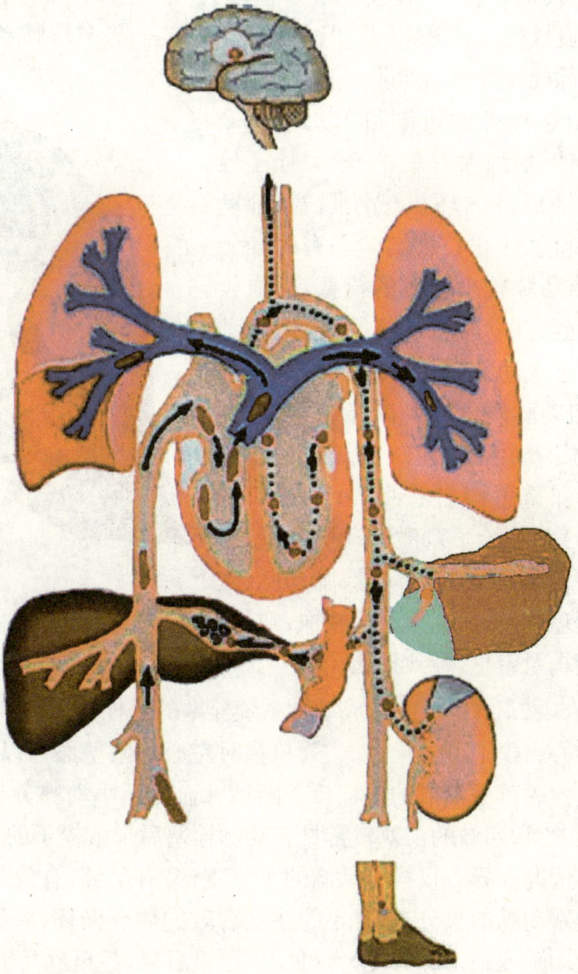

图 3－12　栓子运行途径及栓塞部位示意图

## 二、栓塞的类型及其对机体的影响

由于栓子的种类不同，可以引起不同类型的栓塞。栓塞对机体的影响，也因栓子的种类、栓子的大小、栓塞的部位以及侧支循环建立的情况而异。

### （一）血栓栓塞

由血栓部分或全部脱落所引起的栓塞称为血栓栓塞，是各种栓塞中最常见的类型。由于血栓栓子的来源、大小、数目和栓塞的部位不同，对机体的影响亦不相同。

1. 肺动脉栓塞　引起肺动脉栓塞的血栓栓子95%来自下肢深静脉。首先来自小腿深部静脉和股静脉。其次来自盆腔静脉、卵巢、前列腺周围和子宫静脉。如果栓子较小，且栓塞肺动脉少数的小分支，一般不产生严重后果。因为肺具有双重血液循环，此时，相应的肺组织可以通过支气管动脉得到血液供应，但是，如果栓塞前已有严重肺淤血，肺循环内的压力增高，与支气管动脉之间的侧支循环难以建立，则可引起肺梗死。来自下肢静脉或右心的血栓栓子，往往栓子体积较大，常栓塞于肺动脉主干或大的分支（图3-13），或者虽然血栓栓子体积较小，但是数目较多，栓塞多数肺动脉小分支时，均可引起猝死，称为肺动脉栓塞症或肺动脉卒中。

肺动脉栓塞引起猝死的机制目前仍不完全清楚。一般认为与下列因素有关：①较大栓子栓塞肺动脉主干时，造成肺循环机械性阻塞，肺动脉压急剧升高，引起急性右心衰竭。②有时栓子不大虽然仅引起肺动脉较小分支的栓塞，但血栓栓子中的血小板释放出大量5-羟色胺，使肺动脉、支气管动脉及冠状动脉发生广泛性痉挛。因为肺动脉痉挛使肺动脉压急剧升高，致右心室负荷增加，冠状动脉痉挛引起心肌缺血、缺氧，心肌收缩力降低，最终加重急性右心衰竭，也可引起死亡。③肺动脉栓塞时，栓子刺激肺动脉管壁，引起迷走神经兴奋性增高而致冠状动脉、肺动脉、支气管动脉和支气管痉挛，从而加重心肌缺血、缺氧，进一步加重右心衰竭及窒息，导致猝死。

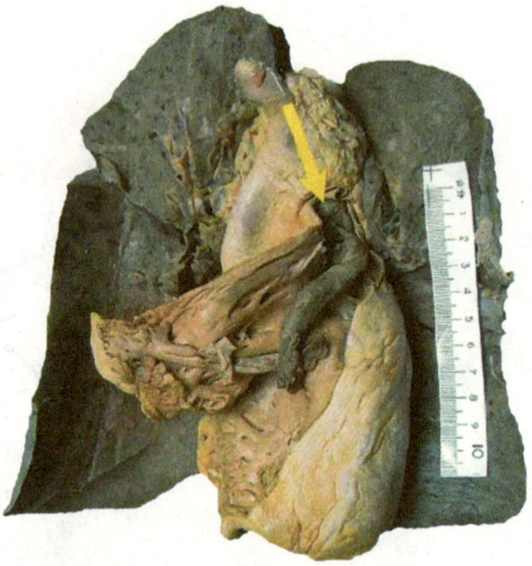

图3-13　肺动脉血栓栓塞

2. 体循环的动脉栓塞　造成动脉系统栓塞的血栓栓子，多来自左心及动脉系统，如心内膜炎造成的心瓣膜上的血栓、二尖瓣狭窄时左心房附壁血栓以及动脉粥样硬化溃疡面的血栓。这些血栓脱落后形成的血栓栓子随动脉血流至小动脉分支，引起栓塞。动脉系统栓塞以脾、肾、脑、心和四肢的栓塞较常见。动脉栓塞后果依栓子的大小、栓塞部位以及局部侧支循环建立的情况而异。仅栓塞动脉的小分支，又有足够、有效的侧支循环，不会造成严重后果。如果栓塞动脉的大分支，且不能建立有效的侧支循环，局部可发生缺血性坏死。若栓塞发生在冠状动脉或脑动脉分支，常可发生严重后果，甚至危及生命。

**易于发生血栓栓塞的三种情况**

①长期卧床患者，在肢体按摩或初次下床活动时，易使已经形成的血栓折断脱落或直接脱落，造成血栓栓塞。此种栓塞在临床上较常见。②静脉内的血栓，由一个静脉分支延长而进入下一静脉主干时，血栓易在分叉处折断并容易被血流带走，导致栓塞。③新形成的红色血栓还未机化时，较易脱落形成栓塞。

### （二）脂肪栓塞

血流中出现脂肪滴并阻塞血管称脂肪栓塞。在长骨粉碎性骨折或严重脂肪组织挫伤时，骨髓或脂肪组织的脂肪细胞破裂，脂肪游离成无数脂滴，脂滴通过破裂的静脉血管进入血流，引起肺动脉脂肪栓塞。有时脂肪滴通过肺泡壁毛细血管或肺内动、静脉短路进入动脉系统，引起体循环动脉系统栓塞，如脑、肾、皮肤和眼结膜等处的栓塞。

脂肪栓塞的后果，常因脂滴的多少而异。少量脂滴，可由巨噬细胞吞噬或被血液中的脂酶分解清除，对机体无不良影响。但大量的脂滴进入肺循环，致肺部血管广泛受阻并引起反射性痉挛，引起急性右心衰竭。

TIPS 小贴士

病例讨论：患者男 35 岁，意外被轿车撞伤，左大腿剧痛变形，由急救车送医院急诊室，X 线摄影检查见左股骨干中段粉碎性骨折。入院后 2 小时，突然出现呼吸困难，口唇发绀，经多方抢救无效死亡。

此患者猝死的原因是什么？其机制怎样？

猝死的原因：右心衰竭。

机制：长骨骨折→脂滴入血→经体静脉→入右心→使大部分肺循环面积受阻→因窒息和右心衰竭死亡。

### （三）气体栓塞

大量气体迅速进入血流，或原已溶解于血液中的气体迅速游离出来，形成气泡并阻塞心、血管腔，称为气体栓塞。

1. 空气栓塞　多因静脉破裂，空气通过破裂口进入血流所致。常见于手术或创伤致锁骨下静脉、颈静脉和胸腔内大静脉的损伤，当吸气时胸腔负压增高，这些大静脉也呈负压，大量空气通过破裂口进入静脉管腔，随血流到达右心。此外，在分娩、人工流产及胎盘早期剥离时，由于子宫收缩，子宫腔内压力升高，可将空气压入开放的子宫静脉内，并随血流到达右心。

少量空气进入血液，可溶解于血液，不引起严重后果。大量空气（超过 100 ml）快速进入血液，随血流进入右心室，由于心室搏动，气体与血液在右心室内被撞击成可压缩的泡沫血，使右心室内的血液呈泡沫状。由于气泡具有表面张力，随心脏的收缩与舒张而被压缩或膨胀，当心室舒张时气泡膨胀充填于右心室，影响静脉血液回流和右心室充盈，心脏收缩时泡沫状血液被压缩而不能排出，造成严重的循环障碍。此时，患者出现呼吸困难，重度发绀，甚至猝死 。部分气泡可进入肺动脉，引起肺动脉分支栓塞。体积较小的气泡还可以通过肺泡壁毛细血管进入左心和体循环内的动脉系统，引起其他器官的栓塞。

2. 氮气栓塞（减压病）　当人从高气压环境急速进入正常气压或者低气压环境时，原已溶解于血液中的气体（主要是氮气）迅速游离出来并形成气泡，所引起的气体栓塞称为氮气栓塞，又称为减压病。主要见于潜水员从深海迅速浮出水面或飞行员在机舱未密封的情况下从地面快速升空时。本病是由于在体外压力骤然降低的情况下，原来已经溶解于血液、组织液中的气体迅速被释放出来，形成气泡，其中氧气和二氧化碳很快被溶解吸收，而氮气溶解缓慢，可在血液或组织液中形成小气泡，并相互融合成大气泡，造成氮气栓塞，引起局部缺血和梗死；组织间隙内的气泡所致张力改变，常引起局部症状，如关节、肌肉疼痛等。若短期内大量气泡阻塞血管，尤其是阻塞动脉时可引起猝死。

### （四）羊水栓塞

羊水栓塞是分娩过程中一种罕见但十分严重的并发症。在胎盘早期剥离时，同时有羊膜破裂，尤其是有胎头阻塞产道口时，子宫强烈收缩，宫腔内压增高，羊水被挤入子宫壁裂开的静脉窦，然后羊水随血流进入母体的体循环的静脉系统，经下腔静脉、右心到达肺动脉，在肺动脉分支及肺泡壁毛细血管引起栓塞。少量羊水成分可以通过肺泡壁毛细血管到达左心，并通过体循环动脉系统到达相应器官，引起心、脑、肾、肝、脾等器官的栓塞。

羊水栓塞镜下可见肺动脉小分支及肺泡壁毛细血管中有角化的鳞状上皮、胎毛、胎脂及胎粪等羊水成分。在母体的血液及其他脏器内也可偶见羊水成分。羊水栓塞可导致产妇突然出现呼吸困难、发绀、休克，甚至猝死。

### （五）其他栓塞

其他类型的栓塞包括含有大量细菌的血栓或细菌菌团，侵入血管引起的栓塞，不仅引起管腔阻塞，而且能引起炎症的扩散；寄生虫及其虫卵常栓塞于肝内门静脉分支；恶性肿瘤细胞如侵入血管，可形成肿瘤细胞栓子，而且造成恶性肿瘤转移。

# 第五节　梗　死

机体器官或组织由于动脉血流供应中断而引起的局部缺血性坏死，称为梗死。

## 一、梗死形成的原因

凡能造成动脉血流供应中断（原因）且不能建立有效侧支循环（条件）者均可引起梗死。

1. 血栓形成　是引起梗死最常见的原因，如冠状动脉和脑动脉粥样硬化继发血栓形成引起心肌梗死和脑梗死等。弥散性血管内凝血时微循环内广泛纤维素性血栓形成引起多个器官的多发性微小梗死。

2. 动脉栓塞　是梗死的常见原因之一，多为血栓栓塞。在肾、脾、脑和肺梗死中，血栓栓塞比血栓形成造成的梗死多见。

3. 动脉受压闭塞　当动脉受到肿块或其他机械性压迫时，导致动脉管腔阻塞，局部组织缺血、缺氧，最后引起坏死。如肠扭转、肠套叠时肠系膜动脉、静脉均受压而引起肠梗死。

4. 动脉痉挛　单纯动脉痉挛引起的梗死十分罕见，但在动脉血管已有部分闭塞狭窄的基础上（如冠状动脉、脑动脉粥样硬化等），在情绪激动、过度劳累、强烈刺激等诱因的影响下，引起病变血管持续性痉挛，可导致血流中断而引起梗死。

### 梗死形成的条件

动脉血流供应中断是否会引起梗死，还取决于以下因素：

①侧支循环情况：大多数器官的动脉都有或多或少的吻合支以相互连接，当某一支血管阻塞后，可以尽快建立有效的侧支循环，不至于引起梗死。如肺、肠具有双重血液供应，吻合支丰富，通常不易发生梗死。而有些器官动脉吻合支较少，如脾、肾及脑，常易发生梗死。

②组织器官对缺血缺氧的敏感程度：大脑的神经细胞对缺氧的耐受性最差，3～4 分钟的缺血即可引起梗死。心肌细胞对缺血也很敏感，缺血 20～30 分钟就会死亡。骨骼肌、纤维结缔组织对缺血耐受性最强。严重的贫血或心功能不全，血氧含量低，可促进梗死的发生。

## 二、梗死的类型及病理变化

根据梗死灶内含血量的多少，可将梗死分为贫血性梗死和出血性梗死两类。

### （一）贫血性梗死

贫血性梗死多发生于组织致密、侧支循环不丰富的实质器官，如心、肾、脾和脑组织。当这些器官动脉分支的血流阻断后，局部组织缺血缺氧，引起组织细胞变性、坏死；梗死灶周围血管扩张充血，血管壁通透性增高，血液漏出，形成围绕梗死灶的充血出血带。因为组织致密及血管压力降低，故梗死区出血量较少，使梗死区呈灰白色贫血状态，故又称“白色梗死”。

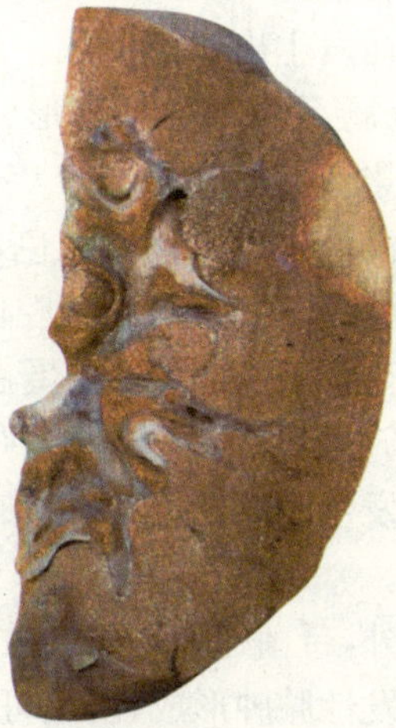

图 3－14　肾贫血性梗死肉眼观察

肉眼观察：贫血性梗死的梗死灶呈灰白色或灰黄色，与正常组织分界清楚，分界处常有暗红色的充血出血带。由于血管分布不同，不同器官的梗死灶形状各异：①由于脾、肾等器官的动脉分支特点，其梗死灶呈圆锥形，切面呈扇形或楔形，尖端朝向血管阻塞部位，底部靠近该器官的表面（图 3－14）。②冠状动脉的分布不规则，心肌梗死灶的形状呈地图状或不规则形。

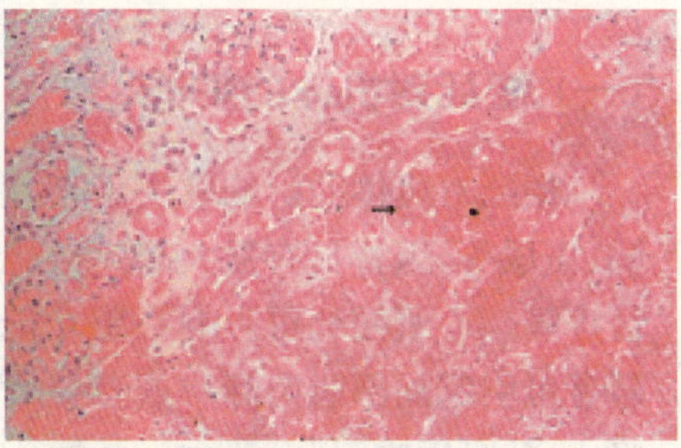

图 3－15　肾贫血性梗死镜下观察

镜下观察：贫血性梗死为凝固性坏死，镜下观察可见早期梗死区的组织轮廓尚存，梗死灶周围有明显的炎症反应，可见炎细胞浸润及充血出血带。陈旧的梗死灶组织轮廓消失，呈均匀、红染、颗粒状，充血出血带消失，周围有肉芽组织生长，并逐渐机化坏死组织，最后形成瘢痕（图 3－15）。

另外，脑梗死虽然是液化性坏死，但也属于贫血性梗死。由于脑组织含水分及脂类较多，蛋白质少，故坏死的脑组织不易凝固，迅速液化形成囊腔。晚期，梗死灶周围有较多的星形细胞及胶质纤维增生，小的梗死灶可逐渐机化形成胶质瘢痕，而较大的梗死灶则由增生的星形细胞与胶质纤维构成囊壁，囊腔可长期存留。

### （二）出血性梗死

出血性梗死的特点是在梗死区内有明显的出血现象。出血性梗死的形成，除血流供应中断这一基本原因外，还与严重的淤血、侧支循环丰富及组织疏松等条件有关，常见于肺、肠。

肺有肺动脉和支气管动脉双重血液供应，一般不引起梗死。但在肺严重淤血的情况下，由于整个器官的静脉和毛细血管内压增高，不能建立有效的侧支循环，可引起局部组织坏死。同时，由于严重淤血、组织结构疏松以及梗死后血管壁通透性增强，而导致梗死区发生弥漫性出血现象。肉眼观察：肺梗死的梗死灶为锥体形，切面为楔形，其尖端朝向肺门或血管堵塞处，底部靠近胸膜面，梗死灶因弥漫性出血呈暗红色（图 3 - 16）。镜下观察：梗死区肺泡壁结构不清，肺泡腔充满红细胞。

肠出血性梗死发生于肠扭转、肠套叠、绞窄性肠疝，在这些情况下肠系膜静脉首先受压而发生高度淤血，继而肠系膜动脉也受压导致局部缺血而发生出血性梗死。肠梗死多发生于小肠，因为肠系膜动脉呈扇形、阶梯形分布，故肠梗死只累及某一段肠管。肉眼观察：梗死的肠管因弥漫性出血而呈紫红色，淤血水肿及出血，肠壁增厚，质脆易破裂；肠腔内充满浑浊的暗红色液体，浆膜面可有纤维蛋白性渗出物。镜下观察：肠壁各层组织坏死及弥漫性出血。肠梗死容易发生肠穿孔，引起弥漫性腹膜炎，进而危及生命。

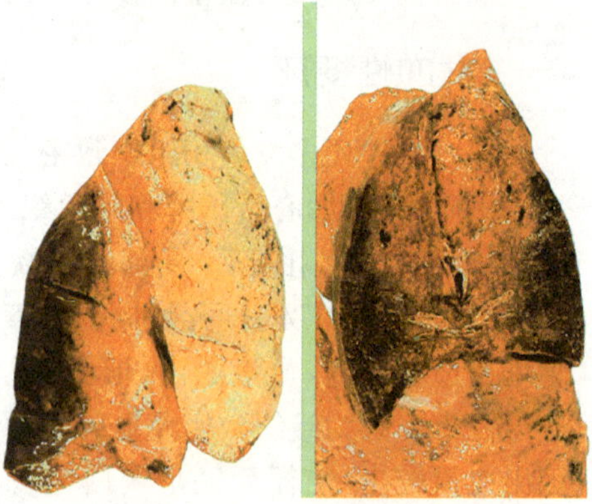

**图 3 - 16　肺出血性梗死**

此外，带菌栓子可形成败血性梗死，炎症反应较其他类型梗死更明显。如为化脓菌，常有多发性脓肿形成，由此可引起炎症的扩散。

## 三、梗死的影响和结局

### （一）梗死对机体的影响

梗死对机体的影响取决于梗死发生的部位和梗死灶的大小。肾梗死可出现肾区疼痛、血尿等，因肾具有强大的代偿能力，肾梗死对肾功能影响不大。脾梗死可引起左季肋区疼痛。心肌梗死可影响心脏功能，严重者可导致心功能不全甚至危及生命。脑梗死，轻者可引起局部肌肉麻痹或者偏瘫，严重者可发生昏迷，甚至死亡。肺梗死可引起胸痛、咯血、呼吸困难，甚至死亡。肠梗死引起腹痛、腹胀，甚至肠穿孔、弥漫性腹膜炎。

### （二）梗死的结局

小的梗死灶可以机化，最后形成瘢痕；大的梗死灶不能完全机化时，形成纤维包裹，并钙化。脑的梗死灶则液化成囊腔，周围有增生的胶质瘢痕包裹。

（刘　文）

# 第四章 炎 症

①皮肤烫伤或冻伤：局部红、肿、热、痛，形成水泡或水肿，为浆液性炎症。②皮肤疖肿：毛囊炎→局部红、肿、热、痛，有波动感→出头，排出黄白色脓汁，为皮肤毛囊脓肿。③病毒性肝炎：乏力，低热，厌油腻，肝区疼痛，皮肤、结膜黄染，尿呈豆油色，肝大，转氨酶升高，HBsAg(+)。④化脓性阑尾炎：上腹部疼痛→转移性右下腹疼，压痛，反跳痛，肌紧张，发热，末梢血白细胞升高。

上述疾病是由不同原因引起的炎症性病变。什么是炎症？炎症是如何发生、发展的？为何表现出不同病变类型？炎症有何意义和作用？炎症的结局如何？本章将对这些问题进行讨论。

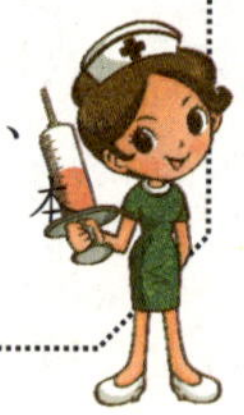

炎症是具有血管系统的活体组织对致炎因子引起的局部损伤而发生的以防御为主的全身性病理过程。

## 第一节 炎症的原因

任何能够引起组织和细胞损伤的因素都可以成为炎症的原因，称为致炎因子。致炎因子种类繁多，一般可归纳为以下几类(见表 4-1)。

**表 4-1 致炎因子的种类**

| 种 类 | 具体内容 |
| --- | --- |
| 生物性因子 | 细菌、病毒、支原体、真菌、立克次体、螺旋体、寄生虫等 |
| 物理性因子 | 高温、低温、放射性物质、紫外线、机械性创伤和电击伤 |
| 免疫反应 | 变态反应：Ⅰ、Ⅱ、Ⅲ、Ⅳ型，自身免疫反应：抗自身抗体 |
| 化学性因子 | 外源性化学物质有强酸、强碱、强氧化剂及芥子气等；内源性化学物质有坏死组织的分解产物和在某些病理条件下堆积于体内的代谢产物(如尿酸、尿素)等 |

由生物性因子引起的炎症称为感染。

# 第二节　炎症的基本病理变化

炎症局部基本病理变化包括变质、渗出和增生。一般来讲，急性炎症或炎症早期以变质和渗出为主，慢性炎症或炎症后期以增生为主。变质属于损伤过程，而渗出和增生是以抗损伤和修复为主的过程，所以炎症是损伤、抗损伤和修复三位一体的综合过程。

## 一、变　质

变质是指炎症局部组织发生的变性和坏死。变质既可以发生于实质细胞，也可发生于间质细胞。

### （一）形态变化

1. 实质细胞　可有细胞水肿、脂肪变性、细胞内玻璃样变性，重者可发生凝固性坏死和液化性坏死等。

2. 间质　间质可发生黏液样变性、玻璃样变性、纤维素样坏死等。

### （二）代谢变化

1. 局部酸中毒　炎区糖、脂肪和蛋白质的分解代谢增强，耗氧量增加，但由于细胞酶系统受损和局部血液循环障碍，导致氧化过程迅速降低，使各种氧化不全的代谢产物如乳酸、脂肪酸、酮类等在局部堆积，造成炎区氢离子浓度增高，出现局部酸中毒。

2. 组织内渗透压升高　炎区分解代谢增强及细胞坏死释放出溶酶体酶，使蛋白质等大分子物质降解为小分子物质，分子浓度增高；又由于氢离子浓度升高，使盐类解离过程增多，钾离子、磷酸根离子及其他离子浓度增高。因此，炎区的胶体和晶体渗透压升高，促使渗出过程的发生。

### （三）炎症介质

变质过程中可伴随炎症介质的形成和释放。炎症介质是指在致炎因子作用下，由细胞或血浆产生和释放的、参与或引起炎症反应的化学活性物质。炎症介质在炎症过程中的主要作用是使血管扩张、血管通透性增加及对炎细胞的趋化作用，导致炎性充血和渗出等变化。有的炎症介质还可引起发热、疼痛及组织损伤等。炎症介质生物活性作用强、种类多，可分为外源性（如细菌及其代谢产物）和内源性（来源于细胞及血浆）两大类，其中以内源性介质为主。由细胞产生的炎症介质有血管活性胺（组胺和 5 -羟色胺）、花生四烯酸代谢产物（前列腺素和白细胞三烯）、细胞因子、白细胞产物等。由血浆产生的炎症介质是以前体的形式或非活性状态存在，需经蛋白水解酶才能激活，包括激肽系统、补体系统、凝血系统及纤溶系统。主要炎症介质及其作用见表 4 - 2。

表 4-2 主要炎症介质及其作用

| 介 质 | 来 源 | 血管扩张 | 血管通透性 | 趋化作用 | 其他作用 |
|---|---|---|---|---|---|
| 血管活性胺 | 肥大细胞等 | + | + | + | 致痛 |
| 缓激肽 | 血浆蛋白 | + | + | − | 致痛 |
| $C_{3a}$ | 补体激活 | + | + | − | |
| $C_{5a}$ | 补体激活 | + | + | + | |
| 前列腺素 | 细胞合成 | + | + | + | 致痛、致热 |
| 白细胞三烯 | 白细胞等 | − | + | + | 致热 |
| 阳离子蛋白 | 白细胞 | − | + | + | |
| 纤维蛋白多肽 | 凝血系统 | − | + | + | |

## 二、渗 出

渗出是指炎症局部组织血管内的液体和细胞成分，通过血管壁进入组织间隙、体腔、体表、黏膜表面的过程。渗出的液体和细胞成分称为渗出物。渗出是炎症的重要标志，也是炎症最具特征性的变化，在局部发挥着重要的防御作用。渗出过程以血管反应为主，包括血流动力学改变和血液成分的渗出。

### （一）血流动力学改变

血流动力学改变表现为血流量和血管口径的变化（图 4-1），按以下顺序发生：

1. 细动脉短暂收缩　当组织受到致炎因子刺激时，通过神经反射迅速发生短暂细动脉收缩，持续数秒至数分钟。

2. 动脉性充血　短暂细动脉收缩后，细动脉和毛细血管转为扩张，局部血流加快，血流量增多，形成动脉性充血（即炎性充血），是局部发红和发热的原因。血管扩张的发生机制与轴突反射和炎症介质的作用有关。前者引起的血管扩张只是暂时的，后者的作用较持久。

3. 静脉性充血　毛细血管扩张之后，在炎症介质和局部酸中毒的作用下，微血管壁通透性增高，血管内富含蛋白质的液体外渗，导致血液浓缩、黏稠度增加，血流变慢，导致静脉性充血（淤血）。

上述血流动力学改变为血液成分的渗出创造了条件。

### （二）血液成分的渗出

1. 液体渗出　血管内液体成分通过血管壁到达血管外的过程称为液体渗出。渗出的液体称为渗出液。渗出液积存于组织间隙，引起组织间隙含水量增多，称为炎性水肿；积存于体腔称为炎性积液。渗出液的成分可因致炎因子、炎症部位和血管壁受损程度的不同而有所差异。血管壁损伤轻微时，渗出液中主要为水、盐类和分子较小的清蛋白；血管壁损伤较重时，分子较大的球蛋白、纤维蛋白原也可以渗出。

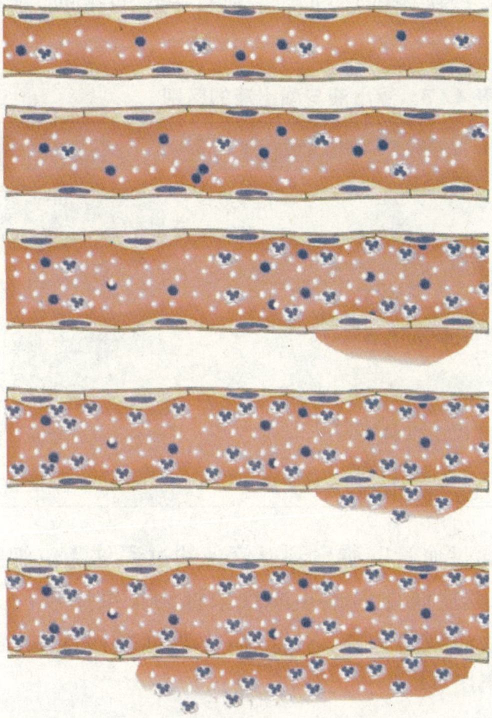


**图 4-1 炎症时血流动力学变化模式图**

(1) 液体渗出的原因：①微血管壁通透性升高：毛细血管和微静脉的内皮细胞是一种半透膜，正常情况下，水和小分子的物质可自由通过血管壁，而血浆蛋白等大分子物质则不易通过。炎症时由于致炎因子和炎症介质的作用，加上炎症局部组织淤血缺氧和酸中毒，使微静脉和毛细血管扩张，血管内皮细胞间隙增宽，内皮细胞受损，导致血管壁通透性升高，造成液体和较大分子物质渗出；另外，炎症时内皮细胞吞饮能力增强，吞饮小泡增多，血浆中分子较小物质可通过内皮细胞吞饮作用渗出到血管外。②微血管内流体静压升高：由于炎区微血管扩张，血流变慢，静脉回流受阻而淤血，使微血管内流体静压升高，造成液体和小分子蛋白渗出。③组织内渗透压升高：炎区组织变性坏死，分解代谢增强及局部酸中毒，使局部分子浓度和离子浓度升高，炎区渗透压升高，促进了液体的渗出。

(2) 渗出液的意义：渗出液具有重要的防御作用。①稀释炎症灶中的有害物质和毒素，减轻对组织的损伤。②为局部带来营养物质，带走代谢产物。③渗出液中含有抗体、补体及溶菌物质，有利于杀灭病原体。④渗出物中的纤维蛋白交织成网，可限制病原微生物的扩散，使病灶局限并有利于吞噬细胞发挥吞噬作用。⑤纤维蛋白网还可成为修复支架，有利于组织修复。⑥渗出物中的病原微生物和毒素随淋巴液被带到局部淋巴结，可刺激机体产生细胞免疫和体液免疫。

如果渗出液过多则会给机体带来不利的影响：①可压迫周围组织，加剧局部血液循环障碍，影响器官功能，如心包腔积液、胸膜腔积液等。②渗出液中如含纤维蛋白过多，不能完全吸收时，可发生机化、黏连，如心包黏连等。

(3) 渗出液与漏出液的区别：炎症性渗出液与其他疾病引起的漏出液不同，漏出液是因微血管内流体静压增高（如心力衰竭等引起的静脉淤血）或某些疾病（如肝硬化、肾炎、营养不良等）引起的血浆胶体渗透压下降，使组织间液回流障碍所致，属于非炎性水肿。

正确鉴别渗出液和漏出液，对某些疾病的诊断与鉴别有一定的帮助，具有重要的临床意义，其区别见表 4-3。

**表 4-3　渗出液与漏出液的区别**

| 项　目 | 渗出液 | 漏出液 |
|---|---|---|
| 原因 | 炎症 | 非炎症 |
| 发生机制 | 血管壁通透性增高 | 静脉回流受阻 |
| 蛋白质含量 | >30 g/L | <25 g/L |
| 比重 | >1.018 | <1.018 |
| 有核细胞数 | $>0.5\times10^9$/L | $<0.5\times10^9$/L |
| 外观 | 浑浊 | 澄清 |
| 凝固性 | 能自凝 | 不能自凝 |

2. *细胞渗出*　白细胞通过血管壁游出到血管外的过程称为白细胞渗出。渗出的白细胞称为炎细胞。炎细胞在炎症病灶内聚集的现象称为炎细胞浸润。白细胞渗出是一种主动而又复杂的过程，包括白细胞边集、附壁、游出等连续阶段，并在趋化因子的作用下到达炎症病灶，发挥吞噬作用(图 4-2，图 4-3)。

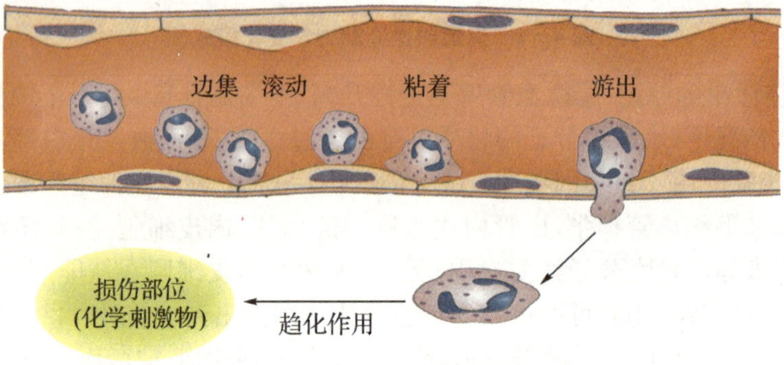


**图 4-2　白细胞渗出过程模式图**

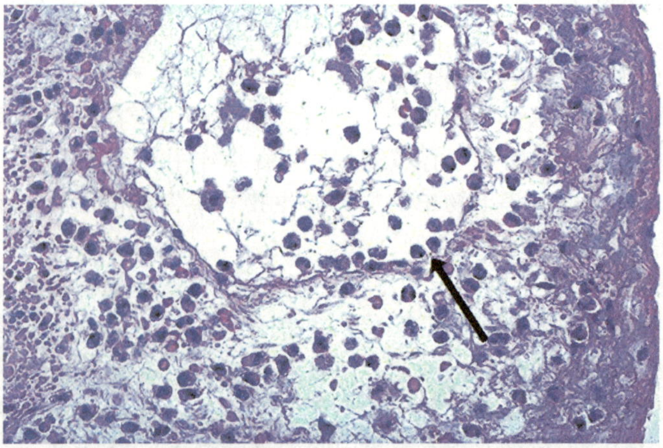

**图 4-3　白细胞渗出(箭头所指)镜下观察**

(1) 白细胞边集、附壁：炎症时由于炎区的血管扩张，血流变慢，使轴流变宽，白细胞由轴流进入边流，靠近血管壁缓慢滚动，称为白细胞边集；而后边集的白细胞黏附于血管内皮细胞上，称为白细胞附壁。

(2) 白细胞游出：白细胞附壁后，其胞浆突起形成伪足，插入内皮细胞之间的缝隙，以阿米巴样运动方式进入内皮细胞和基底膜之间，最后穿过基底膜使整个细胞移出到血管外，这一过程称为白细胞游出。

各种白细胞都能游出，但其游走能力不同，中性粒细胞和单核细胞游走能力最强，淋巴细胞游走能力最弱，因此，在炎症的不同阶段，游出的白细胞类型不同，如在急性炎症或炎症早期，中性粒细胞最早出现于炎区，48 小时后单核细胞游出。但中性粒细胞寿命短，多在 24～48 小时后崩解消失，而单核细胞寿命可长达几周至几个月。此外，致炎因子不同，游出的白细胞种类也不同。化脓菌感染以中性粒细胞为主，病毒感染以淋巴细胞为主，过敏反应以嗜酸性粒细胞为主。

白细胞游出是以阿米巴样运动方式进行的主动移动过程。白细胞游出后，血管内皮细胞的连接结构恢复正常。血管壁受损严重时也有红细胞的被动漏出，这是流体静压的作用把红细胞沿白细胞游出的途径或内皮细胞坏死崩解的裂口推出血管外的结果，红细胞本身并无运动能力。

(3) 趋化作用：白细胞游出血管后，就不能游回血管内。游出的白细胞最初围绕在血管周围，而后以阿米巴样运动方式沿组织间隙定向游走，向炎症病灶集中。由于炎区存在某些化学物质，对白细胞具有化学吸引作用，这种现象称为趋化作用。能吸引白细胞定向游走的物质称为趋化物质（趋化因子）。趋化因子可来源于血浆，也可来源于细菌及其代谢产物，不同的趋化因子吸引不同的白细胞，所以不同的炎症，其炎灶内炎细胞的种类也不同。

(4) 吞噬作用：白细胞游走到炎灶内对病原体和组织崩解碎片等进行吞噬与消化的过程，称为吞噬作用。吞噬作用是炎症防御反应最重要的环节。人体的吞噬细胞主要有中性粒细胞和单核巨噬细胞，其吞噬过程包括识别和附着、包围吞入及杀灭降解三个阶段。吞噬细胞借助其表面的 Fc 和 $C_{3b}$ 受体，能识别被抗体或补体包裹的病原体，经抗体或补体与相应受体结合，病原体就被黏附在细胞表面，此时吞噬细胞膜内褶和外翻形成伪足将其包围，然后吞入胞浆内形成吞噬体，吞噬体与胞浆内的溶酶体融合形成吞噬溶酶体，病原体等在吞噬溶酶体内被杀灭降解（图 4-4）。

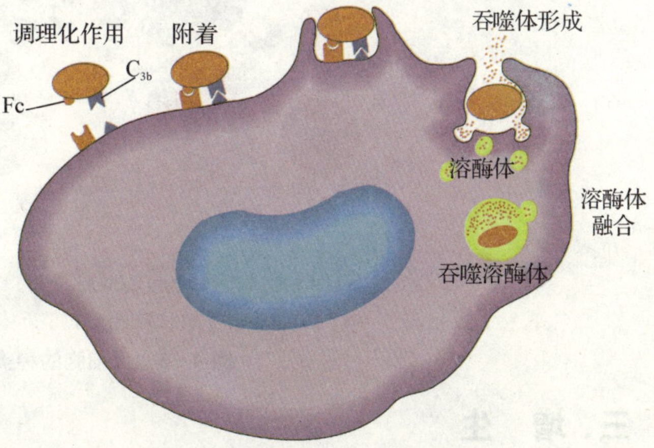

图 4-4　白细胞吞噬过程模式图

通过吞噬细胞的吞噬作用，大多数病原体可被杀灭，但有些病毒或细菌（如结核杆菌）毒力较强，不易被杀灭，在白细胞内处于静止状态，一旦机体抵抗力降低，这些病原体又能继续繁殖，并可随吞噬细胞的游走而在机体内播散。

(5) 炎细胞的种类、功能及临床意义：见表 4－4，图 4－5。

**表 4－4　常见炎细胞的种类、功能及临床意义**

| 种　类 | 来　源 | 功　能 | 临床意义 |
| --- | --- | --- | --- |
| 中性粒细胞 | 血液 | 能吞噬细菌、组织碎片、抗原抗体复合物，崩解后释放蛋白溶解酶 | 见于急性炎症、化脓性炎症及炎症早期 |
| 单核细胞及巨噬细胞 | 血液及组织 | 能吞噬较大的病原体、异物、坏死组织碎片等，释放内源性致热原 | 见于急性炎症后期、慢性炎症、非化脓性炎症以及病毒、寄生虫感染 |
| 嗜酸性粒细胞 | 血液 | 能吞噬抗原抗体复合物 | 见于寄生虫感染、变态反应性炎症 |
| 淋巴细胞 | 血液及淋巴组织 | T 细胞参与细胞免疫、释放多种淋巴因子 | 见于慢性炎症或病毒感染 |
| 浆细胞 | B 淋巴细胞转变而来 | 产生抗体，参与体液免疫 | 见于慢性炎症 |
| 嗜碱性粒细胞 | 血液 | 释放肝素、组胺、5-羟色胺 | 变态反应性炎症 |

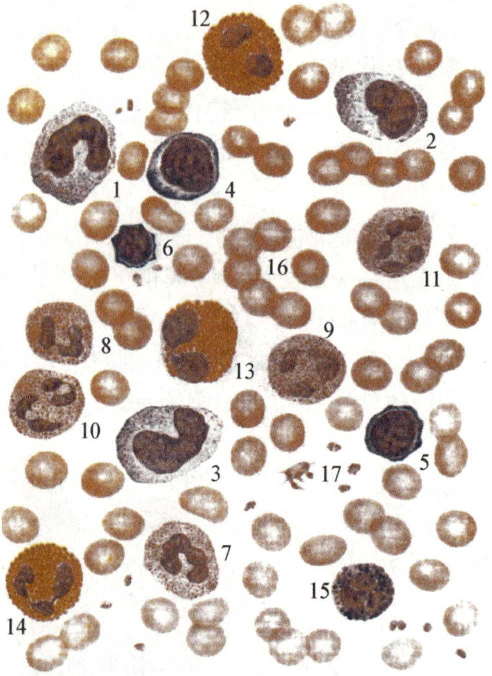


1、2、3 为巨噬细胞，4、5、6 为淋巴细胞，7、8、9、10、11 为中性粒细胞，
12、13、14 为嗜酸性粒细胞，15 为嗜碱性粒细胞

**图 4－5　炎细胞的种类**

## 三、增　生

在致炎因子和组织崩解产物的作用下，炎症局部细胞增殖，细胞数目增多，称为增

生，包括实质细胞和间质细胞的增生。增生的细胞主要是巨噬细胞、血管内皮细胞和成纤维细胞。在某些情况下，炎灶周围的上皮细胞或实质细胞等也可增生。一般来说，在炎症早期增生改变常较轻微，而在炎症后期或慢性炎症，增生改变则较明显。少数炎症亦可在早期即有明显的增生，如伤寒时大量巨噬细胞增生等。

炎症增生是一种防御反应。增生的巨噬细胞具有吞噬病原体、清除组织崩解产物的作用；增生的成纤维细胞和血管内皮细胞形成肉芽组织，最后演变为瘢痕组织，使受损组织得以修复。但增生过度，也可影响组织器官的结构和功能，如肝炎后肝硬化等。

# 第三节　炎症的类型

## 一、炎症的临床分类

根据炎症病程长短和起病缓急，可将炎症分为以下四型：

1. 超急性炎症　起病急，呈暴发性经过，病程为数小时至数天，炎症反应急剧，多属变态反应性炎症。短期内引起严重的组织器官损伤，甚至导致患者死亡。如器官移植的超急性排斥反应，可在移植器官的血管接通后数分钟，引起移植组织和器官的严重破坏、功能丧失。

2. 急性炎症　起病急，症状明显，病程从数天到一个月。局部病变常以变质、渗出为主，炎症灶内常有大量中性粒细胞浸润，如急性肾盂肾炎、急性阑尾炎等。

3. 慢性炎症　起病缓慢，症状较轻，病程长，从 6 个月至数年。可由急性炎症转化而来，也可开始即为慢性经过。局部病变常以增生为主，炎症灶内常有大量淋巴细胞、单核细胞和浆细胞浸润，如慢性胆囊炎、慢性肠炎等。有时因机体抵抗力低下，病原体繁殖，在慢性炎症基础上可转化为急性炎症，如慢性胆囊炎急性发作等。

4. 亚急性炎症　临床上较少见，介于急性炎症与慢性炎症之间，病程为 1～6 个月，常由急性炎症迁延所致，如亚急性重型肝炎、亚急性细菌性心内膜炎等。

## 二、炎症的病理分类

根据炎症局部组织的病理变化，可将炎症分为变质性炎、渗出性炎和增生性炎三大类型。

### （一）变质性炎

变质性炎是指局部病变以组织细胞的变性、坏死为主，渗出和增生性变化较轻微的炎症。常见于心、肝、脑等实质性器官，常是某些重症感染、中毒的结果。如白喉杆菌外毒素引起的中毒性心肌炎可表现为心肌细胞的变性、坏死；急性重型病毒性肝炎主要病变为肝细胞变性、坏死；流行性乙型脑炎时，主要病变为神经细胞的变性、坏死等。

## （二）渗出性炎

渗出性炎是指以炎症病灶内形成大量渗出物为特征的炎症。根据渗出物的成分和病变特点不同，一般将渗出性炎分为浆液性炎、纤维蛋白性炎、化脓性炎、出血性炎和卡他性炎。

1. 浆液性炎　是指以浆液渗出为主的炎症。渗出物的主要成分为血浆，含有3%～5%的蛋白质，其中主要为清蛋白，同时混有少量纤维蛋白和中性粒细胞。浆液性炎常发生于皮肤、黏膜、浆膜和疏松结缔组织等处，局部出现明显的炎性水肿或体腔积液，如毒蛇咬伤、皮肤Ⅱ度烧伤形成的水疱（图 4-6）、感冒初期的鼻黏膜炎、结核性胸膜炎、风湿性关节炎等。

2. 纤维蛋白性炎　是以纤维蛋白原渗出为主的炎症，渗出的纤维蛋白原在凝血酶的作用下转变为纤维蛋白（即纤维素），故又称为纤维素性炎。纤维蛋白大量渗出，说明血管壁损伤严重，通透性明显增加，多由某些细菌毒素或某些毒物引起。病变常发生于黏膜、浆膜和肺组织。

（1）黏膜的纤维蛋白性炎：发生于黏膜的纤维蛋白性炎，渗出的纤维蛋白、白细胞和坏死的黏膜上皮细胞共同在黏膜表面形成一层灰白色的膜状物，称为假膜。因此，发生于黏膜的纤维蛋白性炎，又称假膜性炎，如白喉、细菌性痢疾等（图 4-7）。

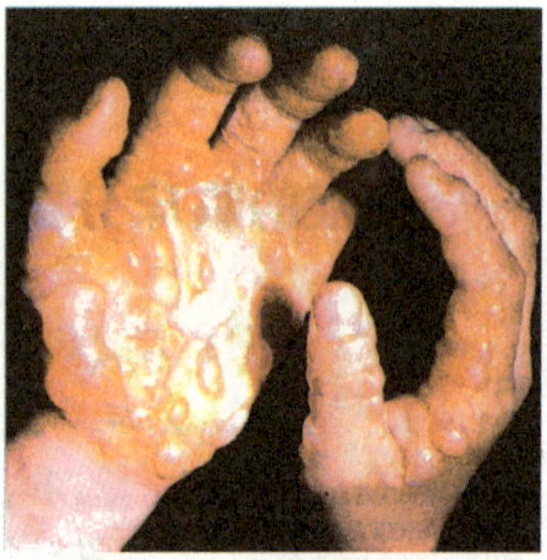

图 4-6　烫伤（浆液性炎）

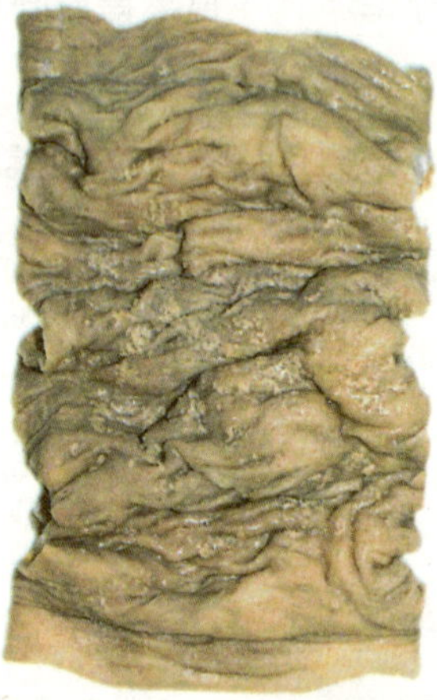

图 4-7　假膜性炎（细菌性痢疾）

TIPS 小贴士

咽部白喉的假膜不易脱落；气管白喉的假膜易于脱落，脱落的假膜可阻塞支气管引起窒息。细菌性痢疾时，肠黏膜表面形成的假膜脱落随粪便排出，可导致黏液便和黏液脓血便。

（2）浆膜的纤维蛋白性炎：常见于胸膜、腹膜和心包膜。如风湿性心外膜炎时，由于心脏不停的搏动，致使渗出在心包膜脏层和壁层腔面上的纤维蛋白呈绒毛状，称为“绒毛心”（图 4-8，图 4-9）。

（3）肺的纤维蛋白性炎：常见于大叶性肺炎。在大叶性肺炎的红色肝样变期和灰色肝样变期，肺泡腔内有大量纤维蛋白渗出，可导致肺实变。

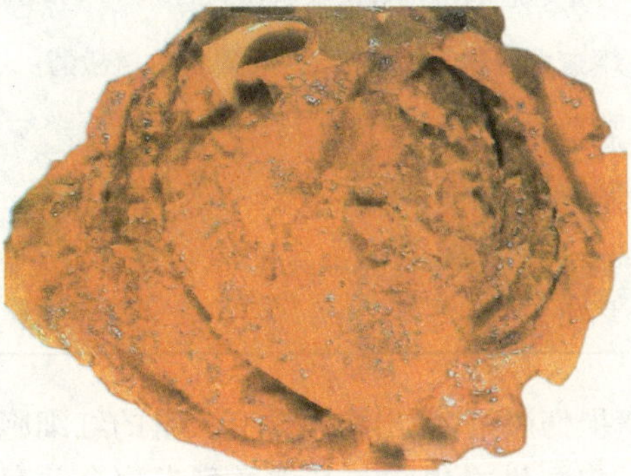

图 4-8 绒毛心

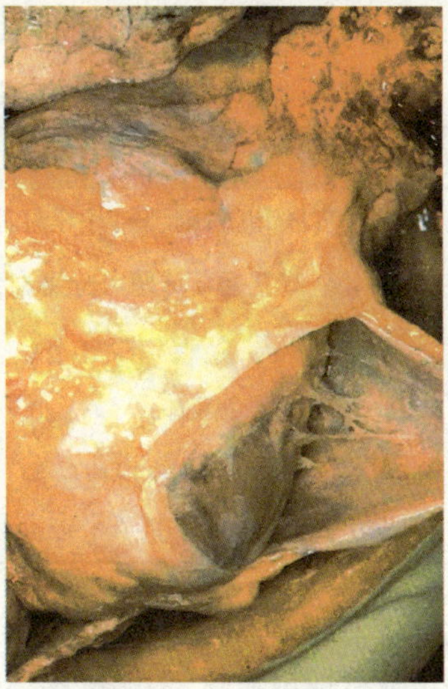

图 4-9 绒毛心造成心包腔黏连

3. 化脓性炎 是以大量中性粒细胞渗出为主，并有不同程度的组织坏死和脓液形成为特征的炎症，多由葡萄球菌、链球菌、脑膜炎双球菌、大肠杆菌、绿脓杆菌等化脓菌感染所致。渗出的中性粒细胞变性、坏死，称为脓细胞。中性粒细胞崩解后释放蛋白溶解酶溶解坏死组织、使之液化的过程，称为化脓。化脓过程中所形成的液体状物称为脓液。脓液是一种浑浊的凝乳状液体，呈灰黄色或黄绿色，其主要成分为大量脓细胞、液化的坏死组织、细菌及少量浆液等。根据原因和发生部位不同，可将化脓性炎分为以下三种类型：

(1) 表面化脓和积脓：表面化脓是指发生在浆膜、黏膜、脑膜的化脓性炎症。其特点为黏膜或浆膜表面有脓液覆盖，深部组织没有明显的炎细胞浸润。脓性渗出物覆盖于器官表面，称为表面化脓，如化脓性尿道炎，渗出的脓液可通过尿道排出体外。若渗出的脓液不能排出，蓄积在浆膜腔或管腔，称为积脓，如胆囊积脓、输卵管积脓等。

(2) 蜂窝织炎：是指疏松结缔组织的弥漫性化脓性炎。常发生于皮下、肌肉和阑尾等处，主要由溶血性链球菌引起。链球菌能分泌透明质酸酶和链激酶，降解结缔组织基质中的透明质酸和渗出的纤维蛋白，因此细菌易于通过组织间隙和淋巴管扩散而不易被局限，表现为疏松结缔组织内大量中性粒细胞弥漫性浸润，与正常组织分界不清。

(3) 脓肿：是指组织或器官内的局限性化脓性炎。其主要特征是组织发生坏死、溶解，形成充满脓液的腔，常发生于皮下和内脏，主要由金黄色葡萄球菌引起。这些细菌能产生毒素，使局部组织坏死，继而有大量中性粒细胞浸润，崩解后释放蛋白溶解酶使坏死组织液化，形成含有脓液的腔。金黄色葡萄球菌可产生血浆凝固酶，能使渗出的纤维蛋白原转变为纤维蛋白，限制了细菌的扩散，因此病变较局限。

较小的脓肿可以吸收消散，较大的脓肿则因脓液过多、吸收困难，需切开或穿刺排脓，然后由肉芽组织修复。有时脓液过多，脓腔内压力增大，脓肿可向周围破溃。皮肤、黏膜的脓肿，可向表面破溃形成溃疡；深部组织脓肿向体表或自然管道穿破，可形成窦道或瘘管。窦道是指只有一个开口的病理性盲管；瘘管是指一端开口于体表，另一端开口于自然管道，或两个有腔器官之间沟通，形成有两个以上开口的病理性管道。

脓肿与蜂窝织炎的区别见表4-5。

**表4-5 脓肿和蜂窝织炎的区别**

| 项目 | 脓肿 | 蜂窝织炎 |
|---|---|---|
| 部位 | 皮肤和肺、脑、肝、肾等内脏组织 | 皮下、肌肉、阑尾等疏松组织 |
| 原因 | 金黄色葡萄球菌可分泌血浆凝固酶 | 溶血性链球菌可分泌透明质酸酶和链激酶 |
| 范围 | 局限 | 弥散 |
| 脓液 | 浓稠黄色液体 | 稀薄乳状液体 |
| 病变 | 组织溶解坏死，形成脓腔、溃疡、窦道和瘘管 | 组织中大量中性粒细胞浸润，原有组织无显著坏死 |

4. 出血性炎　是指炎症病灶内血管壁损伤严重，渗出物中含有大量的红细胞，常见于流行性出血热、钩端螺旋体病和鼠疫等。出血性炎也常与其他类型炎症合并存在，如浆液性出血性炎、化脓性出血性炎等。

5. 卡他性炎　发生于黏膜的渗出性炎又称卡他性炎。卡他源于希腊语，是“向下流”的意思。根据渗出物成分不同，卡他性炎可分为浆液性卡他性炎、黏液性卡他性炎和脓性卡他性炎。如感冒初期鼻黏膜的浆液性卡他性炎，细菌性痢疾早期大肠黏膜的黏液性卡他性炎，淋病时尿道黏膜的脓性卡他性炎等。

上述渗出性炎各种类型可单独发生，亦可合并存在，如浆液性纤维蛋白性炎、化脓性出血性炎等。在炎症的发展过程中一种炎症可转变成另一种炎症，如浆液性炎可转变为化脓性炎等。

### （三）增生性炎

增生性炎是以增生性变化为主的炎症，变质和渗出性变化较轻微，多呈慢性经过，少数亦可呈急性经过。根据病因和病变特点不同，增生性炎可分为一般增生性炎、炎性息肉、炎性肉芽肿和炎性假瘤。

1. 一般增生性炎　以成纤维细胞、血管内皮细胞和组织细胞增生为主，有时可出现局部的被覆上皮、腺上皮和实质细胞的增生。

2. 炎性息肉　是发生于黏膜的慢性炎症，由于黏膜上皮、腺上皮及肉芽组织明显增生，形成突出于黏膜表面、根部有蒂的肿物，称为炎性息肉。常见的息肉有鼻息肉、宫颈息肉、肠息肉等。

3. 炎性肉芽肿　是以巨噬细胞增生为主而形成的境界清楚的结节状病灶，又称肉芽肿性炎。根据致病因素不同，可将其分为两大类：①感染性肉芽肿：是由病原微生物所引起，具有独特的形态特征，对疾病的确诊具有重要意义，如结核性肉芽肿、麻风性肉芽肿、伤寒性肉芽肿、风湿性肉芽肿等；②异物性肉芽肿：是由各种异物所引起，如外科缝线、滑石粉、矽尘、虫卵等。

4. 炎性假瘤　是指炎症局部多种细胞成分增生形成边界清楚的肿块，肉眼观察和X线检查可见外形似肿瘤，但并非肿瘤，故称炎性假瘤。常发生于肺和眼眶等处，应注意与真性肿瘤相区别。

# 第四节　炎症的临床表现

## 一、局部表现

炎症局部的表现以体表的急性炎症最明显，表现为红、肿、热、痛和功能障碍。

1. 红　主要是由于局部充血所致。炎症初期为充血，局部血液中氧合血红蛋白增多，呈鲜红色。随着炎症的发展，血流变慢，甚至停滞，发生淤血，局部血液中还原血红蛋白增多，呈暗红色。

2. 肿　急性炎症时，局部肿胀主要是由于局部充血、炎性渗出物聚积所致。慢性炎症时，局部肿胀主要与局部组织细胞增生有关。

3. 热　体表炎症时，炎区温度比周围组织的高，这是由于局部动脉性充血、代谢增强、产热增多所致。

4. 痛　炎症局部疼痛与多种因素有关：①炎症局部分解代谢增强，$H^+$、$K^+$积聚，刺激神经末梢引起疼痛；②炎症介质的产生和释放，如前列腺素、5-羟色胺、缓激肽等刺激神经末梢引起疼痛；③炎症局部肿胀，张力升高，压迫或牵拉神经末梢引起疼痛。

5. 功能障碍　炎症时实质细胞变性、坏死、代谢异常，炎性渗出造成的压迫或阻塞，局部的疼痛和肿胀等，都能引起炎症局部组织和器官的功能障碍。

## 二、全身反应

炎症病变主要在局部，但可影响到全身，出现发热、白细胞变化、单核巨噬细胞系统增生、实质器官病变等全身反应。

1. 发热　多见于病原微生物所致的炎症。一定程度的体温升高，能使机体代谢增强，促进抗体形成，增强吞噬细胞的吞噬功能，增强肝的解毒功能，从而提高机体的免疫能力，但高热和长期发热可给机体带来危害。如果炎症病变严重，体温反而不升高，这说明机体反应性差，抵抗力低下，是预后不良的征兆。

2. 白细胞计数的变化　大多数炎症时可出现外周血液中白细胞数量增多。由于炎症性质、病原种类和感染程度不同，增多的白细胞种类也不同。急性炎症和化脓性炎症以中性粒细胞增多为主；慢性炎症或病毒感染以淋巴细胞增多为主；过敏性炎症和寄生虫感染以嗜酸性粒细胞增多为主。严重感染时，末梢血中常出现幼稚的中性粒细胞（若杆状核幼稚的中性粒细胞增多超过5%，称为核左移现象），并且胞浆内可出现中毒颗粒，其预后较差。某些致炎因子引起的炎症，末梢血白细胞反而减少，如伤寒、流行性感冒等。此外，老年人、极度衰竭病人及严重感染的病人，外周血液中白细胞也可减少。因此，临床上通过检查白细胞计数和分类，有助于对疾病的诊断。

3. 单核巨噬细胞系统增生　单核巨噬细胞系统的增生是机体防御反应的表

现，是病原体和组织崩解产物等对该系统的刺激所致。临床上主要表现为局部淋巴结、肝、脾肿大。

4. 实质器官的改变　炎症严重时，由于病原微生物及其毒素的作用、局部血液循环障碍以及发热等因素的影响，心、肝、肾等器官的实质细胞常发生不同程度的变性、坏死和功能障碍，如白喉导致的中毒性心肌炎、病毒性肝炎发生肝细胞坏死等。

**全身炎症反应综合征(SIRS)**

全身炎症反应综合征(SIRS)是指由于严重创伤、感染、烧伤、手术、组织坏死和组织缺血-再灌注损伤等多种因素引起的一种全身性炎症反应。炎症介质呈失控性释放，导致组织损伤，最后可能发展为多器官功能障碍综合征。目前，SIRS的防治还处于研究探讨及临床摸索阶段。这个概念的提出有助于人们更深地认识感染、创伤、休克到多器官功能障碍的全过程，对炎症的认识有了扩展，为疾病的防治开拓了新的思路。

## 第五节　炎症的结局

在炎症过程中，致炎因子引起的损害与机体抗损害反应的斗争贯穿于炎症过程的始终，决定着炎症的发生、发展和结局(表4-6)。

**表4-6　炎症的结局**

| 结　局 | 特　点 |
| --- | --- |
| 痊愈 | 完全痊愈：完全恢复原来的组织结构和功能<br>不完全痊愈：肉芽组织修复，不能完全恢复其正常的结构和功能 |
| 迁延不愈 | 时好时坏、迁延不愈，转为慢性炎症 |
| 蔓延扩散 | 局部蔓延：经组织间隙或器官的自然管道向周围组织、器官扩散<br>淋巴道蔓延：经组织间隙侵入淋巴管→淋巴管炎、淋巴结炎<br>血道蔓延：病原微生物从炎症灶侵入血液或其毒素被吸收入血→菌血症、毒血症、败血症、脓毒败血症 |

（刘　文）

# 第五章 肿 瘤

肿瘤是一类常见病、多发病。根据肿瘤的生物学特性和对机体的危害程度,可将其分为良性肿瘤和恶性肿瘤两大类。良性肿瘤对机体危害小,恶性肿瘤是危害人类健康最严重的疾病之一。全世界每年约有700万人死于恶性肿瘤,其中我国每年死于恶性肿瘤者约有130万人。目前在我国城市居民中,恶性肿瘤死亡率已经超过心血管系统疾病,居死因第一位。我国常见的十大恶性肿瘤按死亡率高低排序依次为:胃癌、肝癌、肺癌、食管癌、大肠癌、白血病、淋巴瘤、子宫颈癌、鼻咽癌、乳腺癌。虽然肿瘤的基础研究、肿瘤预防和临床诊治工作已取得了显著成绩,但攻克和根治肿瘤仍是当代医学领域的重大课题。

## 第一节 肿瘤的概念

肿瘤是机体在各种致瘤因子的作用下,局部组织细胞在基因水平上失去了对其生长的正常调控,导致克隆性异常增生和分化障碍而形成的新生物,常在局部形成肿块。

肿瘤的异常增生与非肿瘤性增生有本质的不同,其区别见表5-1。

表5-1 肿瘤性增生与非肿瘤性增生的区别

| | 肿瘤性增生 | 非肿瘤性增生 |
|---|---|---|
| 原因 | 致瘤因素 | 生理性更新、炎症、组织损伤 |
| 分化能力 | 细胞失去分化成熟的能力,增生的瘤细胞具有异常的形态、代谢和功能 | 细胞分化成熟,增生的细胞具有正常的形态、代谢和功能 |
| 增生形式 | 失控性增生,细胞增生旺盛,并具有相对无限制性,去除致瘤因素,细胞仍能持续增生 | 增生过程始终处于机体的精确调控之下,一旦原因消除,细胞增生停止 |

肿瘤常表现为机体的局部肿块，但有些肿瘤性疾病（例如白血病）并不一定形成局部肿块；临床上表现为“肿块”的病变也并不一定都是真正的肿瘤（例如损伤引起的局部组织反应性过度增生）。

# 第二节　肿瘤的特征

## 一、肿瘤的一般形态与组织结构

### （一）肿瘤的形态

1. 肿瘤的形状　肿瘤的形状多种多样，与其生长部位、组织起源、生长方式、肿瘤性质、生长时间长短等有关。生长在皮肤、黏膜的肿瘤常呈息肉状、乳头状、蕈状、溃疡状、浸润状、菜花状等；生长在组织深部的肿瘤常呈结节状、分叶状、囊状、浸润状、蟹足状等（图 5－1）。息肉状、乳头状、结节状、分叶状、囊状等形状的肿瘤通常考虑为良性肿瘤；菜花状、浸润状、溃疡状、蟹足状等形状的肿瘤通常考虑为恶性肿瘤。

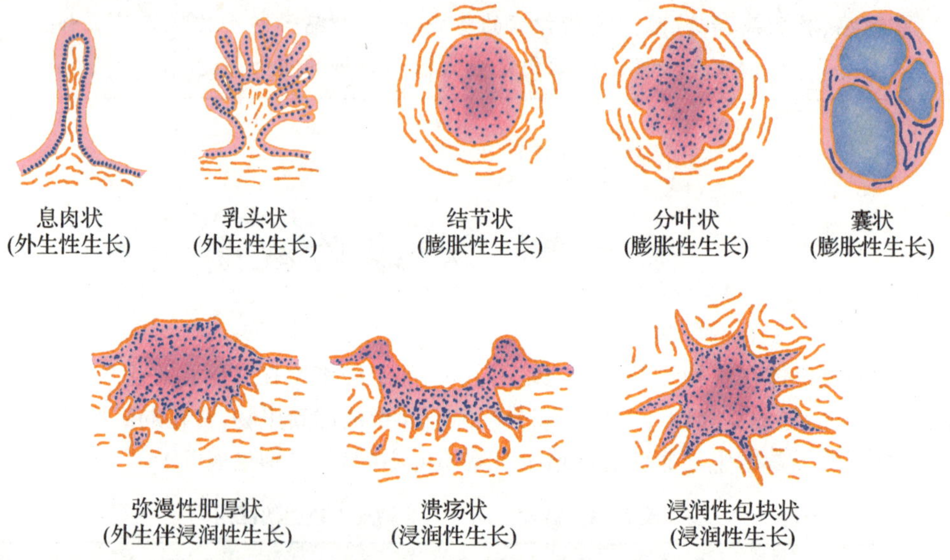


**图 5－1　肿瘤的形状和生长方式模式图**

2. 肿瘤的大小　肿瘤的大小不一，与其性质、生长部位、生长时间有关。有的肿瘤很小，仅在显微镜下才能发现，如原位癌；有的肿瘤可以长得很大，可重达数千克甚至数十千克，如卵巢囊腺瘤。

3. 肿瘤的颜色　肿瘤的颜色与起源组织相同，如脂肪瘤呈黄色，血管瘤呈暗红色，黑素瘤呈黑色，多数肿瘤呈灰白色、灰红色等。肿瘤可因组织细胞变性、坏死、间质出血、感染等继发性改变而呈不同颜色。

4. 肿瘤的硬度　肿瘤的硬度取决于肿瘤组织来源、实质和间质的比例、有无继发改变。如脂肪瘤质较软，纤维瘤、平滑肌瘤质较韧，骨瘤质硬。实质多而间质少的肿瘤质较软，实质少而间质多的肿瘤质较硬。继发坏死、出血、囊性变时，质地变软；伴有钙化、骨化时，质地变硬。

5. 肿瘤的数目　肿瘤一般单发，少数肿瘤也可以是多发，如多发性子宫平滑肌瘤、神经纤维瘤等。

6. 肿瘤的包膜　一般地说，良性肿瘤边界清楚，常有完整包膜；而恶性肿瘤边界不清，无包膜或有假包膜或包膜不连续。但是少数良性肿瘤可无包膜，如子宫平滑肌瘤、血管瘤、淋巴管瘤等；少数恶性肿瘤可有包膜或有假包膜，如滑膜肉瘤、脂肪肉瘤、血管外皮肉瘤、腺泡状软组织肉瘤、恶性副神经节瘤、恶性间皮瘤等。

### （二）肿瘤的组织结构

肿瘤分为实质和间质两部分（图 5－2）。

1. 肿瘤的实质　肿瘤的实质就是肿瘤细胞，是构成肿瘤的主要成分，决定肿瘤的性质。多数肿瘤通常只有一种实质，少数肿瘤可有两种或多种实质成分，如乳腺纤维腺瘤，含有纤维组织和腺上皮组织两种实质，畸胎瘤可有多种实质成分。

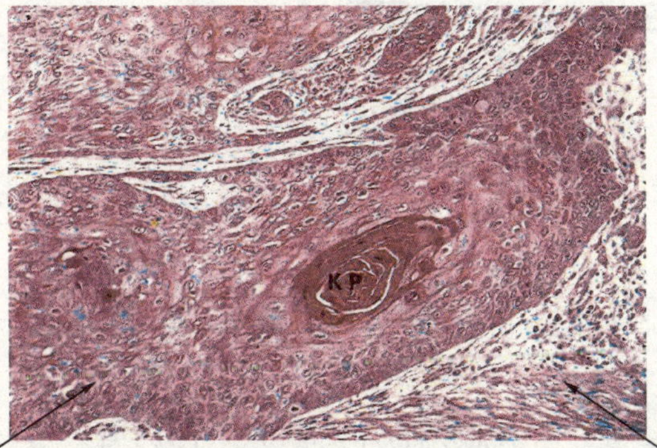


**图 5－2　肿瘤的组织结构**

2. 肿瘤的间质　是瘤细胞之间的成分，由纤维组织、血管、淋巴管等组成，对肿瘤细胞起着营养和支持作用。在生长较快的肿瘤间质中，血管往往较多；而生长缓慢的肿瘤间质中，血管常常较少。有时肿瘤间质内可见数量不等的淋巴细胞浸润，这是机体对肿瘤组织免疫反应的一种表现，如浸润的淋巴细胞较多，则肿瘤的预后相对较好。

## 二、肿瘤的异型性

肿瘤组织在细胞形态和组织结构上都与其起源组织有不同程度的差异，这种差异称为异型性。异型性的大小反映肿瘤组织的成熟程度，即分化程度。分化程度是指肿瘤组织与其起源的正常组织在形态和功能上的相似程度。一般来说，肿瘤组织的分化程度越低，异型性越大，肿瘤的恶性程度越高；肿瘤组织的分化程度越高，异型性越小，肿瘤的恶性程度越低。

因此，肿瘤的异型性大小或分化程度高低是判断肿瘤良、恶性的最重要的组织学依据（图 5－3、图 5－4）。

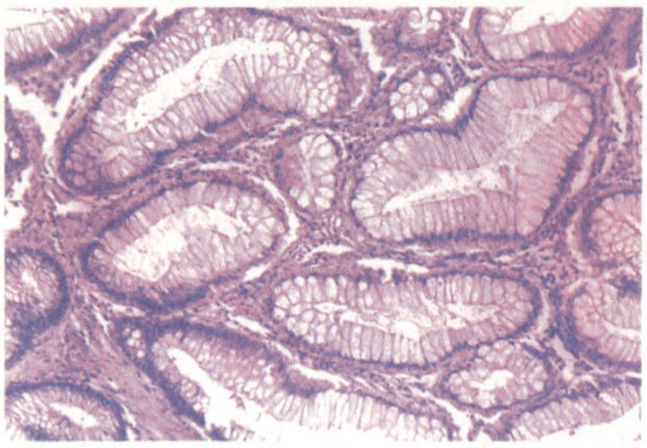

图 5-3　肠腺瘤(分化程度高)

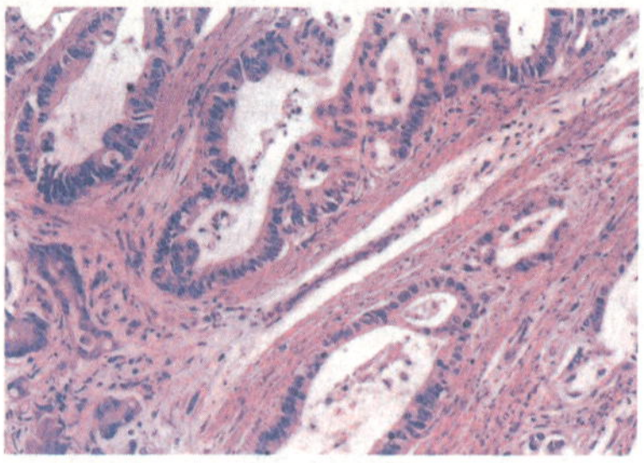

图 5-4　肠腺癌(分化程度低)

## (一) 肿瘤组织结构的异型性

肿瘤组织结构的异型性是指肿瘤组织在空间排列方式上与其起源的正常组织的差异。良性肿瘤组织结构的异型性小;恶性肿瘤组织结构的异型性明显,瘤细胞排列明显紊乱,失去正常的排列结构、层次或极性。

## (二) 肿瘤细胞的异型性

良性肿瘤细胞的异型性不明显,与其起源的正常细胞相似,恶性肿瘤细胞异型性明显,常表现为以下几个方面:

1. *瘤细胞的多形性*　肿瘤细胞一般比起源正常细胞大,且大小和形态很不一致,可以出现瘤巨细胞,即体积很大的肿瘤细胞。但也有少数分化很差的恶性肿瘤,其瘤细胞很原始,体积不大,大小和形态也可以比较一致。

2. *瘤细胞核的多形性*

①肿瘤细胞核体积增大,核浆比例增大,且核的大小、形态和染色差别很大,可见多核、巨核、扭核、重叠核、畸形核等。

②核深染,染色质呈粗颗粒状,分布不均匀,常堆积在核膜下。

③核分裂多见,特别是出现不对称性核分裂、多极性核分裂及顿挫性核分裂等病理性核分裂像(图 5-5)时,对于恶性肿瘤的诊断具有重要意义。

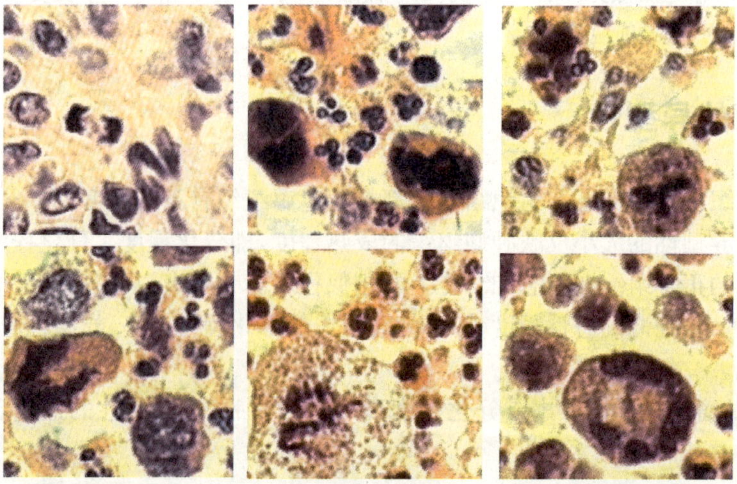


图 5-5　瘤细胞核的多形性

④核仁明显，体积增大，数目也可增多。

3. 瘤细胞胞浆的改变 胞浆内核蛋白体增多，而多偏嗜碱性，有时瘤细胞胞浆内可见黏液、脂质、糖原、色素等特异性物质，有助于判断肿瘤的组织来源。

## 三、肿瘤的生长

### （一）生长速度

一般恶性肿瘤生长速度快，良性肿瘤生长较慢。若良性肿瘤短期内迅速增大，应考虑肿瘤恶变、出血及囊性变可能。

#### 影响肿瘤生长的相关因素与化疗

1. 肿瘤细胞的生长分数：指肿瘤细胞群体中处于增殖状态的细胞的比例。处于增殖状态的细胞，不断分裂繁殖，每一次这样的分裂繁殖过程称为一个细胞周期，由 $G_1$、S、$G_2$ 和 M 四期组成。DNA 的复制在 S 期进行，细胞的分裂发生在 M 期，$G_1$ 期为 S 期做准备；$G_2$ 期为 M 期做准备。恶性肿瘤生长初期，细胞分裂繁殖活跃，生长分数高。随肿瘤的生长，有的肿瘤细胞进入静止期（$G_0$ 期），停止分裂繁殖。目前几乎所有的抗肿瘤的化疗药物均针对复制期的细胞。因此，生长分数高的肿瘤对于化疗敏感，效果很好；反之对治疗出现相对的耐药性，效果差。对于这种肿瘤，可先用放疗或手术将肿瘤缩小，使残留的癌细胞从 $G_0$ 期进入复制期后再进行化疗。

2. 瘤细胞的生成与丢失：肿瘤组织血供和机体抗肿瘤反应等因素会导致部分肿瘤细胞死亡，称瘤细胞丢失。肿瘤的生长速度与瘤细胞的生成与丢失的比例有关，可能在很大程度上决定肿瘤是否能持续生长、能以多快的速度生长。促进肿瘤细胞死亡和抑制肿瘤细胞增殖是治疗肿瘤的两个重要方面。

### （二）生长方式

1. 膨胀性生长 是大多数良性肿瘤的生长方式。良性肿瘤生长缓慢，随体积增大挤压周围正常组织，多有完整包膜，与周围组织分界清楚，活动度大，手术易切除，术后不易复发（图 5-6）。

2. 浸润性生长 是大多数恶性肿瘤的生长方式。恶性肿瘤生长迅速，侵入周围组织间隙或血管或淋巴管，无完整包膜，与周围组织分界不清，活动度差，手术不易切除彻底，术后易复发（图 5-7）。

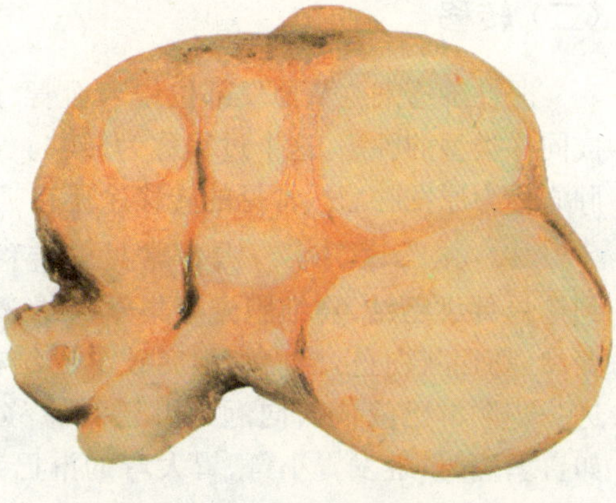

图 5-6 膨胀性生长（子宫多发性平滑肌瘤）

3. 外生性生长 良性、恶性肿瘤均

可呈外生性生长。发生在体表、体腔、消化道、泌尿生殖道、气管支气管等表面的肿瘤，向表面生长，呈乳头状、息肉状或菜花状(图 5-8)。良性肿瘤呈单纯性外生性生长，恶性肿瘤在外生性生长的同时，其基底部也呈现不同程度的浸润性生长。

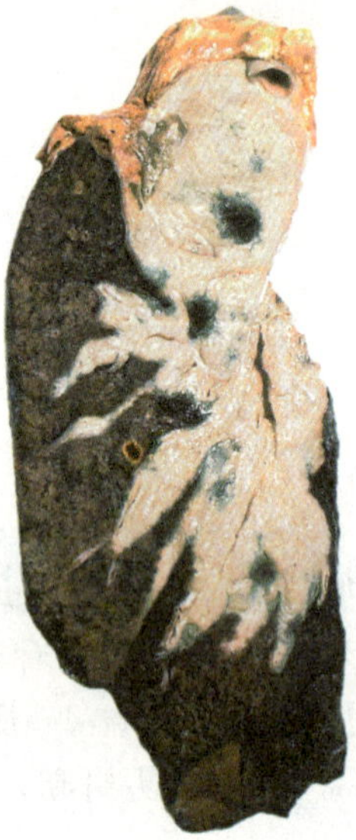

图 5-7 浸润性生长(肺癌)

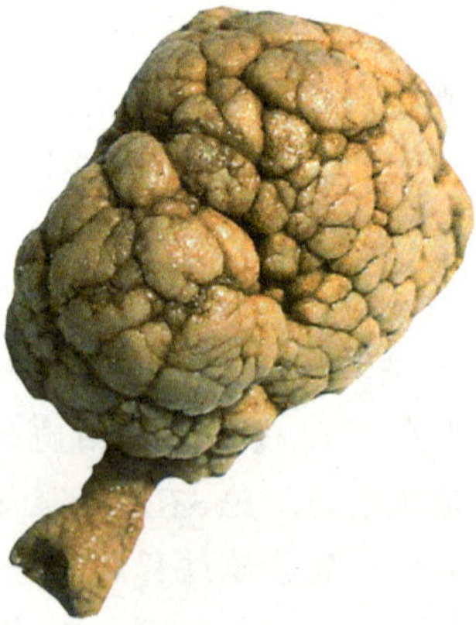

图 5-8 外生性生长(皮肤乳头状瘤)

## 四、肿瘤的扩散

肿瘤的扩散是恶性肿瘤最重要的生物学特点，也是导致患者死亡的主要原因。

### (一) 直接蔓延

随着恶性肿瘤不断长大，肿瘤细胞常常沿着组织间隙、淋巴管、血管或神经束衣连续地浸润生长，破坏邻近的器官或组织，并继续生长，这种现象称为直接蔓延。如晚期胃窦癌可直接蔓延到邻近的胆囊、胆管、肝脏、胰腺、横结肠等；晚期子宫颈癌可直接蔓延到膀胱、直肠、子宫体和阴道等。

### (二) 转移

恶性肿瘤细胞从原发部位侵入血管、淋巴管或体腔，迁徙到其他部位，继续生长，形成同样类型的肿瘤，这个过程称为转移。通过转移形成的肿瘤称为转移性肿瘤；原来的肿瘤称为原发肿瘤。常见的转移途径有三种：

1. 淋巴道转移　是癌常见的转移方式。恶性肿瘤细胞侵入淋巴管，随淋巴液到达局部淋巴结，瘤细胞先聚集于边缘窦，然后累及整个淋巴结，使淋巴结肿大，质地变硬，切面灰白色，当瘤细胞突破淋巴结被膜后，相邻淋巴结可以相互融合成团，也可进一步顺淋巴液依次向远处淋巴结转移，最后可经胸导管进入血流，继发血道转移。如胃窦癌时，继发胃小弯、胃大弯的淋巴结群转移肿大；乳癌时，继发同侧腋淋巴结群转移肿大(图 5-9)。

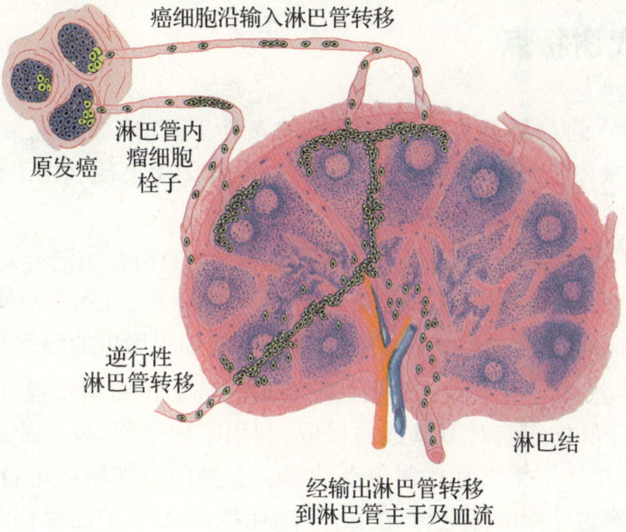


图 5-9 恶性肿瘤淋巴道转移模式图

2. 血道转移 是肉瘤常见的转移方式。恶性肿瘤细胞侵入血管后,可随血流到达远处的器官,继续生长,形成转移肿瘤。由于静脉壁较薄,同时管内压力较低,故肿瘤细胞多经静脉入血。血道转移时,肿瘤细胞的运行途径通常与栓子运行途径一致。侵入体静脉的肿瘤细胞经右心至肺,在肺内形成转移性肿瘤;侵入门静脉系统的肿瘤细胞转移到肝脏;侵入肺静脉的肿瘤细胞,经左心随主动脉血流到达全身各组织器官;侵入胸、腰、骨盆静脉的肿瘤细胞也可通过吻合支进入脊椎静脉丛,如前列腺癌可通过这一途径转移至脊椎、肋骨、骨盆、颅骨和脑等。血道转移最常受累的脏器是肺和肝(图 5-10)。

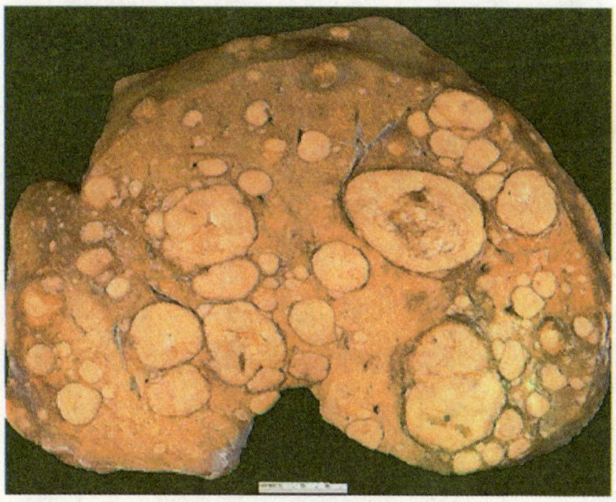

图 5-10 肝血道转移癌

3. 种植性转移 体腔内器官的恶性肿瘤生长突破其表面时,肿瘤细胞可以脱落,像播种一样,种植在体腔其他器官的表面,并继续生长形成转移瘤。种植性转移常见于腹腔器官恶性肿瘤。如胃癌穿破浆膜,可种植于大网膜、腹膜、盆腔器官如卵巢等处;手术时人为沾染的恶性肿瘤细胞种植于手术切口。

## 五、肿瘤的复发

肿瘤的复发是指良、恶性肿瘤经手术切除、放射治疗、化疗等治疗后,由于瘤细胞的残留或转移,一段时期后,在原发的部位或远离的部位又生长出与原发瘤性质相同的肿瘤。

## 六、肿瘤的代谢特点

1. 糖代谢　肿瘤细胞在有氧或无氧的条件下，均以糖的无氧酵解增强为特点。糖酵解生成的能量和形成的中间产物，又分别被肿瘤细胞消耗和用于合成其不断增生所需的物质。此外，肿瘤细胞的磷酸戊糖旁路代谢也增强。

2. 核酸代谢　肿瘤细胞内合成DNA和RNA的聚合酶活性均高于正常细胞，所以其合成代谢增强，导致细胞内DNA和RNA的含量增加。DNA与瘤细胞的分裂、增生有关，RNA与肿瘤细胞蛋白质的合成有关，这是肿瘤细胞增生的物质基础。

3. 蛋白质代谢　肿瘤细胞的蛋白质合成与分解代谢均增强，但合成代谢明显超过分解代谢。由于肿瘤细胞对氨基酸的摄取、利用明显增强，以合成肿瘤细胞本身所需的蛋白质，因而与机体正常细胞代谢争夺营养。有些肿瘤细胞还可合成某些酶、激素和肿瘤相关抗原而作为肿瘤的标记物，在临床肿瘤诊断和研究中已得到广泛应用。

4. 酶系统改变　一般地说，参与核苷酸、DNA、RNA和蛋白质合成的酶，如DNA和RNA聚合酶、核苷酸合成酶类的活性增强，而参与其分解代谢的酶活性降低。此外，有些恶性肿瘤还可出现某些酶的含量或活性改变，如细胞色素氧化酶和琥珀酸脱氢酶的活性降低；肝细胞癌和骨肉瘤患者血清中的碱性磷酸酶增加；前列腺癌病人血清中酸性磷酸酶增加。

### 恶性肿瘤的病理分级与临床分期

1. 病理分级反映肿瘤的恶性程度。分级是根据镜下观察所见的肿瘤的分化程度、异型性和核分裂数来确定的，一般分为三级：

Ⅰ级分化程度较高，低度恶性。如高分化鳞癌或称鳞癌Ⅰ级、高分化腺癌或称腺癌Ⅰ级。

Ⅱ级分化程度中等，中度恶性。如中分化纤维肉瘤或称纤维肉瘤Ⅱ级。

Ⅲ级分化程度低，高度恶性。如低分化腺癌或称腺癌Ⅲ级、低分化鳞癌或称鳞癌Ⅲ级。

2. 临床分期反映恶性肿瘤的早晚和对病人造成的危害程度。分期是根据原发肿瘤的大小，浸润深度和范围，是否累及周围组织，有无淋巴结转移、血道转移和远处转移，来确定肿瘤分期，通常分为早、中、晚期。国际上广泛采用TNM分期系统：

T表示原发肿瘤随其体积增大和邻近组织受累范围的增大，依次用$T_1$～$T_4$表示。

N表示局域和远处淋巴结转移情况，淋巴结未转移时，用$N_0$表示，有淋巴结转移和范围增大，依次用$N_1$～$N_3$表示。

M表示远处转移(常指血道转移)，无远处转移者用$M_0$表示，有远处转移者用$M_1$表示。

# 第三节　肿瘤对机体的影响

## 一、良性肿瘤

良性肿瘤对机体影响较小，主要表现为局部压迫和阻塞症状。症状的有无及严重程度主要与肿瘤发生部位和继发改变有关。

1. 压迫组织或器官　如卵巢囊腺瘤生长体积较大时，可致腹腔组织、器官受压；垂体腺瘤生长体积较大时，可压迫视交叉神经，影响视力。

2. 阻塞器官的管道　如肠壁的平滑肌瘤生长较大时，可阻塞肠道；输精管的腺瘤样瘤生长较大时，可阻塞腔道，影响精液的通过。

3. 影响全身　内分泌腺的良性肿瘤可使某些激素分泌过多而产生全身性影响，如垂体嗜酸性细胞腺瘤分泌过多的生长素，可引起巨人症或肢端肥大症。

## 二、恶性肿瘤

恶性肿瘤对机体影响大。

1. 压迫组织或器官　如腹膜后较大的脂肪肉瘤可压迫腔静脉、腹主动脉、肾脏、肠管等；体积较大的甲状腺癌可压迫气管，影响通气。

2. 阻塞器官的管道　如食管癌晚期，食物通过受限；鼻咽癌晚期，影响鼻腔通气。

3. 影响全身　内分泌腺的恶性肿瘤也可使某些激素分泌过多而产生全身性影响，如卵巢的低度恶性颗粒细胞瘤可分泌过多雌激素而致性激素异常；部分类癌可分泌生物胺而引起内分泌紊乱。一些非内分泌肿瘤，也可以产生和分泌激素或激素样物质，称为异位激素，引起相应的症状和体征，称为异位内分泌综合征。产生异位激素的肿瘤称为异位内分泌肿瘤。患者还可出现一些原因不明的症状，包括皮肤、肌肉、神经、造血、骨关节异常及肾损害等，这些异常表现统称为副肿瘤综合征。

4. 破坏组织、器官的结构和功能　如肺癌破坏肺组织，并影响肺功能；骨肉瘤破坏骨组织，引起病理性骨折。

5. 出血　恶性肿瘤溃破或侵袭血管，引起出血。如肺癌导致咯血；直肠癌引起便血。

6. 疼痛　恶性肿瘤早期一般不出现疼痛，但晚期可因肿瘤压迫或侵犯神经组织而出现顽固性疼痛。如鼻咽癌晚期侵犯三叉神经引起头痛；恶性肿瘤侵犯骨膜导致局部疼痛。

7. 感染　恶性肿瘤组织坏死、溃破后易合并感染。

8. 发热　恶性肿瘤晚期，其代谢产物或合并局部感染可引起机体发热。

9. 恶病质　晚期恶性肿瘤患者出现严重消瘦、贫血和全身衰竭的状态，称恶病质。

# 第四节 良性肿瘤与恶性肿瘤的区别

肿瘤的性质不同，则相关的治疗和预后截然不同，如何鉴别肿瘤的良、恶性至关重要。其区别见表5-2。

表5-2 良性肿瘤与恶性肿瘤的区别

| 项目 | 良性肿瘤 | 恶性肿瘤 |
| --- | --- | --- |
| 分化程度 | 组织分化程度高，异型性小，与起源组织相似 | 组织分化程度低，异型性大，与起源组织形态差别明显 |
| 核分裂 | 少见 | 多见，可见病理性核分裂 |
| 生长速度 | 缓慢 | 较快 |
| 生长方式 | 膨胀性生长或外生性生长，常有包膜，边界清楚，可推动 | 浸润性生长或外生性生长，无包膜，边界不清，不易推动 |
| 继发改变 | 很少发生坏死、出血 | 常发生出血、坏死、溃疡形成等 |
| 转移 | 不转移 | 常有转移 |
| 复发 | 切除后很少复发 | 切除等治疗后较易复发 |
| 对机体影响 | 较小，主要为局部压迫、阻塞 | 较大，除压迫、阻塞外，还可破坏周围组织器官，引起坏死、出血、感染、发热、疼痛、恶病质和副肿瘤综合征等 |

良、恶性肿瘤的区别不是绝对的，应当综合分析才能得出正确结论。有少数肿瘤性质界于良、恶性肿瘤之间，称为交界性肿瘤，如卵巢交界性囊腺瘤，其上皮组织2～3层，有一定异型性，无间质浸润，但复发、恶变的倾向大，术后需化疗并随访。有些病变，其本身不是真性肿瘤，但在临床表现和组织学上类似肿瘤，称为瘤样病变，有些甚至容易被误认为是恶性肿瘤。

# 第五节 肿瘤的命名和分类

## 一、肿瘤的命名原则

### （一）良性肿瘤的命名

各种组织、细胞的良性肿瘤，统称为瘤。

命名原则：生长部位＋起源组织＋瘤，如背部脂肪瘤、子宫平滑肌瘤。有时还结合肿瘤的形态特点命名，如膀胱乳头状瘤。

### (二) 恶性肿瘤的命名

恶性肿瘤包括癌和肉瘤两类，两者区别见表5－3。癌症泛指所有的恶性肿瘤。

1. 癌 起源于上皮组织的恶性肿瘤称为癌。

命名原则：生长部位＋起源上皮组织＋癌，如肺鳞状细胞癌。有时还加上形态特点命名，如卵巢囊腺癌。

2. 肉瘤 起源于间叶组织的恶性肿瘤称为肉瘤。间叶组织包括纤维组织、脂肪、平滑肌、横纹肌、骨、软骨、脉管组织等。

命名原则：生长部位＋起源间叶组织＋肉瘤，如左大腿纤维肉瘤、子宫平滑肌肉瘤等。

**癌肉瘤**

若一种肿瘤中既有癌的成分，又有肉瘤的成分，称为癌肉瘤。有时癌缺乏向某种特定类型上皮组织分化的特征时，称之为未分化癌。有时肉瘤缺乏向某种特定类型间叶组织分化的特征时，称之为未分化肉瘤。

**表5－3 癌与肉瘤的区别**

| | 癌 | 肉 瘤 |
|---|---|---|
| 起源组织 | 上皮组织 | 间叶组织 |
| 发病率 | 较常见，约为肉瘤的9倍，多见于40岁以上成人 | 较少见，多见于青少年 |
| 肉眼特点 | 质较硬、灰白色、较干燥 | 质软、灰红色、湿润、鱼肉状 |
| 镜下特点 | 癌细胞多形成癌巢，实质与间质分界清楚 | 肉瘤细胞多呈弥漫分布，实质与间质分界不清，间质内血管丰富 |
| 网状纤维 | 见于癌巢周围，癌细胞间多无网状纤维 | 肉瘤细胞间多有网状纤维 |
| 转移 | 多经淋巴道转移 | 多经血道转移 |

### (三) 肿瘤的特殊命名

少数肿瘤的命名与上述命名原则不同。

1. *以"母细胞瘤"命名的肿瘤* 肿瘤细胞幼稚，类似于胚胎时期的母细胞。大多数为恶性，如神经母细胞瘤、髓母细胞瘤、肾母细胞瘤、视网膜母细胞瘤等。少数为良性，如软骨母细胞瘤、肌母细胞瘤。

2. *在肿瘤名称前加"恶性"二字命名的恶性肿瘤* 如恶性神经鞘瘤、恶性纤维组织细胞瘤、恶性黑素瘤、恶性畸胎瘤、恶性脑膜瘤、恶性淋巴瘤、恶性间皮瘤等。

3. *以"瘤"命名的恶性肿瘤* 精原细胞瘤、无性细胞瘤。

4. *按习惯名称命名的肿瘤* 如白血病、葡萄胎等。

5. *以人名命名的恶性肿瘤* 如尤文氏(Ewing's)肉瘤、霍奇金(Hodgkin)淋巴瘤等。

## 二、肿瘤的分类

肿瘤的分类主要以其组织发生为依据，每一类又分为良性和恶性两大类，详见表 5-4。

**表 5-4　肿瘤的分类**

| 组织起源 | 良性肿瘤 | 恶性肿瘤 | 好发部位 |
|---|---|---|---|
| 上皮组织 | | | |
| 鳞状上皮 | 乳头状瘤 | 鳞状细胞癌 | 乳头状瘤多见于皮肤、鼻、鼻窦、喉；鳞状细胞癌见于皮肤、食管、鼻咽、喉、肺、子宫颈、阴茎 |
| 腺上皮 | 腺瘤 | 腺癌 | 乳腺、甲状腺、胃、肠等 |
| | 囊腺瘤 | 囊腺癌 | 卵巢 |
| | 多形性腺瘤 | 恶性多形性腺瘤 | 涎腺 |
| 基底细胞 | | 基底细胞癌 | 头面部皮肤 |
| 移行上皮 | 乳头状瘤 | 移行细胞癌 | 膀胱、肾盂 |
| 间叶组织 | | | |
| 滑膜组织 | 滑膜瘤 | 滑膜肉瘤 | 膝、踝、腕、肩、肘等关节附近 |
| 横纹肌组织 | 横纹肌瘤 | 横纹肌肉瘤 | 四肢、头颈 |
| 脂肪组织 | 脂肪瘤 | 脂肪肉瘤 | 皮下、腹膜后 |
| 纤维组织细胞 | 纤维组织细胞瘤 | 恶性纤维组织细胞瘤 | 四肢 |
| 纤维组织 | 纤维瘤 | 纤维肉瘤 | 四肢、皮下、筋膜、肌腱 |
| 平滑肌组织 | 平滑肌瘤 | 平滑肌肉瘤 | 子宫、胃、肠 |
| 血管组织 | 血管瘤 | 血管肉瘤 | 皮肤、皮下、唇、舌 |
| 淋巴管组织 | 淋巴管瘤 | 淋巴管肉瘤 | 皮肤、皮下、唇、舌 |
| 骨组织 | 骨瘤 | 骨肉瘤 | 颅骨、长骨 |
| 软骨组织 | 软骨瘤 | 软骨肉瘤 | 手足短骨、盆骨、肋骨 |
| 间皮 | 间皮瘤 | 恶性间皮瘤 | 胸膜、腹膜 |
| 淋巴造血组织 | | | |
| 淋巴组织 | | 恶性淋巴瘤 | 颈部、纵隔、肠系膜和腹膜后淋巴结 |
| 造血组织 | | 白血病 | 淋巴造血组织 |
| | | 多发性骨髓瘤 | 椎骨、胸骨、肋骨、颅骨和长骨 |
| 神经组织 | | | |
| 神经鞘细胞 | 神经鞘瘤 | 恶性神经鞘瘤 | 头、颈、四肢皮神经 |
| 神经纤维组织 | 神经纤维瘤 | 神经纤维肉瘤 | 皮肤神经、腹膜后、后纵隔神经 |
| 胶质细胞 | 胶质细胞瘤 | 恶性胶质细胞瘤 | 大脑 |
| 原始神经细胞 | | 髓母细胞瘤 | 小脑 |
| 脑膜组织 | 脑膜瘤 | 恶性脑膜瘤 | 脑膜 |
| 神经细胞 | 节细胞神经瘤 | 神经母细胞瘤 | 良性见于纵隔和腹膜后；恶性见于肾上腺髓质 |

续表 5-4

| 组织起源 | 良性肿瘤 | 恶性肿瘤 | 好发部位 |
|---|---|---|---|
| 其他肿瘤 | | | |
| 黑色素细胞 | 色素痣 | (恶性)黑色素瘤 | 皮肤 |
| 胎盘滋养叶细胞 | 葡萄胎 | 恶性葡萄胎<br>绒毛膜上皮癌 | 子宫 |
| 生殖细胞 | | 精原细胞瘤<br>无性细胞瘤<br>胚胎性癌 | 睾丸<br>卵巢<br>睾丸及卵巢 |
| 性索 | 支持细胞瘤<br>间质细胞瘤 | 恶性支持细胞瘤<br>恶性间质细胞瘤 | 卵巢、睾丸<br>卵巢、睾丸 |
| 原始生殖细胞 | 畸胎瘤 | 恶性畸胎瘤 | 卵巢、睾丸、纵隔、骶尾部 |

## 三、常见肿瘤及其病变特点

常见肿瘤及其病变特点见表 5-5。

**表 5-5 常见肿瘤及其病变特点**

| 肿瘤名称 | 病变特点 |
|---|---|
| 乳头状瘤 | 肿瘤向体表或腔面呈外生性生长，形成乳头状突起，也可呈菜花状或绒毛状，根部常有一个蒂与正常组织相连 。镜下观察每一乳头表面被覆增生的上皮，乳头的轴心为含血管的结缔组织间质，瘤细胞分化程度高，与起源上皮极为相似 |
| 腺瘤 | 黏膜的腺瘤多呈息肉状，腺器官内的腺瘤多呈结节状，且常有包膜。腺瘤种类较多，组织形态各异。发生在乳腺除腺体增生外，还有纤维组织增生，称为纤维腺瘤；在胃肠道外观常呈息肉状，称为息肉状腺瘤；在卵巢瘤细胞分泌大量黏液或浆液，使腺腔扩大并融合成囊腔，称为囊腺瘤；在唾液腺，肿瘤由腺体、肌上皮、鳞状上皮、黏液样及软骨样成分构成，形态多样，称为多形性腺瘤 |
| 鳞状细胞癌 | 简称鳞癌，肿瘤常呈菜花状或溃疡状，表面常破溃、出血、质硬脆、切面灰白、基部或边缘呈浸润生长、边界不清。根据异型性的大小，可分为高、中、低分化鳞癌。高分化鳞癌细胞间有细胞间桥，巢癌中央常有层状角化物，称为角化珠 |
| 腺癌 | 肿瘤常呈息肉状、菜花状、溃疡状或结节状。癌细胞形成大小不等、形态不一、排列不规则的腺样结构。当腺腔高度扩张呈囊状称为囊腺癌。当腺癌伴有大量乳头状结构时称为乳头状腺癌。当腺癌分泌大量黏液时称为黏液癌或胶样癌，有时黏液聚集在癌细胞内，将核挤向一侧，使癌细胞呈印戒状，称为印戒细胞癌 |
| 基底细胞癌 | 癌表面常形成溃疡，浸润破坏深层组织，但很少发生转移。癌巢主要由基底细胞样的癌细胞组成。对放射治疗很敏感，恶性度低 |
| 移行细胞癌 | 可为外生乳头状或非乳头状，切面灰白，质硬脆，界不清。移行细胞癌分为Ⅰ级、Ⅱ级、Ⅲ级，级别越高，越易复发和向深部浸润。级别较低者，也有复发倾向 |

续表 5-5

| 肿瘤名称 | 病变特点 |
| --- | --- |
| 纤维瘤 | 呈圆形、椭圆形或分叶状，切面灰白色，编织状，有包膜，质地韧。瘤组织由纤维细胞和呈束状排列的胶原纤维组成，间质为血管及少量的疏松结缔组织 |
| 脂肪瘤 | 外观常为分叶状，有包膜，质软，切面呈黄色，似脂肪组织。单发或多发。镜下似正常脂肪组织，呈不规则分叶状，有纤维间隔 |
| 平滑肌瘤 | 多为结节状，境界清楚，质地坚实，可有或无包膜，切面呈编织状，镜下瘤细胞与正常平滑肌细胞相似，排列成束状、编织状 |
| 血管瘤 | 在皮肤或黏膜可呈突起的鲜红肿块，或呈暗红色或紫红色斑，内脏血管瘤多呈结节状，无包膜。由增生的毛细血管构成的，称为毛细血管瘤。由多数管腔大、壁薄的血窦构成的，称为海绵状血管瘤 |
| 脂肪肉瘤 | 多呈分叶状或结节状，可似脂肪瘤，也可呈黏液样或鱼肉样，表面有假包膜。镜下瘤细胞形态多种多样，以出现脂肪母细胞为特点 |
| 纤维肉瘤 | 呈巨块或结节状，与周围组织分界清楚，可有假包膜，切面粉红或灰白均质状。镜下肉瘤细胞大小不一，呈梭形或短梭形 ，其产生的胶原纤维呈编织状或旋涡状排列 |
| 平滑肌肉瘤 | 肿瘤呈实体性，圆形或结节状，边界清楚，部分有假包膜，切面灰红或棕红色，鱼肉状或编织状，较大者可有出血、坏死、囊性变。镜下分化好的平滑肌肉瘤同平滑肌瘤较难区分，分化差者肉瘤细胞具有明显的异型性，核分裂多见 |
| 骨肉瘤 | 切面灰白色，鱼肉状，切面有砂粒感，出血、坏死常见，界不清。肿瘤破坏骨皮质，掀起其表面的骨膜，在肿瘤上下两端的骨皮质和掀起的骨膜之间形成三角形隆起，形成X线上所见的Codman三角。由于骨膜被掀起，在骨膜和骨皮质之间，可形成与骨表面垂直的放射状反应性新生骨小梁，在X线上表现为日光放射状阴影。这些影像学表现是骨肉瘤的特征。镜下肿瘤细胞异型性明显，梭形或多边形，直接形成肿瘤性骨样组织或骨组织，这是诊断骨肉瘤的最重要的组织学依据。骨肉瘤恶性度很高，发展迅速，早期即可发生血道转移 |
| 恶性淋巴瘤 | 分为霍奇金淋巴瘤和非霍奇金淋巴瘤两大类。临床表现多为淋巴结无痛性肿大，饱满质硬。镜下见淋巴结结构破坏。其中，非霍奇金淋巴瘤的特点是淋巴样瘤细胞增生，弥漫性分布，细胞成分相对单一，有一定异型性。霍奇金淋巴瘤的特点是肿瘤细胞(R-S细胞)数量极少，通常不足1%，背景细胞以小淋巴细胞为主，散在浆细胞、组织细胞、嗜酸性粒细胞等 |
| 白血病 | 起源于骨髓幼稚白细胞的恶性肿瘤。其特征是骨髓内幼稚白细胞弥漫性异常增生，并进入外周血，致末梢血液中出现大量幼稚白细胞，随血流浸润肝、脑、脾、淋巴结等全身组织器官，常引起发热、贫血、出血、局部肿胀压迫等症状和体征。白血病根据其病程分为急性和慢性白血病；根据增生的细胞类型不同分为淋巴细胞性、粒细胞性、单核细胞性白血病三类 |

# 第六节 癌前病变、不典型增生、原位癌和早期浸润癌

## 一、癌前病变

癌前病变是指某些具有癌变潜在可能性的良性病变，如长期存在有可能转变为癌。从癌前病变发展为癌，要经历很长的时间，上皮组织衍变为癌，有的可观察到癌前病变→不典型增生→原位癌→早期浸润癌→浸润癌的渐进过程，但并非癌前病变都发展为癌，也不是所有癌都来自于癌前病变。临床上常见的癌前病变有：黏膜白斑、乳腺的纤维囊性病、慢性子宫颈炎伴宫颈糜烂、慢性萎缩性胃炎伴肠上皮化生、溃疡性结肠炎、大肠腺瘤、皮肤慢性溃疡、色素痣等。

## 二、不典型增生

不典型增生是指细胞增生并出现异型性，但还不能诊断为恶性肿瘤的病变。多发生于皮肤或黏膜表面被覆的鳞状上皮，也可发生于腺上皮。

根据异型性的大小和累及的范围不同，非典型性增生可分为轻、中、重度三级。轻度不典型增生，异型性较小，细胞增生累及上皮全层下 1/3。中度不典型增生，异型性中等，累及上皮全层下 2/3。重度不典型增生，异型性较大，累及上皮全层 2/3 以上，但未达到全层。轻、中度不典型增生在病因消除后可恢复，重度不典型增生较难逆转，常转变为原位癌。

## 三、原位癌

原位癌是指限于上皮层内的癌，没有突破基膜向下浸润。原位癌常见于鳞状上皮或移形细胞被覆的部位，如子宫颈、食管、皮肤、膀胱等处，也可见于发生鳞状上皮化生的黏膜表面，如鳞状上皮化生的支气管黏膜。原位癌是一种早期癌，如能及时发现和治疗，则预后良好；否则原位癌可继续发展突破基膜，侵入间质而成为早期浸润癌(图 5-11)。

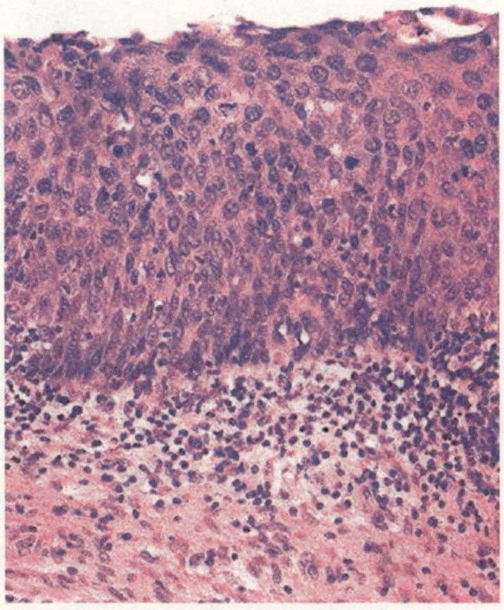

图 5-11 原位癌

## 四、早期浸润癌

早期浸润癌是指原位癌突破基底膜向间质内浸润，浸润深度不超过基底膜下 5mm 或不超过黏膜下层，极少发生转移。一般肉眼不能判断，只有在显微镜下才能

确诊(图 5-12)。

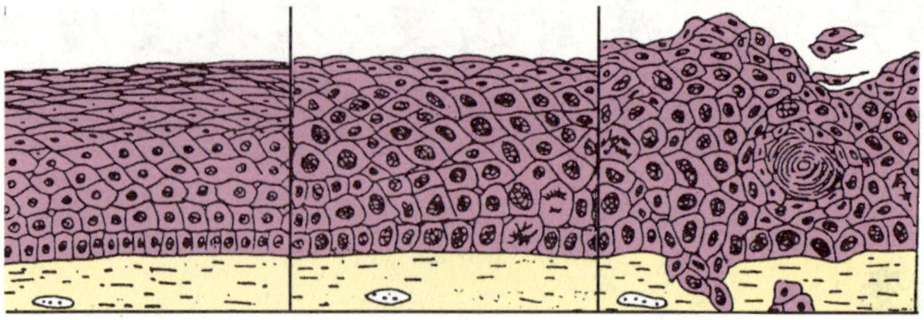


**图 5-12　原位癌与早期浸润癌示意图**

**肿瘤的三级预防**

一级预防　即病因预防。消除或减少可能的致癌因素作用于人体，降低肿瘤的发病率。如控制污染、保护环境；加强劳动保护，如防日光、放射线、粉尘，避免接触致癌物质；纠正不良饮食和生活习惯，如戒烟、不吃霉变食物、改善饮食中的营养结构、锻炼身体等；讲究心理卫生，保持心情舒畅，增强机体的抗肿瘤能力，及时治疗癌前病变，可预防部分肿瘤的发生。

二级预防　即早期发现、早期诊断、早期治疗，提高治愈率，降低死亡率。如对高发区和危险人群定期普查，重视早期症状，做好自我监护。常见肿瘤的早期症状有：近期体表可触及的肿块逐渐增大；进行性吞咽困难；近期消化不良，进行性食欲减退，消瘦；近期咳嗽，痰中带血；近期耳鸣、听力减退，涕中带血；月经期外或绝经后的不规则阴道出血，尤其宫颈接触性出血；大便习惯改变或便血；无痛性肉眼血尿；黑痣近期增大、溃破等。一旦出现上述症状，应及时就医诊治。

三级预防　即康复预防。对肿瘤患者，以减轻痛苦，提高生存质量，延长生命为目标。

肿瘤的三级预防是目前人们预防肿瘤发生的有效途径。

# 第七节　肿瘤的病因和发病机制

## 一、肿瘤的病因

肿瘤是在各种内外因素作用下，在基因水平上失去了对生长的正常调控的结果，其病因和发病机制至今尚未完全阐明。

### (一) 外因

导致恶性肿瘤发生的物质统称为致癌物，致癌物起激发或启动作用。增加致癌物致癌性的物质称促癌物，促癌物起促发作用。恶性肿瘤的发生常常要经过启动和促发两个阶段。

1. 化学性致癌因素 少数化学物质不需在体内代谢转化即可致癌，称为直接致癌物；多数化学物质需代谢活化后方致癌，称为间接致癌物。化学致癌物多数是致突变剂，具亲电子基团，与大分子DNA的亲核基团共价结合，导致DNA结构突变而起激发或启动作用。

(1) 多环芳烃：3、4-苯并芘、1、2、5、6-双苯并蒽、3-甲基胆蒽等致癌作用较强的物质广泛存在于沥青、煤烟、内燃机废气、烟草燃烧的烟雾中，此与肺癌发生有关。烟熏、烧烤的鱼、肉等食品中也含有多环芳烃，这可能与胃癌发生有关。

(2) 芳香胺类及氨基偶氮染料：如乙萘胺、联苯胺等与印染厂、橡胶厂工人的膀胱癌发生率较高有关；过去食品工业中使用的奶油黄含二甲基氨基偶氮苯，可引起实验大白鼠肝癌。

(3) 亚硝胺类：在变质的肉类、蔬菜、粮食中含有硝酸盐，转化为亚硝酸盐，此外肉类食品的保鲜剂、着色剂含亚硝酸盐，再与食物中的二级胺合成亚硝胺，亚硝胺再经羟化而活化，致癌。亚硝胺类物质的动物实验可诱发肿瘤。

(4) 黄曲霉毒素：广泛存在于霉变的花生、玉米、谷类中。黄曲霉毒素有多种，其中黄曲霉毒素 $B_1$ 致癌性最强，其转化为环氧化物，可使肿瘤抑癌基因P53发生点突变而失去活性，可诱发肝细胞癌。

(5) 烷化剂和酰化剂：抗癌药环磷酰胺、氮芥、苯丁酸氮芥等为直接致癌物，如在化疗控制恶性肿瘤霍奇金病后多年，可诱发第二种恶性肿瘤粒细胞性白血病。

2. 物理性致癌因素

(1) 电离辐射：包括X射线、γ射线、β粒子等。长期接触X线、镭、铀、钴等放射性同位素，可引起皮肤癌、白血病等。辐射可使染色体断裂、易位、点突变，从而激活癌基因或失活抑癌基因。

(2) 慢性刺激：慢性损伤或慢性炎性刺激与肿瘤的发生有密切关系。如皮肤、黏膜长期慢性炎症刺激可引起局部上皮组织细胞增生，经历不典型增生，进而恶变。

3. 生物性致癌因素

(1) DNA肿瘤病毒：如人类乳头瘤病毒，其中HPV-6、HPV-11与生殖道、喉等部位的乳头状瘤的发生有关；HPV-16、HPV-18与宫颈原位癌和浸润癌有关；HPV的E6、E7蛋白可与Rb和P53蛋白结合，抑制其功能。EB病毒主要感染人类口咽部上皮组织细胞和B淋巴细胞，鼻咽癌细胞DNA中发现有EB病毒基因组；EB病毒能使B细胞先发生多克隆增殖，在此基础上再发生其他突变，如N-ras突变，发展为单克隆增殖，形成淋巴瘤。乙型病毒性肝炎患者的肝癌发病率明显高于未感染者。

(2) RNA肿瘤病毒：是逆转录病毒，人类T细胞白血病/淋巴瘤病毒Ⅰ与人类T细胞白血病/淋巴瘤的发生有关。急性转化病毒含有病毒癌基因，如v-src、v-abl、v-myb等，病毒感染后，以病毒RNA为模板在逆转录酶催化下合成DNA，然后整合到宿主DNA中并表达，导致细胞转化；慢性转化病毒不含病毒癌基因，但有很强的促基因转录的启动子或增强子，逆转录后插入宿主细胞DNA的原癌基因附近，引起原癌基因激活和过度表达，使宿主细胞发生转化。

### （二）内因

1. *遗传因素* 遗传因素在某些肿瘤的发生中起决定作用，如家族性视网膜母细胞瘤、家族性腺瘤性息肉病、神经纤维瘤病等是常染色体显性遗传性疾病，突变和缺失的是抑癌基因。遗传因素不决定肿瘤的发生，而决定肿瘤的易感性，如着色性干皮病受紫外线照射后易患皮肤癌，毛细血管扩张性共济失调症易患急性白血病和淋巴瘤。这些是常染色体隐性遗传性疾病，其与DNA修复基因异常有关。遗传因素与环境因素在肿瘤的发生中起协同作用，而环境因素更为重要，这类肿瘤多有家族史，如食管癌、胃肠癌、乳腺癌等。

2. *内分泌因素* 某些肿瘤如乳癌的发生发展与患者体内雌激素水平过高有关。临床发现乳腺癌在妊娠期和哺乳期进展快，而切除卵巢或用雄激素治疗可使肿瘤明显缩小。

3. *免疫因素* 机体免疫监视作用可及时发现并消灭恶变细胞，主要是细胞免疫，其效应细胞有CTL、NK和巨噬细胞等。激活的CTL通过细胞表面T细胞受体，识别与MHC分子组成复合物的肿瘤特异抗原，释放一些酶以杀伤肿瘤细胞；NK细胞激活后可溶解多种肿瘤细胞；T细胞产生的γ-干扰素可激活巨噬细胞，后者产生肿瘤坏死因子TNF-α，参与杀伤肿瘤细胞。而机体免疫功能低下或缺陷的人易发生恶性肿瘤，如接受免疫治疗的病人中，恶性肿瘤的发病率增高。

体液免疫在溶解破坏肿瘤细胞中也起一定作用。肿瘤特异抗原是肿瘤细胞独有抗原，不存在于正常细胞。肿瘤相关抗原既存在于肿瘤细胞，也存在于某些正常细胞，在分化成熟组织中不表达或表达量很小，但在恶变组织中表达增加，如甲胎蛋白在部分肝细胞癌中表达阳性；前列腺特异抗原在正常前列腺上皮组织表达阳性，也在前列腺癌细胞中表达阳性。这表明体液免疫参与肿瘤免疫反应，临床上通过患者血液相应检测，有助于相关肿瘤的诊断和病情观察。

## 二、肿瘤的发病机制

近年来随分子生物学的发展，尤其原癌基因、癌基因、抑癌基因的发现，已初步揭示了某些肿瘤的病因和发病机制，人们认识到肿瘤实质上是一种基因病。

### （一）原癌基因

在正常细胞基因组中，存在与细胞生长增殖有关的DNA序列，该基因不表达或表达水平较低，以未激活形式存在，没有致癌性，称为原癌基因。当原癌基因发生异常时，使正常细胞核苷酸序列转变为恶性肿瘤的核苷酸序列，此时的基因称为癌基因。原癌基因转变为癌基因的过程称为原癌基因的激活。原癌基因在化学、物理、生物、遗传、免疫等多种致癌因素作用下通过点突变、基因扩增、染色体易位等方式激活或启动而成为癌基因。

### （二）抑癌基因

正常细胞中存在一类对细胞生长与增殖起负调节作用的基因，这些基因的产物抑制细胞生长和肿瘤性转化，称为抑癌基因。这些基因的两个等位基因发生突变或丢失时，抑癌功能丧失，细胞生长失去正常控制，形成肿瘤。

## 肿瘤的治疗原则

肿瘤的治疗方法有手术切除、化疗、放疗、中医治疗和免疫治疗等。临床上应根据肿瘤性质、临床分期和病人的身体状况而选择不同的治疗方法。良性肿瘤一般做局部切除。恶性肿瘤的治疗原则是以手术切除为主的综合治疗。一般情况下，早期以手术切除原发灶为主；中期手术切除原发灶及区域淋巴结群组，局部及区域淋巴结放疗，并辅以化疗；晚期宜采取综合治疗，如姑息手术、化疗或放疗，并辅以全身支持治疗和对症处理。

（刘 文）

# 第六章　各系统常见疾病

机体是在神经、体液调节下各系统器官相互协调活动的统一整体，各系统是相互联系、相互影响的。当各种致病因素破坏了这种协调关系时，可导致各系统器官的结构及功能异常而发生疾病。本章主要讲述一些临床上常见的疾病。

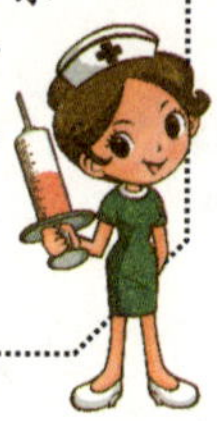

## 第一节　风湿病

风湿病是一种与A组乙型溶血性链球菌感染有关，累及全身结缔组织的变态反应性疾病。最常累及心脏、关节，其次是皮肤、皮下组织、血管和脑等，以心脏病变最为严重，反复发作后，常造成心瓣膜器质性损害，带来严重后果。在急性发作期常伴有发热，故称风湿热。血液检查可见抗链球菌溶血素“O”抗体（简称抗“O”抗体）滴度增高、血沉加快等。

风湿病多发生于5～15岁年龄段，发病高峰为6～9岁，男女患病率大致相等。长江以南地区发病率高于长江以北，其中四川最高。冬春季节多发。

### 一、病因与发病机制

本病的病因及发病机制尚未完全清楚。一般认为与A组乙型溶血性链球菌感染有关，依据是：①多数患者发病前2～3周常有咽喉炎等A组乙型溶血性链球菌感染史；②发病时，多数患者血中抗“O”抗体滴度增高；③在链球菌感染盛行的寒冷潮湿地区和季节，风湿病的发生也增多；④用抗生素防治链球菌感染，可降低风湿病的发病率。但本病的发生并非A组乙型链球菌感染直接引起的，目前认为变态反应是风湿病发生的基本环节。多数学者认为，风湿病是抗原抗体交叉免疫反应引起，即链球菌细胞壁上的 C 抗原（糖蛋白）与结缔组织的糖蛋白发生交叉免疫反应；M 抗原（蛋白质）与心脏、关节等组织中的某些成分有共同抗原性，也可发生交叉反应，引起风湿病变。

## 二、基本病理变化

风湿病的病变发展过程可分为三期。

### （一）变质渗出期

变质渗出期病变部位结缔组织发生黏液样变性和纤维素样坏死，并有充血，浆液、纤维素渗出及淋巴细胞、单核细胞浸润。此期约持续 1 个月。

### （二）增生期

该期在变质渗出基础上，局部细胞增生，形成具有诊断意义的特征性的风湿小体（图 6－1）。风湿小体多见于心肌间质小血管附近，病灶中央有纤维素样坏死，周围出现成堆的风湿细胞和成纤维细胞，外围有少量淋巴细胞和单核细胞等，呈圆形或梭形结节。风湿细胞亦称阿少夫细胞，细胞体积较大，胞浆丰富，单核或多核，核圆形或卵圆形，核膜清晰，核染色质常集于中央，纵切面呈毛虫状，横切面呈枭眼状。此期可持续 1～2 个月。

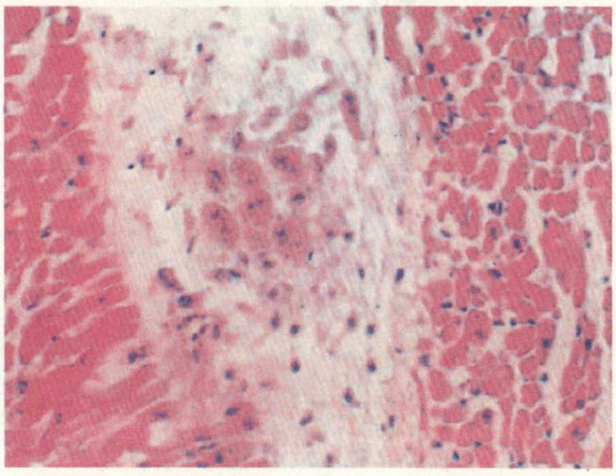

心肌间质内见风湿小体

**图 6－1 风湿性心肌炎**

### （三）愈合期（硬化期）

风湿小体内的纤维素样坏死物逐渐被溶解吸收，风湿细胞和成纤维细胞逐渐变为纤维细胞，并产生胶原纤维，使风湿小体纤维化，最终成为梭形瘢痕。此期持续 2～3 个月。

风湿病的基本病理变化见表 6－1。

**表 6－1 风湿病的基本病理变化**

| 项　目 | 变质渗出期 | 增生期 | 硬化期 |
| --- | --- | --- | --- |
| 病变阶段 | 早　期 | 中　期 | 后　期 |
| 病变特点 | 胶原纤维变性坏死及炎性渗出 | 巨噬细胞增生形成风湿性肉芽肿 | 风湿小体纤维化形成瘢痕 |
| 持续时间 | 1 个月左右 | 1～2 个月 | 2～3 个月 |

上述典型病变自然病程为 4～6 个月，由于风湿病常反复发作，因此受累器官或组织中可有新旧病变同时存在。发生在浆膜或滑膜的风湿病变主要是浆液性或浆液纤维素性炎症。

## 三、心脏的病理变化

风湿病患者50%～70%都有心脏损害，可引起风湿性心内膜炎、风湿性心肌炎、风湿性心外膜炎。

### （一）风湿性心内膜炎

病变以二尖瓣最常见，其次为二尖瓣和主动脉瓣同时受累，三尖瓣和肺动脉瓣极少受累。病变早期受累瓣膜肿胀、增厚，瓣膜间质有黏液样变性和纤维素样坏死，使瓣膜闭锁缘的内膜损伤，导致白色血栓形成，呈串珠状单行排列、粟粒样大小、灰白色、半透明的疣状赘生物，与瓣膜黏连牢固，不易脱落(图6－2、图6－3)。病变后期赘生物发生机化，瓣膜的病变发生纤维化及瘢痕形成。如此反复，可导致瓣膜增厚、变硬、卷曲，瓣叶相互黏连，腱索增粗、缩短，最终导致慢性心瓣膜病(瓣膜口狭窄和(或)关闭不全)，引起相应的血流动力学变化和临床症状。

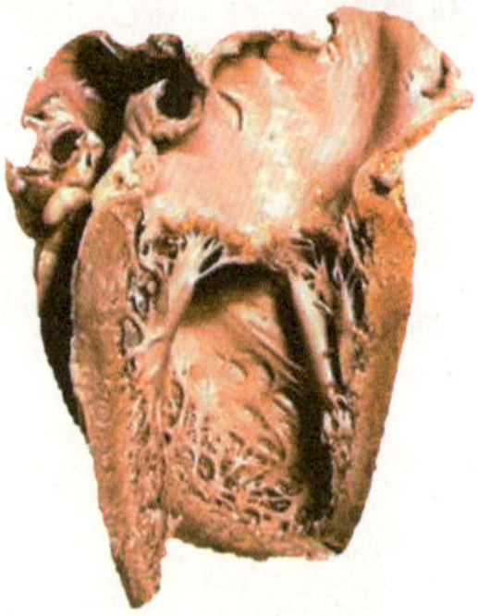

二尖瓣瓣膜闭锁缘上疣状赘生物

**图6－2　风湿性心内膜炎**

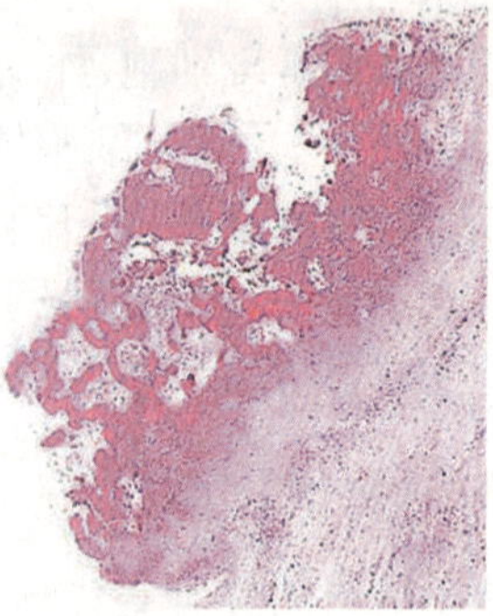

瓣膜缘上白色血栓

**图6－3　风湿性心内膜炎**

### （二）风湿性心肌炎

风湿性心肌炎主要累及心肌间质结缔组织，常表现为心肌间质水肿，淋巴细胞浸润，在心肌间质小血管附近形成风湿小体(图6－1)，后期风湿小体纤维化而形成瘢痕。轻者可无明显症状，如病变较重，则可影响心肌的收缩力，患者出现心动过速、第一心音低钝等体征，甚至发生心功能不全。如病变累及传导系统，则可发生期前收缩、传导阻滞等心律失常的表现。

### （三）风湿性心外膜炎

风湿性心外膜炎主要表现为浆液性或浆液纤维素性炎症。若渗出浆液较多，形成心包积液，可出现心脏受压症状。若渗出纤维素较多，覆盖于心包表面，因心脏搏动，心包脏、壁层相互摩擦，使心脏表面呈绒毛状，称绒毛心(图6－4、图6－5)。如纤维素不能完全吸收，则发生机化、黏连，甚至形成缩窄性心包炎，影响心脏收缩及舒张功能。

各种风湿性心脏病的比较见表6－2。

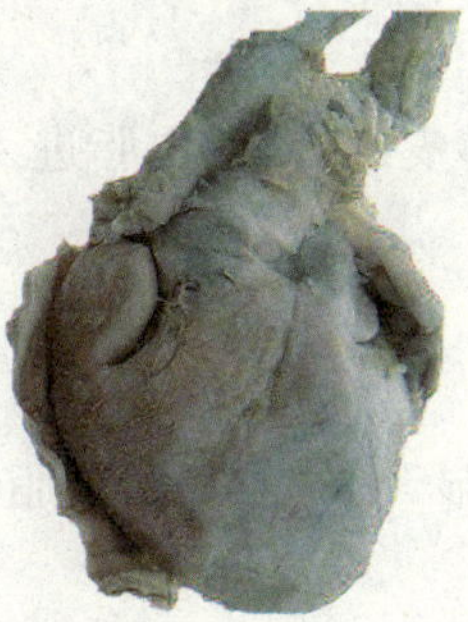

心外膜表面大量纤维素渗出，呈绒毛状

图6-4　风湿性心外膜炎（儿童）

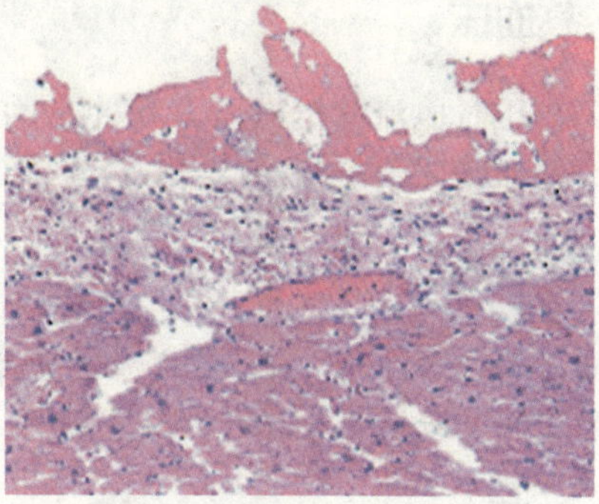

心外膜表面有红染纤维素等渗出

图6-5　风湿性心外膜炎

表6-2　各种风湿性心脏病的比较

| 类　型 | 好发部位 | 病变特点 | 后　果 |
|---|---|---|---|
| 风湿性心内膜炎 | 二尖瓣及主动脉瓣 | 早期赘生物形成，以后机化 | 慢性心瓣膜病伴血流动力学变化 |
| 风湿性心肌炎 | 左心心肌间质小血管附近 | 形成风湿小体，心肌间质水肿（儿童） | 心肌收缩力下降，心律失常 |
| 风湿性心外膜炎 | 心外膜脏层 | 浆液或浆液纤维素渗出 | 心包积液、绒毛心，心脏功能障碍 |

# 第二节　动脉粥样硬化

动脉粥样硬化是一种与脂质代谢障碍有关的全身性疾病，病变主要累及大、中动脉内膜，以脂质在内膜下沉积导致粥样斑块形成为特征，是动脉硬化中最常见的一种。多见于中老年人，北方发病率高于南方。

## 一、病因及发病机制

动脉粥样硬化的病因和发病机制仍不十分清楚，其危险因素有以下几种。

### （一）高脂血症

高脂血症是动脉粥样硬化最主要的危险因素。大量流行病学资料表明，动脉粥样硬化和冠心病的严重程度随血浆胆固醇水平的升高而加重。此外，高三酰甘油血症也被认为是动脉粥样硬化和冠心病的危险因素。血浆中的脂质主要以脂蛋白形式存在，其中低密度脂蛋白（LDL）、极低密度脂蛋白（VLDL）和乳糜颗粒（CM）升高与动脉粥样硬化和冠心病的关系密切，而高密度脂蛋白（HDL）却具有很强的抗动脉粥样硬化作用。

## （二）高血压

高血压时血流的机械压力和冲击力直接损伤血管内皮细胞，使血脂进入内膜增多；内膜增厚使脂质清除障碍。

## （三）糖尿病

糖尿病患者血中三酰甘油、极低密度脂蛋白水平明显升高，而高密度脂蛋白水平较低。糖尿病与动脉粥样硬化和冠心病的关系极为密切。

## （四）吸烟

吸烟时血中一氧化碳浓度升高，损伤血管内皮细胞，诱导中膜平滑肌向内膜移行、增生，促使动脉粥样硬化的发生。

## （五）其他因素

1. 遗传　动脉粥样硬化有明显家族集聚现象，提示遗传是其危险因素之一。

2. 年龄　大量资料表明，动脉粥样硬化的检出率和病变程度均随年龄的增大而增加。

3. 性别　女性血浆中高密度脂蛋白水平高于男性，而低密度脂蛋白水平却较男性低。在绝经期前，女性动脉粥样硬化的发病率比同龄的男性低，而绝经期以后两性间的这种差异消失，可能与雌激素的影响有关。

### 巨细胞病毒可能加剧动脉粥样硬化

近年研究显示：动脉粥样硬化也可能由多种病原体感染引起，其中某些疱疹病毒感染起到重要作用，尤其是巨细胞病毒（人类疱疹病毒4型）很有可能促进动脉粥样硬化的发展。

动脉粥样硬化的发病机制比较复杂。血脂升高是动脉粥样硬化发生的物质基础，而动脉壁的结构和功能的改变等则能促进动脉粥样硬化的发生。

# 二、基本病理变化

本病最好发于腹主动脉，其次为冠状动脉、肾动脉、降主动脉、颈内动脉和脑底动脉环等。典型病变经过分为以下几个阶段：

## （一）脂纹脂斑期

肉眼观察：在动脉内膜表面，可见黄色条纹或斑点，平坦或略微隆起，在血管分支开口处更明显（图 6－6）。镜下观察：脂纹脂斑处内皮细胞下有大量泡沫细胞聚集（图 6－7）。泡沫细胞呈圆形或椭圆形，体积较大，胞浆内有大量空泡。

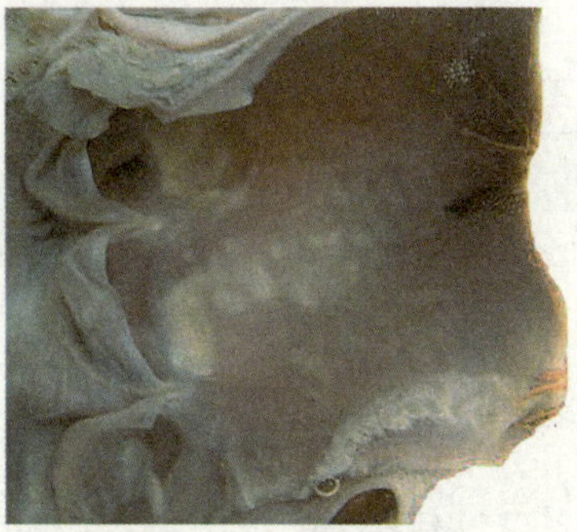

主动脉内膜表面淡黄色脂纹、脂斑

**图 6-6　动脉粥样硬化**

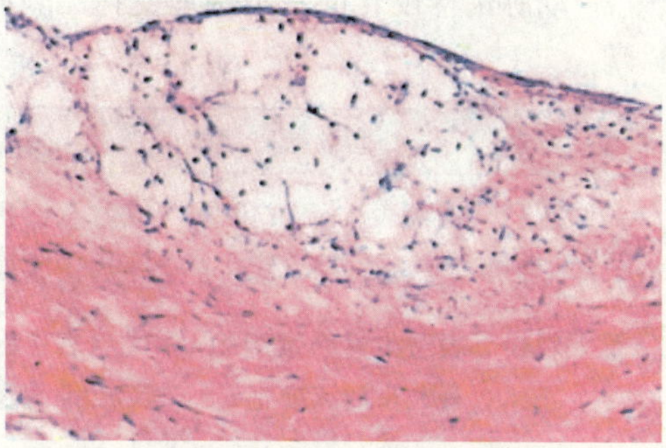

动脉内膜下泡沫细胞聚集

**图 6-7　动脉粥样硬化**

## （二）纤维斑块期

肉眼观察：纤维斑块初为隆起于内膜表面的淡黄色或灰黄色斑块，后因纤维结缔组织增生并发生玻璃样变性而呈瓷白色，如凝固的蜡烛油（图 6-8）。镜下观察：病灶表层是大量纤维组织增生形成的纤维帽，其下可见不等量的泡沫细胞、细胞外脂质。

## （三）粥样斑块期

肉眼观察：动脉内膜表面见明显隆起的灰黄色斑块，切面见纤维帽的下方有黄色粥糜样物（图 6-9）。镜下观察：表层是玻璃样变性的纤维组织，深层有大量红染的坏死物，其中可见胆固醇结晶（HE 切片中为针状空隙）及钙化，斑块底部及周边可见肉芽组织、少量泡沫细胞和浸润的淋巴细胞。严重者病灶处中膜平滑肌受压、萎缩（图 6-10）。

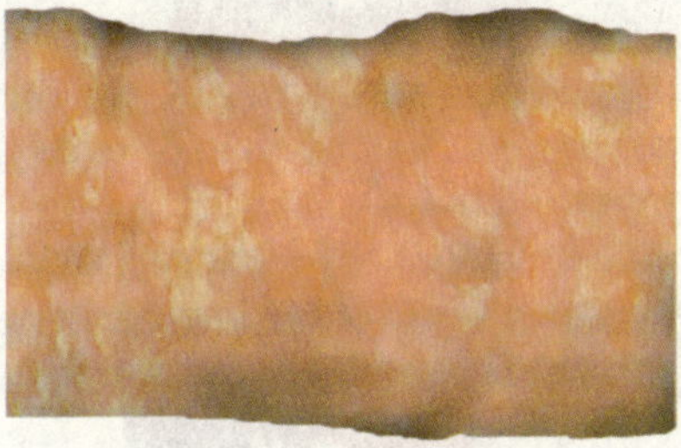

内膜表面灰白色纤维斑块

**图 6-8　动脉粥样硬化**

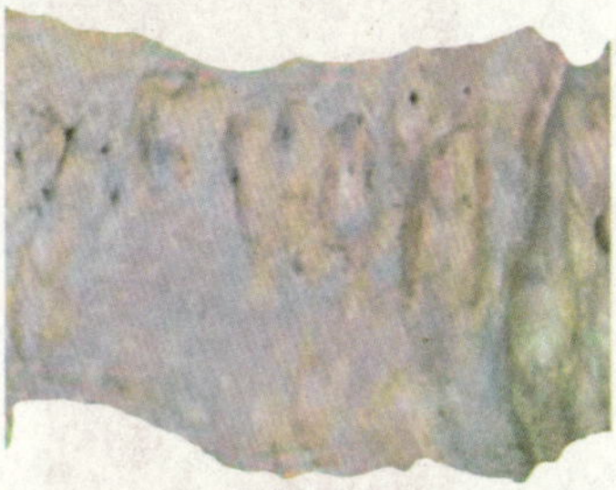

内膜表面隆起的灰黄色粥样斑块

**图 6-9　动脉粥样硬化**

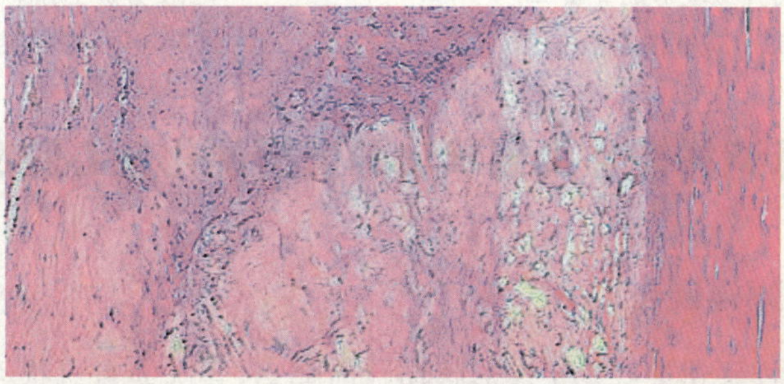

表层纤维组织增生，其下红染的坏死物中见胆固醇结晶空隙

**图 6-10　动脉粥样硬化粥样斑块**

动脉粥样硬化的基本病理变化见表6-3。

表6-3 动脉粥样硬化各期病理变化比较

| 观察方法 | 脂纹脂斑期 | 纤维斑块期 | 粥样斑块期 |
|---|---|---|---|
| 肉眼观察 | 内膜表面淡黄色斑点或条纹，可微隆 | 灰白色、蜡滴状斑块，突向内膜表面 | 灰黄色粥样斑块，明显向表面突出 |
| 镜下观察 | 表层少量纤维组织，深层有大量泡沫细胞 | 表层为纤维帽，深层有泡沫细胞及细胞外脂质等 | 表层纤维组织玻璃样变，深层为红染坏死物，其中见胆固醇结晶空隙 |

### （四）继发性病变

在纤维斑块和粥样斑块基础上可继发病变，具体见表6-4，图6-11、图6-12。

表6-4 动脉粥样硬化斑块的继发性病变

| 类　型 | 原　因 | 后　果 |
|---|---|---|
| 斑块内出血 | 斑块内的毛细血管破裂 | 形成血肿，加重血管腔狭窄 |
| 斑块破裂 | 纤维帽周边抗张力差，钙化 | 形成溃疡 |
| 血栓形成 | 斑块表面粗糙，溃疡形成 | 加重血管腔狭窄，栓塞 |
| 钙化 | 斑块钙盐沉着 | 动脉壁变硬、变脆，易破裂 |
| 动脉瘤 | 病变的动脉中膜萎缩，弹性下降 | 破裂可致大出血 |

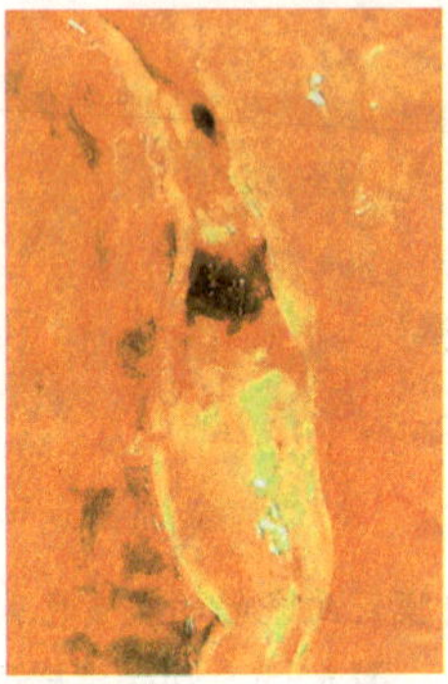

冠状动脉粥样斑块形成伴出血

图6-11 斑块内出血

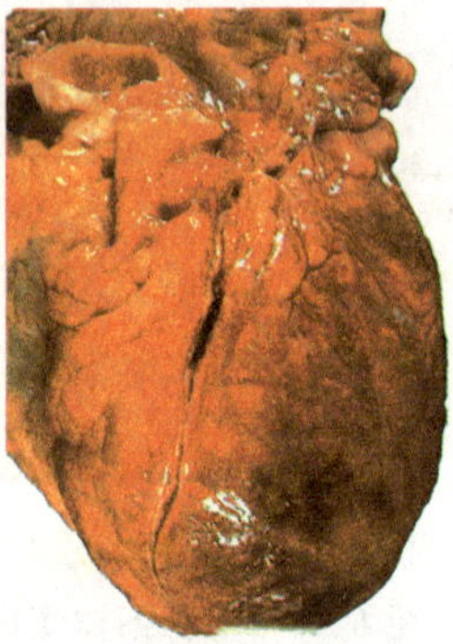

冠状动脉左前降支内见血栓

图6-12 斑块继发血栓形成

## 三、冠状动脉粥样硬化及冠状动脉粥样硬化性心脏病

### （一）冠状动脉粥样硬化

冠状动脉粥样硬化最好发于左冠状动脉前降支，其次为右冠状动脉主干、左旋支及左冠状动脉主干。病变常呈多发性、节段性。由于血流冲击，动脉开口处或近心肌一侧

的动脉壁病变最明显，使局部血管壁半月形增厚，管腔呈偏心性狭窄（图 6－13）。冠状动脉粥样硬化常可继发斑块内出血、血栓形成，亦可伴有冠状动脉痉挛，加剧管腔狭窄，引起心肌缺血性病变。

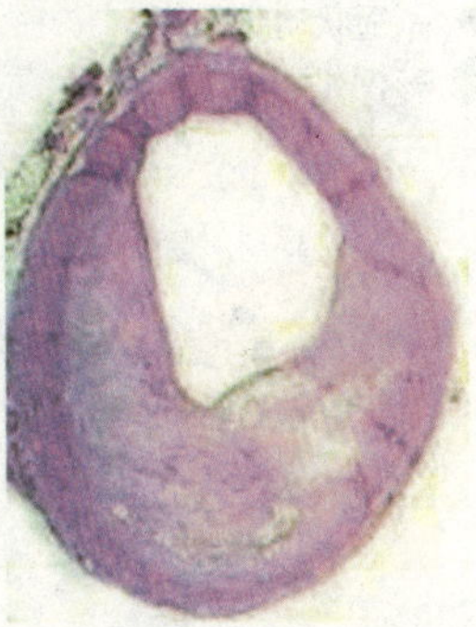

图 6－13　冠状动脉粥样硬化

### （二）冠状动脉粥样硬化性心脏病

冠状动脉粥样硬化性心脏病简称冠心病，是由冠状动脉狭窄所致心肌缺血的心脏病。大多数由冠状动脉粥样硬化引起，临床表现为以下类型。

1. 心绞痛　是心肌急性暂时性缺血、缺氧所引起的临床综合征。典型表现为阵发性胸骨后或心前区压榨性疼痛或紧迫感，并可放射至左肩和左上肢内侧，持续 3～5 分钟，休息或口含硝酸酯制剂可缓解。

#### 心绞痛的发生机制

心绞痛是在冠状动脉粥样硬化的基础上，由于寒冷、体力活动增强、情绪激动、饱食等因素引起冠状动脉痉挛，或心肌代谢增强、需氧量增加，使心肌缺血缺氧，心肌内酸性代谢产物堆积，刺激心内交感神经末梢，引起疼痛。

2. 心肌梗死　指冠状动脉持续性供血中断引起的较大范围心肌坏死。

（1）原因：在冠状动脉粥样硬化基础上继发血栓形成、斑块内出血、冠状动脉持续痉挛，或因休克、心动过速致冠状动脉血流量急剧减少，导致心肌缺血性坏死。

（2）部位：心肌梗死的部位和发生率见表 6－5，图 6－14。

表 6－5　心肌梗死的部位和发生率

| 冠状动脉阻塞部位 | 梗死部位 | 发生率（%） |
|---|---|---|
| 左前降支 | 左心室前壁、室间隔前 2/3 及心尖部 | 40～50 |
| 右冠状动脉 | 左心室后壁、室间隔后 1/3 及右室大部 | 30～40 |
| 左旋支 | 左室侧壁、膈面及左房 | 15～20 |

（3）病理变化：心肌梗死属贫血性梗死，一般于梗死 6 小时后才能辨认。肉眼观察：梗死灶形状不规则，呈灰白色或灰黄色，质地较硬，干燥，梗死灶周围可出现充血、出血带（图 6－15）。随后梗死灶逐渐机化、纤维化。镜下观察：梗死灶内的心肌细胞变性、坏死，伴有大量中性粒细胞、单核细胞浸润。

（4）临床表现：患者常出现剧烈而持久的胸骨后疼痛，休息或口含硝酸酯制剂不能完全缓解。心肌细胞坏死，胞浆内的酶释放入血，使血清中肌酸磷酸激酶、乳酸脱氢酶、谷草转氨酶、谷丙转氨酶含量升高。尤其是肌酸磷酸激酶对心肌梗死的诊断有临床意义。

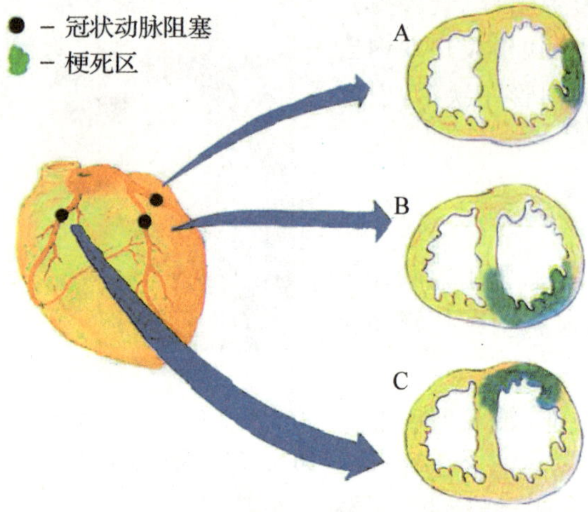

A:左冠状动脉旋支 B:左冠状动脉前降支
C:右冠状动脉
**图 6-14 冠状动脉阻塞及心肌梗死的部位模式图**

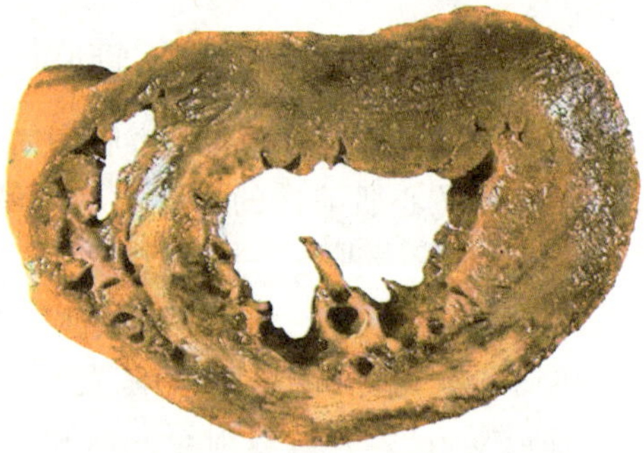
左心室前壁、室间隔梗死灶呈灰白色
**图 6-15 心肌梗死**

(5) 并发症:①心力衰竭:梗死的心肌收缩力显著减弱甚至丧失,引起不同程度的心力衰竭,是患者死亡的最常见原因。②心脏破裂:是中性粒细胞和单核细胞释放蛋白水解酶溶解坏死的心肌所致。心壁破裂,心室内血液流入心包腔,造成心脏压塞而引起猝死。另外,室间隔破裂,左心室血液流入右心室,可引起右心功能不全。③室壁瘤:是由梗死心肌或瘢痕组织在心室内压作用下,形成向外的局限性膨隆。④附壁血栓形成:由于梗死区心内膜受损、室壁瘤处出现涡流等原因引起。⑤心源性休克:当心肌梗死范围超过 40%时,心肌收缩力极度减弱,心排出量显著减少而引起休克。⑥心律失常:心肌梗死累及传导系统可发生期前收缩、传导阻滞及心室纤维颤动等。

3. 心肌纤维化 冠状动脉粥样硬化时,由于管腔狭窄,造成心肌长期慢性缺血、心肌萎缩、间质纤维组织增生。

4. 冠状动脉性猝死 是冠状动脉粥样硬化基础上出现继发性病变引起心肌急性缺血所致,多见于 40~50 岁中年人,男性多于女性。

## 第三节 高血压病

高血压是以体循环动脉血压持续升高为主要表现的疾病。WHO 标准:静息状态成人收缩压≥140 mmHg(18.4 kPa)和(或)舒张压≥90 mmHg(12.0 kPa)即诊断为高血压。高血压可分为原发性和继发性两大类。前者即高血压病,占 90%~95%;后者是继发于其他疾病(肾炎、肾上腺和垂体肿瘤等)并作为一种症状出现的,又称症状性高血压,占 5%~10%。

原发性高血压是以细小动脉硬化为基本病变的全身性独立性疾病,是我国最常见的心血管疾病,多见于 40 岁以上的中老年人,无明显性别差异。我国高血压病的发病率呈明显上升趋势,1991 年统计平均患病率为 11.88%,至 2002 年已达到 18.8%。

## 一、病因及发病机制

### （一）精神心理因素

长期过度的精神紧张、焦虑、忧郁或恐惧，使大脑皮层的兴奋与抑制平衡失调，皮层下血管中枢收缩冲动占优势，通过交感神经节后纤维分泌多量的去甲肾上腺素，作用于细小动脉平滑肌，引起细小动脉收缩，导致血压升高。此外肾血管痉挛导致肾缺血，激活肾素-血管紧张素-醛固酮系统，加重全身血管痉挛并使钠、水潴留，造成血压进一步升高。

### （二）高钠饮食因素

高盐饮食致 $Na^+$ 潴留，使血容量增多，并使血管壁对血管紧张素的敏感性增强，从而引起血压升高。

### （三）遗传因素

高血压病患者常有明显的家族聚集性，约 75%高血压病患者有遗传素质。

总之，高血压病的发生，目前认为是多种因素作用的结果，具体见图 6-16。

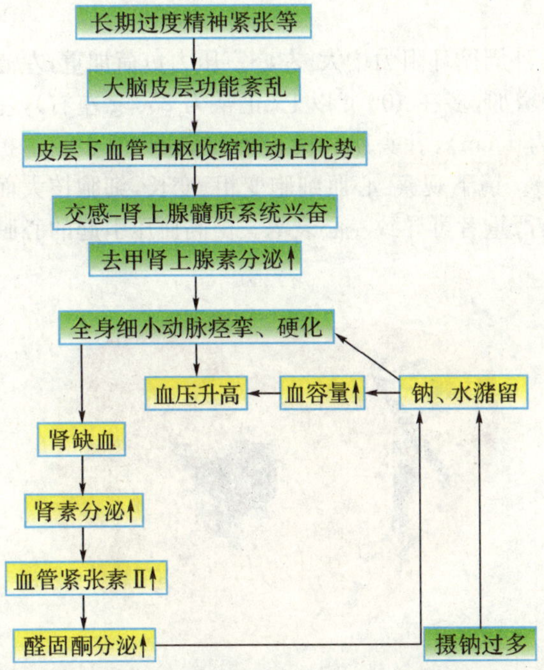


图 6-16　高血压病发病机制示意图

**高血压病患者的饮食**

①限定摄盐量：WHO 建议每日摄盐量控制在 5 g 以下；②限制饮酒；③减少脂肪摄入，适量补充蛋白质；④多食富含维生素的食品。

## 二、类型和病理变化

高血压病可分为缓进型（良性）高血压病和急进型（恶性）高血压病。

## （一）缓进型高血压病

缓进型高血压病约占原发性高血压的95%，多见于中老年人，病情进展缓慢，病程长达10～20年以上。根据其病变发展过程，可分为三期：

1. 功能紊乱期（第一期） 是高血压病的早期阶段，此期主要改变为全身细、小动脉间歇性的痉挛，但无器质性病变。

患者可有头昏、头痛，血压升高呈波动性，舒张压一般在90～100 mmHg（12.0～12.3 kPa）之间，经适当休息、治疗，血压可恢复正常。

2. 动脉病变期（第二期） 是高血压病的中期阶段。

（1）细动脉硬化：主要为细动脉玻璃样变性，是高血压病最主要的病变特征。由于血管持续痉挛，致管壁缺氧，内皮细胞受损，血浆蛋白侵入血管壁凝集成均匀红染物；同时基底膜样物质增多，使管壁增厚变硬，管腔狭窄。以肾入球动脉、视网膜动脉、脾中央动脉、脑的细动脉硬化多见（图6-17）。

（2）小动脉硬化：由于持续血压升高对血管壁的作用，使动脉内膜胶原纤维和弹性纤维增生，管壁增厚，管腔狭窄。主要累及肾小叶间动脉、弓形动脉及脑的小动脉等。

此期患者血压进一步升高，并持续在较高水平，舒张压常在110 mmHg（14.67 kPa）以上，休息后不能缓解。

3. 内脏病变期（第三期） 为高血压病后期，多数内脏器官受累，其中最重要的是心、肾、脑和视网膜的病变。

（1）心脏病变：由于血压持续性升高，外周循环阻力增大，左心室压力负荷加重，左心室发生代偿性肥大。肉眼观察：心脏重量增加，多在400 g以上（正常为250 g左右），左心室壁明显增厚，可达1.5～2 cm（正常为1 cm），乳头肌和肉柱增粗变圆，但心腔不扩大，甚至略缩小，称向心性肥大（图6-18）。镜下观察：心肌细胞变粗、变长，细胞核大而深染。临床表现为心悸、心界向左下扩大，严重者可导致左心衰竭。由高血压引起的心脏病变称为高血压性心脏病。

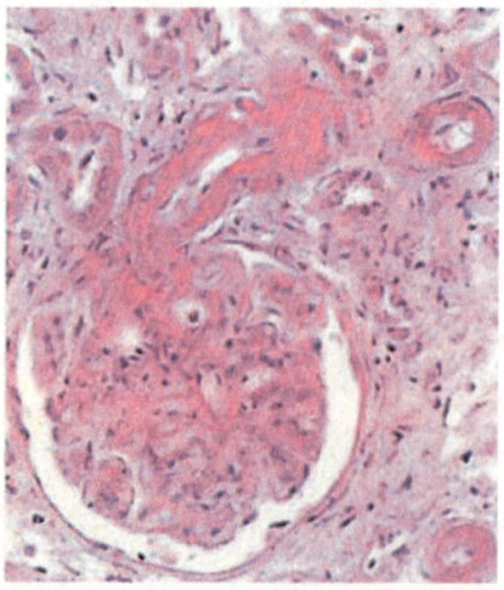

肾入球动脉壁红染增厚、管腔狭窄

**图6-17 细动脉玻璃样变性**

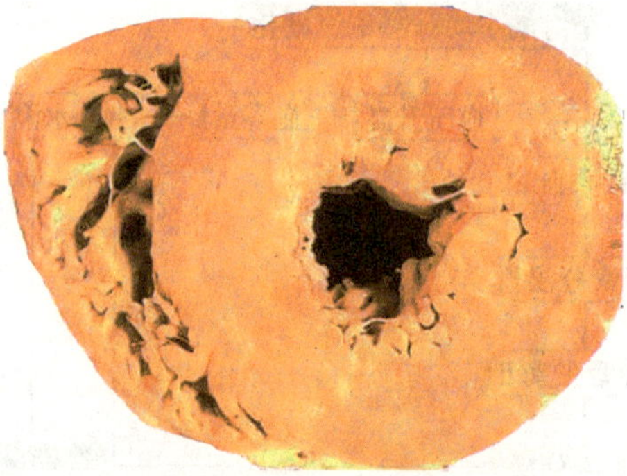

左心室壁明显增厚、心腔缩小

**图6-18 左心向心性肥大**

（2）肾脏病变：由于肾入球动脉、叶间动脉硬化，导致肾缺血而引起。肉眼观察：双肾体积缩小，重量减轻，质地变硬，表面呈均匀弥漫的细颗粒状，切面肾皮质变薄，皮髓质分界不清，称原发性颗粒性固缩肾（图6-19）。镜下观察：病变肾小球发生纤维化和玻璃样变，所属肾小管因缺血而萎缩、消失，间质纤维化及少量淋巴细胞浸润，健存的肾单位因功能代偿而肥大。患者出现水肿、蛋白尿、管型尿和肾衰竭。

(3) 脑病变：主要有三种：①脑出血：是高血压病最严重、最常见的并发症。脑出血的原因是脑细小动脉持续痉挛、硬化而缺血、缺氧，血管壁通透性增高，引起漏出性出血或硬化的血管破裂出血。此外，脑血管壁病变致使其弹性下降，可形成微小动脉瘤，如遇血压剧烈波动，可致微小动脉瘤破裂出血。脑出血常发生于基底节、内囊，其次为大脑白质(图 6－20)。因为供应该区的豆纹动脉从大脑中动脉呈直角分出，直接承受压力较高的血流冲击，易于破裂。临床表现因出血部位不同，内囊出血者可引起对侧肢体偏瘫及感觉消失。出血破入脑室时，患者可发生昏迷，并常导致死亡。②脑水肿：是由于脑内细小动脉的痉挛、硬化，局部缺血、毛细血管通透性增高所致。临床上可出现头痛、头晕、视物障碍及呕吐等表现，称为高血压脑病。如果上述临床表现更为严重，出现意识障碍、抽搐等危重症状，称为高血压危象。③脑软化：是由于脑内细小动脉痉挛、硬化，管腔狭窄，供血区脑组织缺血而发生梗死。

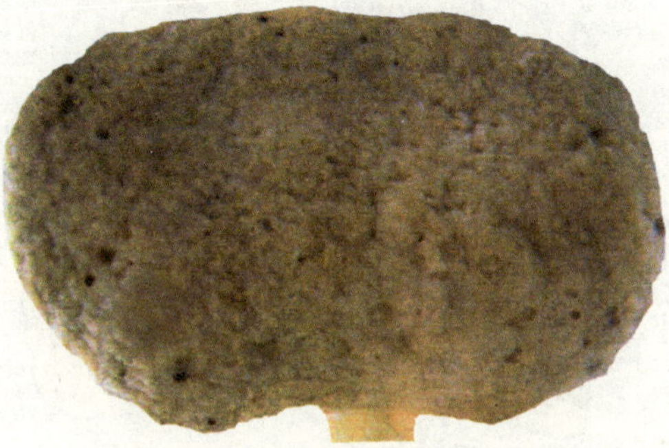

肾体积缩小，质地变硬，表面呈细颗粒状

**图 6－19　原发性颗粒性固缩肾**

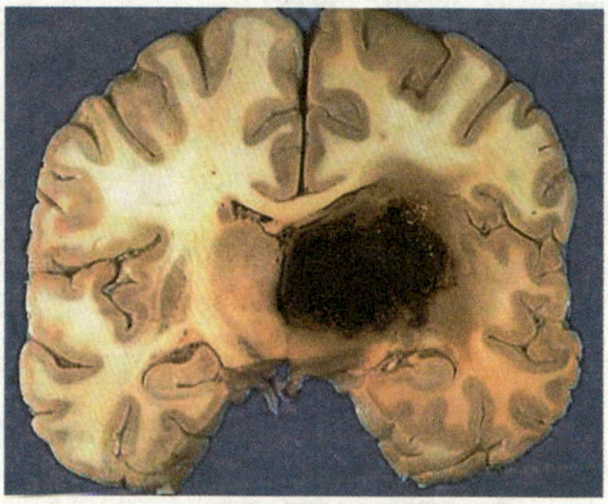

大脑内囊区出血，压迫脑组织

**图 6－20　脑出血**

(4) 视网膜病变：高血压病时，视网膜血管的改变与其各期变化相一致，因此，眼底检查可帮助了解高血压病的进展及预后。早期可见视网膜中央动脉痉挛；中期可见中央动脉变细，颜色银白，动静脉交叉处出现压迹等硬化性改变；晚期可出现视网膜渗出、出血及视神经乳头水肿。

缓进型高血压病主要脏器病变及后果见表 6－6。

**表 6－6　缓进型高血压病主要脏器病变及后果**

| 部　位 | 主要病变 | 后　果 | 主要辅助检查 |
|---|---|---|---|
| 动　脉 | 细动脉玻璃样变、小动脉内膜增厚，管腔狭窄 | 导致各脏器病变 | 眼底检查、动脉造影 |
| 心　脏 | 左心室代偿性肥大 | 左心衰竭 | X 线、心电图 |
| 肾　脏 | 原发性颗粒性固缩肾 | 肾衰竭、尿毒症 | 肾功能检查 |
| 脑 | 出血、水肿、软化灶 | 脑出血，颅内压升高 | CT 检查 |
| 视网膜 | 视网膜中央动脉玻璃样变 | 视网膜渗出、出血及视乳头水肿 | 眼底检查 |

## (二) 急进型高血压病

急进型高血压病约占原发性高血压的 5%，多见于青壮年。可由缓进型高血压病恶化而来，或起病即为急进型高血压病。

急进型高血压的特征性病变是增生性小动脉硬化和坏死性细动脉炎。临床上起病急骤、发展迅速，血压升高明显，舒张压常超过 130 mmHg，出现持续性血尿、蛋白尿、管型尿、少尿和无尿，视网膜出血及视神经乳头水肿，易发生高血压脑病，本病预后极差。

## 第四节　肺　炎

肺炎是指肺组织的急性渗出性炎症，是呼吸系统常见的疾病。根据病变累及的范围和部位不同，分为大叶性肺炎、小叶性肺炎和间质性肺炎(图 6－21)。

### 一、大叶性肺炎

大叶性肺炎是发生于肺组织的急性纤维素性炎症。病变起始于肺泡，并迅速累及到一个肺段乃至整个大叶，故称为大叶性肺炎。多见于青壮年，好发于冬春季节。临床主要表现为寒战、高热、胸痛、咳嗽、咳铁锈色痰、呼吸困难、肺实变体征及外周血白细胞增多等。

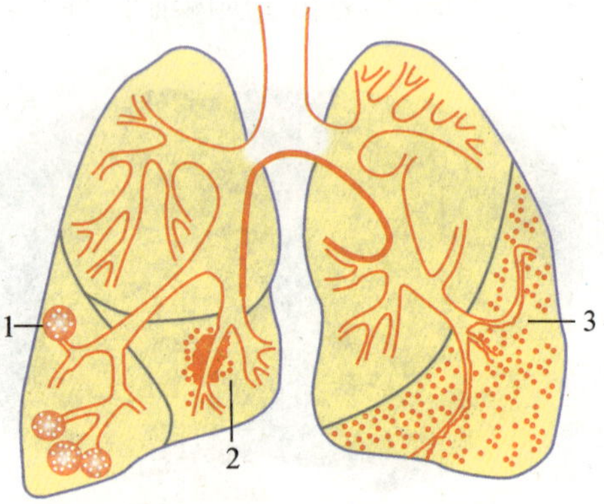

1. 小叶性肺炎　2. 间质性肺炎　3. 大叶性肺炎

**图 6－21　肺炎模式图**

#### (一) 病因和发病机制

大叶性肺炎 90%以上是由肺炎链球菌引起的。当寒冷、过度疲劳、病毒感染、酒精中毒、麻醉、胸部外伤等诱因，使机体抵抗力下降时，细菌侵入肺泡，引发肺组织的变态反应，导致肺泡壁毛细血管扩张充血，通透性升高，浆液和纤维素大量渗出，细菌在其中迅速生长繁殖，并随之通过肺泡间孔或呼吸性细支气管向邻近的肺组织蔓延，波及一个肺段或肺大叶，并可达到胸膜。

#### (二) 病理变化及病理临床联系

病变一般只侵犯单侧肺，以左肺下叶多见。典型发展过程可分为四期：

1. 充血水肿期　发病的第 1～2 天。肉眼观察：病变的肺叶肿胀，呈暗红色，湿润质软。镜下观察：肺泡壁毛细血管扩张充血，肺泡腔内有多量的浆液渗出(图 6－22)。

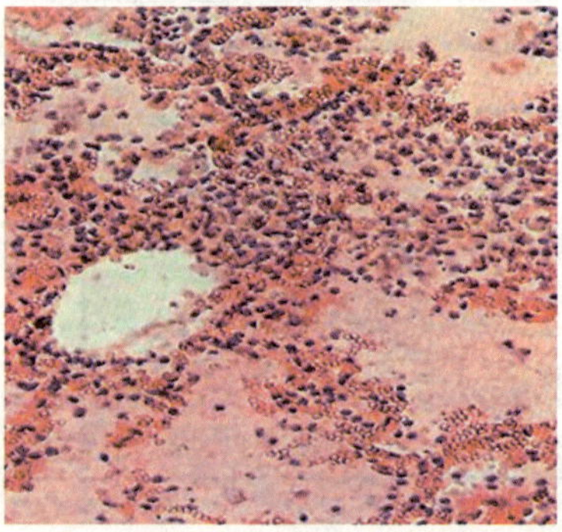
肺泡壁毛细血管充血，肺泡腔内浆液渗出

**图 6－22　大叶性肺炎充血水肿期**

临床表现：患者有寒战、高热、外周血白细胞增多等毒血症症状。咳嗽、咳白色泡沫痰或血丝痰，渗出液常可检出肺炎链球菌。听诊可闻及湿性啰音。胸部 X 线检查显示片状分布的模糊阴影。

2．红色肝样变期（实变早期）　一般为发病后的第3～4天。肉眼观察：病变的肺叶充血肿胀，呈暗红色，质地实如肝脏（图6-23）。镜下观察：肺泡壁毛细血管扩张充血更显著，肺泡腔内充满大量纤维素及红细胞，其间夹杂有少量中性粒细胞和巨噬细胞（图6-24）。

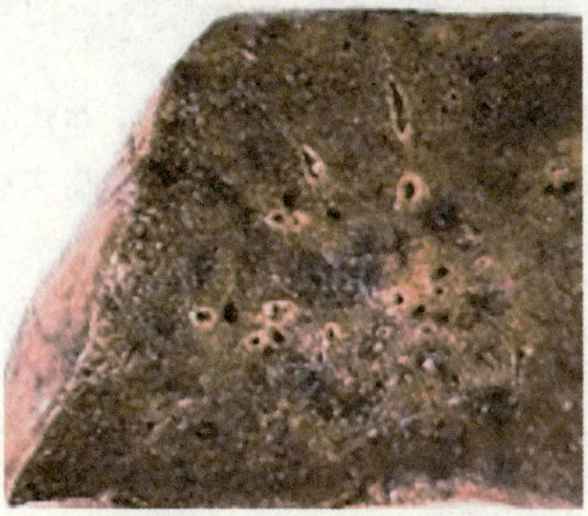

肺叶实变如肝脏切面、暗红色

**图6-23　大叶性肺炎红色肝样变期**

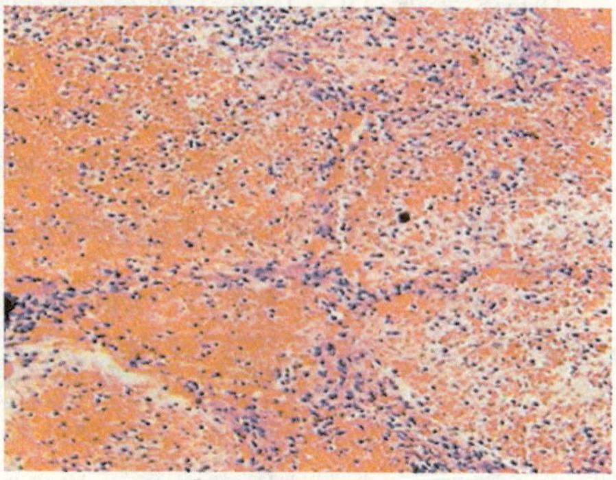

肺泡壁毛细血管充血，肺泡腔内大量红细胞及纤维素渗出

**图6-24　大叶性肺炎红色肝样变期**

临床表现：患者仍有毒血症表现。肺组织变实，使肺通气和肺换气功能障碍，可出现呼吸困难和发绀等缺氧症状。肺泡腔内的红细胞被巨噬细胞吞噬后，崩解形成含铁血黄素随痰咳出，使痰液呈铁锈色。当病变波及胸膜时，则发生胸痛，并随呼吸和咳嗽而加重。实变肺叶叩诊呈浊音，触诊语颤增强，听诊可闻及支气管呼吸音，胸部X线检查可见大片致密阴影。本期渗出物中仍能检出肺炎链球菌。

3．灰色肝样变期（实变晚期）　此期为发病后的第5～6天。肉眼观察：病变肺叶仍肿大，但充血消退，由红色逐渐变为灰白色，实变加重，质实如肝（图6-25）。镜下观察：肺泡腔内渗出的纤维素进一步增多，并有大量的中性粒细胞，而红细胞多已溶解消失，肺泡壁毛细血管受压而缺血（图6-26）。

临床表现：患者实变体征仍然存在。病变肺组织内通气量减少，但血流量也显著减少，故缺氧状况得以改善。咳出的铁锈色痰逐渐转变为黏液脓性痰。渗出物中的致病菌被中性粒细胞吞噬杀灭，故不易检出。

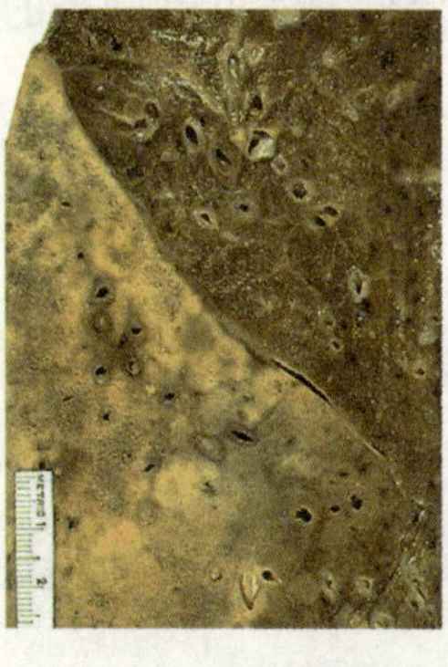

肺下叶实变如肝脏切面、灰白色

**图6-25　大叶性肺炎灰色肝样变期**

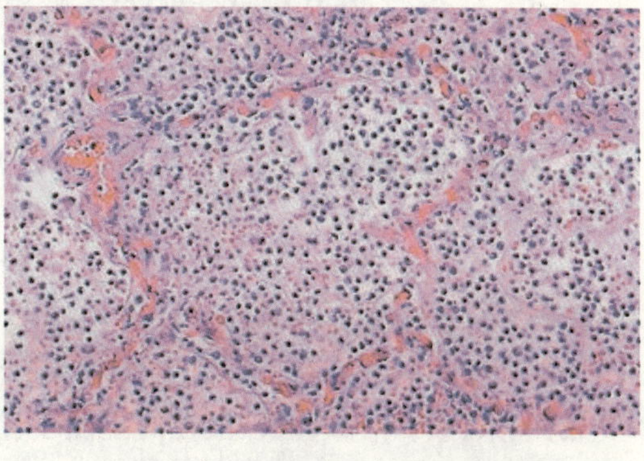

肺泡内渗出大量纤维素、中性粒细胞

**图6-26　大叶性肺炎灰色肝样变期**

4．溶解消散期　发病后一周左右进入此期。肉眼观察：病变肺组织实变病灶渐

渐消失，质地变软，呈淡黄色并逐渐恢复正常。镜下观察：肺泡腔内中性粒细胞崩解，并释放出大量蛋白水解酶将渗出物溶解液化、吸收及咳出。肺泡壁毛细血管受压的状态逐渐被解除，肺组织逐渐恢复正常结构和功能。

临床表现：患者体温下降，症状和体征逐渐减轻、消失。因为渗出物溶解液化，所以咳痰量增多，听诊可闻及湿性啰音。胸部X线检查逐渐恢复正常。

上述大叶性肺炎的病理变化是一个连续的过程，彼此并无绝对的界限。由于在疾病的早期就开始使用抗生素治疗，故典型的四期病变过程已很少见，病程明显缩短，临床表现亦不典型。大叶性肺炎四期比较见表6-7。

**表6-7 大叶性肺炎各期病理变化及临床特点的比较**

| | 充血水肿期 | 红色肝样变期 | 灰色肝样变期 | 溶解消散期 |
|---|---|---|---|---|
| 肉眼观察 | 病变肺叶肿胀，呈暗红色，湿润质软 | 病变肺叶肿胀，呈暗红色，质实如肝 | 病变肺叶肿胀，呈灰白色，质实如肝 | 病变肺叶质地渐变软，呈淡黄色 |
| 镜下观察 | 肺泡壁血管扩张、充血<br>肺泡腔内有多量浆液渗出物 | 肺泡壁血管充血更显著<br>肺泡腔内有大量红细胞和纤维素渗出 | 肺泡壁血管狭窄、闭塞肺泡腔内有大量中性粒细胞和纤维素渗出 | 肺泡壁血管渐恢复正常，肺泡腔内中性粒细胞变性坏死，纤维素液化 |
| 临床表现 | 毒血症状，咳白色泡沫痰，湿性啰音 | 毒血症状，肺实变体征，咳铁锈色痰，发绀 | 肺实变体征，咳黏液脓性痰，缺氧减轻 | 体温下降，症状减轻，咳痰量增多后渐无 |
| X线检查 | 呈云雾状阴影 | 大片致密阴影 | 大片致密阴影 | 渐恢复正常 |

### （三）结局和并发症

经过及时的治疗，大叶性肺炎多可治愈，其并发症已较少见。

1. 肺肉质变　由于肺内炎症病灶中渗出的中性粒细胞过少，释放的蛋白水解酶也少，不能及时溶解和消除肺泡腔内的渗出物，渗出物被肉芽组织取代而机化，使病变的肺组织变成红褐色肉样组织，故称为肺肉质变。

2. 肺脓肿及脓胸　是由于机体抵抗力低下或致病菌毒力较强所致。

3. 感染性休克　见于重症病例，由于严重的毒血症所致，是大叶性肺炎的严重并发症。如不及时抢救，可引起死亡。

## 二、小叶性肺炎

小叶性肺炎是以细支气管为中心的肺组织急性化脓性炎症。病变以肺小叶为单位，常起始于细支气管并向其所属的肺组织蔓延，故又称支气管肺炎。可以单独发病，但常作为其他疾病的并发症出现。主要发生于小儿、年老体弱及久病卧床者。临床上患者有发热、咳嗽、咳黏液脓性痰、散在的湿性啰音等症状和体征。

### （一）病因和发病机制

小叶性肺炎大多是由多种细菌混合感染引起，通常是口腔或上呼吸道内致病力较弱的常驻菌。常见的有肺炎球菌、葡萄球菌、流感嗜血杆菌、链球菌、肺炎克雷伯杆菌、绿脓杆菌和大肠杆菌等。其发生往往在某些诱因的作用下(如传染病、营养不良、恶病质、昏迷、麻醉、大手术等),使机体抵抗力下降,呼吸系统的防御功能受损,病原菌经呼吸道侵入肺组织而导致小叶性肺炎。因此,小叶性肺炎常常是某些疾病的并发症。

### (二) 病理变化及病理临床联系

1. 病理变化 肉眼观察:两肺出现许多散在分布的灰黄色实变病灶,尤以下叶及背侧较为多见(图 6-27)。病灶大小不一,直径多在 1 cm 左右(相当于肺小叶范围),形状不规则,病变严重者,相邻病灶可互相融合,有时甚至累及整个大叶,发展为融合性小叶性肺炎。一般不累及胸膜。镜下观察:典型病灶是细支气管管壁及所属的肺组织充血、水肿,腔内出现大量中性粒细胞、脓细胞、少量红细胞及坏死脱落的上皮细胞(图 6-28)。病灶周围的肺组织可正常,或呈代偿性肺气肿和肺不张。

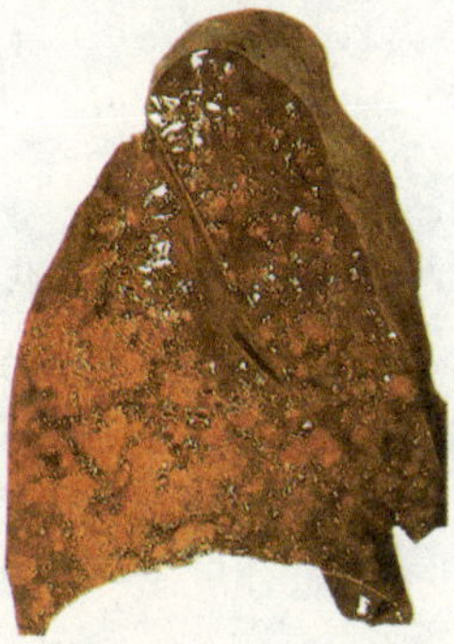

肺内散在的灰黄色病灶,下叶病灶相互融合

**图 6-27 小叶性肺炎**

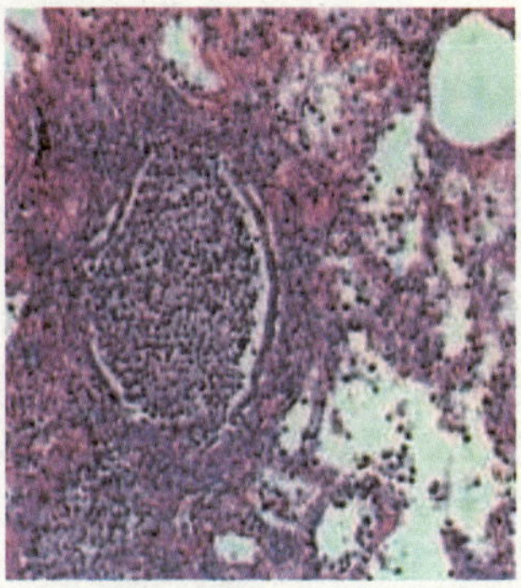

病灶内细支气管及肺组织以中性粒细胞渗出为主

**图 6-28 小叶性肺炎**

2. 病理临床联系 患者常有发热、咳嗽及咳痰,痰液往往为黏液脓性或脓性。因病灶一般较小且呈散在分布,除融合性小叶性肺炎外,肺实变体征不明显。胸部 X 线检查则可见肺内散在、不规则小片状或斑点状的模糊阴影。由于病变区细支气管及其所属肺泡腔内含有渗出物,亦可出现呼吸困难、发绀,听诊可闻及湿性啰音。

### (三) 结局和并发症

小叶性肺炎经及时有效的治疗,大多数能够痊愈。但在婴幼儿、年老体弱者,特别是并发其他严重疾病时,预后较差。小叶性肺炎的并发症远较大叶性肺炎多,且危险性大。较常见的并发症有呼吸衰竭、心力衰竭、支气管扩张症、肺脓肿、脓胸及脓毒血症等。

## 三、间质性肺炎

间质性肺炎是发生在支气管、细支气管、小叶间隔和肺泡壁等肺间质的非化脓性炎症,按病原体不同分为病毒性肺炎和支原体肺炎。

### (一) 病毒性肺炎

病毒性肺炎常由上呼吸道病毒感染向下蔓延所致,主要有流感病毒、呼吸道合胞病毒、腺病毒等。多见于儿童,冬春季节好发。

1. 病理变化　肉眼观察：病变的肺组织轻度充血、水肿而体积增大。镜下观察：支气管管壁、小叶间隔和肺泡壁血管扩张充血，间质水肿，有淋巴细胞、单核细胞浸润，使肺泡间隔明显增宽（图6-29）。肺泡腔内一般无炎性渗出物或仅有少量的浆液。此外可见透明膜、多核巨细胞、病毒包涵体。

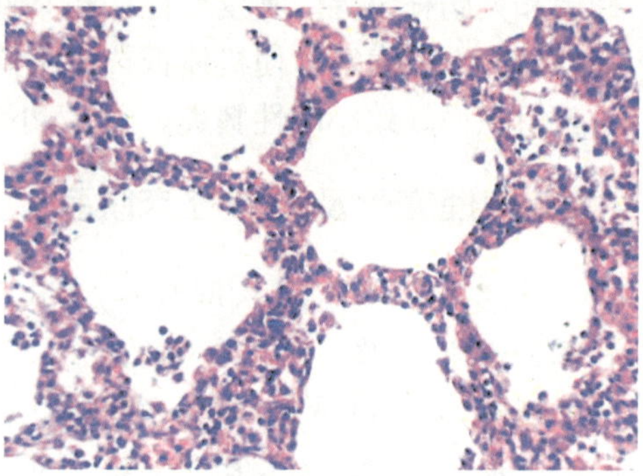

肺泡壁血管扩张，淋巴细胞浸润，肺泡壁增宽

**图6-29　病毒性肺炎**

2. 病理临床联系　由于病毒血症，可引起发热和全身中毒症状。因炎症刺激和缺氧，可表现为剧烈咳嗽、呼吸困难及发绀等症状。病毒性肺炎大多预后良好，少数严重者可出现心力衰竭、呼吸衰竭和中毒性脑病。

**严重急性呼吸综合征**

严重急性呼吸综合征（SARS）是世界卫生组织命名的以呼吸道传播为主的急性传染病，在国内被称为“非典型肺炎”。初步查明是由变异的冠状病毒所引起的病毒性肺炎，传染性强，临床症状重，常因呼吸衰竭等而死亡。患者双肺呈斑块状实变，严重者甚至完全实变，切面出血，可见病毒包涵体和透明膜形成。

### （二）支原体肺炎

支原体肺炎是由肺炎支原体感染引起的一种间质性肺炎。多发生于20岁以下的青少年，秋冬季发病较多，主要经飞沫传染，常为散发，偶呈流行。

1. 病理变化　与病毒性肺炎相似，肺间质充血、水肿，伴有大量淋巴细胞、单核细胞浸润，肺泡间隔明显增宽，肺泡腔内通常无渗出物或仅见少量浆液。常累及一个肺叶，以下叶多见。

2. 病理临床联系　患者起病急，多有发热、头痛、咽喉痛、全身不适等一般症状。突出的表现是支气管和细支气管的急性炎症引起顽固而剧烈的咳嗽，常为干咳，可由患者痰液、鼻分泌物及咽拭子培养出肺炎支原体而诊断。大多数预后良好，自然病程约为2周。

大叶性肺炎、小叶性肺炎及间质性肺炎的比较见表6-8。

**表6-8　三种肺炎的比较**

| | 大叶性肺炎 | 小叶性肺炎 | 间质性肺炎 |
|---|---|---|---|
| 病　因 | 肺炎链球菌感染 | 多种细菌混合感染 | 病毒、支原体感染 |
| 好发年龄 | 青壮年 | 小儿、老人及久病体弱者 | 儿童、青年 |
| 好发部位 | 左肺下叶多见 | 两肺下叶及背侧多见 | 肺下叶多见 |
| 病变范围 | 肺段或大叶 | 肺小叶 | 肺间质、灶状 |
| 病变性质 | 急性纤维素性炎 | 急性化脓性炎 | 非化脓性炎 |
| 肉眼观察 | 肺实变、暗红或灰白色 | 散在的灰黄色实变灶 | 肺轻度充血、水肿 |
| 镜下观察 | 肺泡腔内大量纤维素渗出 | 肺泡腔内大量中性粒细胞渗出 | 肺间质充血、大量淋巴细胞浸润 |
| 临床特征 | 高热、胸痛、咳铁锈色痰 | 发热、咳黏液脓性痰 | 发热、刺激性干咳 |

# 第五节　慢性胃炎

慢性胃炎是胃黏膜的慢性非特异性炎症，为临床上的常见病、多发病。

## 一、病因和发病机制

慢性胃炎的病因和发病机制尚未完全明了，可能与幽门螺杆菌感染、长期酗酒、喜食辛辣食品、吸烟、滥用水杨酸类药物、胆汁反流等有关。因破坏胃黏膜屏障，导致胃黏膜发生损伤。

### 幽门螺杆菌与慢性胃炎

1984 年，Warren 和 Marshall 从人胃黏膜中分离培养出幽门螺杆菌（Hp）。在我国，幽门螺杆菌感染率极高，其与慢性胃炎关系密切，尤其是慢性胃窦炎。依据是：①慢性胃炎病人 Hp 阳性率达 80%～90%；②在胃黏膜炎细胞浸润处可见此菌，且与炎细胞浸润程度成正比；③抗 Hp 治疗可使炎症好转。

## 二、类型和病理变化

根据病理变化的不同，慢性胃炎分为三种类型，具体见表 6－9，图 6－30、图 6－31、图 6－32。

表 6－9　各种慢性胃炎比较

| 类　型 | 好发部位 | 胃镜观察 | 镜下观察 |
|---|---|---|---|
| 慢性浅表性胃炎 | 胃窦部 | 胃黏膜充血、水肿、可见出血和糜烂 | 胃黏膜充血、水肿，固有层见淋巴细胞、浆细胞浸润 |
| 慢性萎缩性胃炎 | A 型：胃体、胃底部，临床有恶性贫血（我国少见）<br>B 型：胃窦部，与癌变关系较密切（我国多见） | 胃黏膜变薄，灰白或灰黄色，黏膜皱襞变浅或消失 | 固有层内见淋巴细胞、浆细胞浸润，腺体小而少，腺上皮萎缩、化生 |
| 慢性肥厚性胃炎 | 胃底和胃体部 | 胃黏膜肥厚，皱襞粗大似脑回状 | 黏膜增厚，腺体增生，腺管延长 |

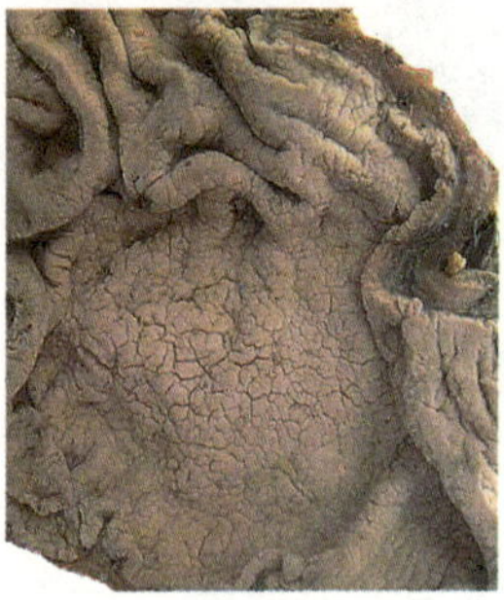

胃窦部黏膜萎缩变薄，皱襞消失

图 6－30　慢性萎缩性胃炎

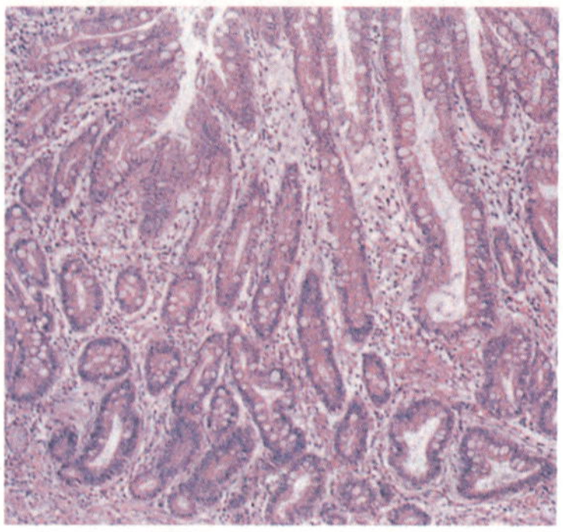

胃黏膜上皮萎缩，肠上皮化生

图 6－31　慢性萎缩性胃炎

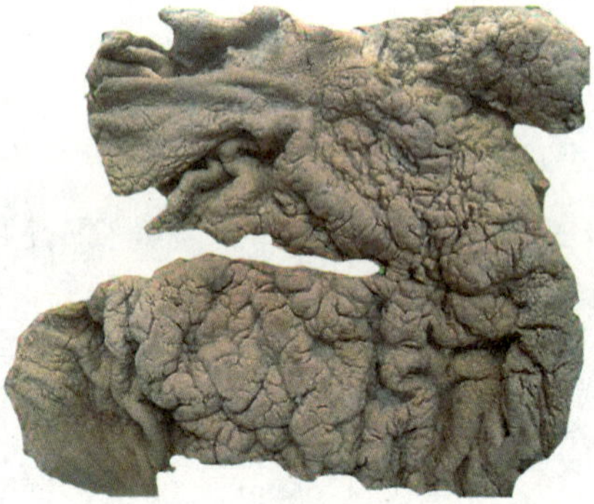

胃黏膜皱襞粗大变宽似脑回

图 6－32　慢性肥厚性胃炎

## 第六节　溃疡病

溃疡病又称消化性溃疡，是以胃或十二指肠形成慢性溃疡为特征的一种常见病。据统计，十二指肠溃疡约占 70％，胃溃疡约占 25％，胃和十二指肠同时发生溃疡，称为复合性溃疡，约占 5％。多见于 25～50 岁，男性多于女性。本病易反复发作，临床上主要表现为周期性上腹部疼痛、反酸、嗳气等症状。

### 一、病因及发病机制

#### （一）胃液的消化作用

多年的研究证明，溃疡病的发生是胃酸和胃蛋白酶消化胃和十二指肠黏膜的结果。

#### （二）幽门螺杆菌感染

幽门螺杆菌可分泌尿素酶促进游离氨的生成，还可分泌多种直接破坏黏膜上皮细胞的酶，从而损伤胃、十二指肠黏膜，降低了黏膜的屏障防御能力。

### （三）胆汁反流

胆汁可改变胃黏膜表面黏液层的特性而破坏其屏障作用。

### （四）神经内分泌因素

由于长期的精神紧张、忧郁等导致神经内分泌功能紊乱，胃酸和胃蛋白酶分泌增多，发生消化性溃疡。如十二指肠溃疡病人迷走神经兴奋性升高，导致胃酸和胃蛋白酶分泌增多；胃溃疡病人迷走神经兴奋性降低，胃蠕动减慢，食物在胃窦部潴留，引起胃泌素分泌增多，进而导致胃酸分泌增多。

### （五）其他因素

水杨酸类药物、烈性酒、吸烟等对胃和十二指肠黏膜屏障有破坏作用。另外，O型血者消化性溃疡的发病率是其他血型的1.5～2倍，所以，溃疡病的发生还可能与遗传因素有关。

#### 胃黏膜的屏障功能

（1）黏膜屏障：是黏膜上皮细胞的紧密连接和细胞膜上脂蛋白层，可阻止$H^+$逆向弥散。

（2）黏液屏障：是黏膜上皮和腺体分泌的以糖蛋白为主的碱性黏液，保护黏膜不受机械损伤及胃酸和胃蛋白酶的消化。

（3）碳酸氢盐屏障：是存在于黏液与上皮细胞间的缓冲层，对$H^+$起缓冲作用而保护黏膜。

## 二、病理变化

1. 肉眼观察　胃溃疡好发于胃小弯近幽门处，尤其是胃窦部小弯侧。溃疡多为单发，少数为2～3个；直径多在2 cm以内；溃疡呈圆形或椭圆形，边缘整齐，底部平坦，常深达肌层甚至浆膜层；溃疡周围黏膜皱襞呈放射状向溃疡集中（图6－33）。十二指肠溃疡多位于十二指肠球部，前壁和后壁多见，形态似胃溃疡，但一般较小而浅，直径多在1 cm以内。

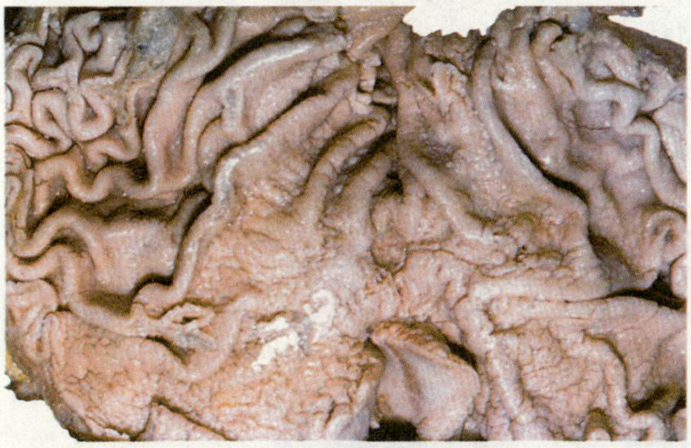

胃窦部溃疡，周围黏膜皱襞呈放射状

**图6－33　慢性胃溃疡**

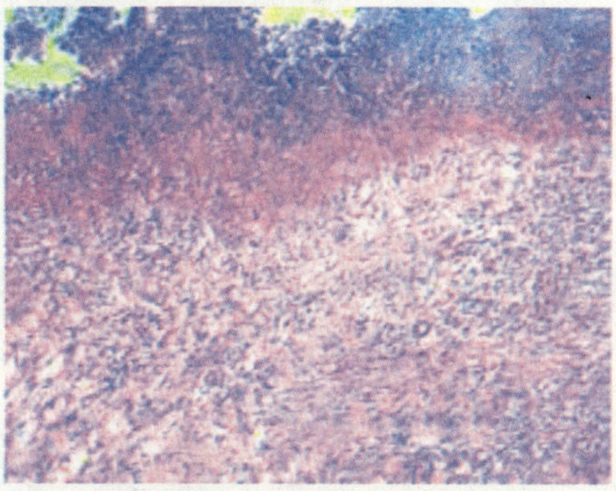

四层结构：渗出物层；坏死组织层；肉芽组织层；瘢痕组织层

**图6－34　胃溃疡底部**

2. 镜下观察　溃疡底部由内向外可见四层结构。第一层为炎性渗出物;第二层为坏死组织;第三层为肉芽组织;最下层为瘢痕组织(图 6-34)。瘢痕组织内的小动脉可发生增殖性动脉内膜炎或有血栓形成,这些变化可以防止出血,但也影响了局部组织的血液循环和组织再生,使溃疡不易愈合。溃疡底部神经纤维的断端可呈球状增生。

## 三、病理临床联系

1. 疼痛　消化性溃疡患者主要的临床表现是上腹部节律性疼痛,多为钝痛或烧灼感,与进食有明显的关系。胃溃疡的疼痛多发生在进食后半小时至 2 小时内;十二指肠溃疡患者的疼痛则常出现在饥饿时或夜间,进食后缓解。

2. 嗳气、上腹部饱胀　是因为胃排空困难,食物在胃内发酵产气所致。

3. 反酸、呕吐　由幽门括约肌痉挛和胃肠逆蠕动,胃内容物反流所致。

## 四、结局与并发症

消化性溃疡经积极治疗多可愈合。但本病呈慢性经过,常反复发作,可出现下列并发症。

1. 出血　出血是消化性溃疡最常见的并发症。由溃疡底部血管受侵蚀破裂所致。

2. 穿孔　十二指肠溃疡穿孔较胃溃疡常见。其发生是因溃疡不断加深,最终穿透胃或十二指肠壁的结果。

3. 幽门梗阻　是因溃疡周围黏膜水肿、幽门括约肌痉挛及溃疡底部瘢痕收缩引起。

4. 癌变　胃溃疡患者大约有 1% 可发生癌变。十二指肠溃疡一般不癌变。癌变的溃疡边缘隆起,直径多大于 2 cm。

良、恶性溃疡比较见表 6-10。

**表 6-10　良、恶性溃疡的比较**

| | 良性溃疡(胃溃疡) | 恶性溃疡(溃疡型胃癌) |
|---|---|---|
| 形　状 | 圆形或椭圆形 | 不规则形或火山口状 |
| 大　小 | 直径多小 2 cm | 直径多大于 2 cm |
| 深　度 | 一般较浅 | 一般较深 |
| 底　部 | 较平坦,坏死少 | 高低不平,常有坏死、出血 |
| 边　缘 | 整齐,不隆起 | 不整齐,隆起 |
| 周围黏膜 | 黏膜皱襞呈放射状向溃疡集中 | 黏膜皱襞中断或结节状增粗 |

# 第七节　肝硬化

肝硬化是由多种原因引起的反复交替的肝细胞变性、坏死,肝细胞结节状再生和纤维组织增生，最终肝脏结构破坏，导致肝脏变形变硬的慢性进行性肝疾病。多见于20～50岁青壮年，无明显性别差异。由于肝脏的代偿，早期肝硬化患者可无明显症状，晚期则出现肝功能障碍和门脉高压的表现。

肝硬化有多种分类方法。WHO根据形态变化把肝硬化分为四类：小结节型、大结节型、大小结节混合型和不完全分隔型。在我国，结合病因和病理变化的不同，将肝硬化分为门脉性、坏死后性、胆汁性、淤血性、寄生虫性等类型，其中门脉性肝硬化最为常见。本节主要讨论门脉性肝硬化。

## 一、病因和发病机制

门脉性肝硬化相当于小结节型肝硬化，其病因有：

1. 病毒性肝炎　是我国门脉性肝硬化最常见的原因，以乙型和丙型病毒性肝炎较多见。

2. 慢性酒精中毒　近年来，我国由此引起的肝硬化逐渐增多。

3. 营养缺乏　缺乏胆碱或蛋氨酸等营养物质，可在发生脂肪肝的基础上发展为肝硬化。

4. 毒物中毒　如氯仿、二甲基氨基偶氮苯、黄磷等毒物及一些药物（异烟肼等）。

以上各种病因反复引起肝细胞变性、坏死，再生的肝细胞不能沿原有支架排列，形成不规则的肝细胞结节，纤维细胞增生并分割原有肝小叶而形成假小叶，最终发展成为肝硬化。

## 二、病理变化

1. 肉眼观察　早期肝脏体积正常或稍大，质地稍硬；晚期肝脏体积明显缩小，重量可减轻至1 000 g以下，质地明显变硬。肝表面及切面见弥漫性结节（图6－35），结节大小较一致，多在0.1～0.5 cm，最大一般不超过1.0 cm。结节周围为薄而均匀的纤维组织包绕。

2. 镜下观察　正常肝小叶结构破坏，代之以假小叶（图6－36）。假小叶是由增生的纤维组织分割、包绕原有肝小叶，或再生的肝细胞结节而形成的大小不等、圆形或椭圆形的肝细胞团。假小叶内肝细胞索排列紊乱，可有不同程度的变性和坏死，再生的肝细胞核大、染色较深、可见双核；中央静脉缺如、偏位或有两个以上；有时可见汇管区被包绕在假小叶内；假小叶外纤维组织增生形成纤维间隔，其中见慢性炎细胞浸润及小胆管增生。

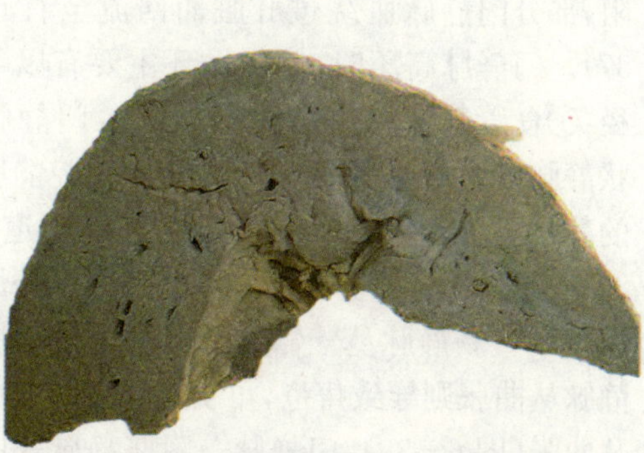

肝体积缩小，表面及切面见弥漫性小结节

**图6－35　肝硬化**

正常肝小叶与假小叶的比较见表6－11。

表 6-11　正常肝小叶与假小叶比较

| 结　构 | 正常肝小叶 | 假小叶 |
|---|---|---|
| 中央静脉 | 单个，居中 | 无或 2～3 个，偏位 |
| 肝细胞索 | 放射状排列，肝细胞正常 | 排列紊乱，肝细胞变性、坏死、再生 |
| 汇管区结构 | 位于肝小叶外 | 见于假小叶内 |
| 纤维组织 | 肝小叶外，量少 | 大量增生形成纤维间隔 |

## 三、病理临床联系

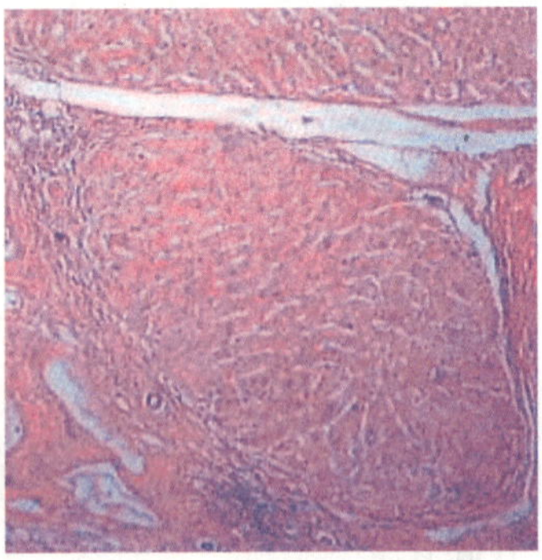

正常小叶结构破坏，假小叶形成

图 6-36　肝硬化

在肝硬化早期，由于肝脏的代偿，患者常无明显症状；晚期，主要表现为门脉高压症和肝功能障碍。

1. 门脉高压症　门脉高压症引起的主要临床表现有：

（1）脾大、脾功能亢进：因脾淤血所致，大约见于70%～85%的患者。长期脾淤血可发生脾功能亢进，导致外周血中红细胞、白细胞和血小板减少。

（2）胃肠道淤血、水肿：因胃肠道静脉回流受阻所致。病人消化吸收功能受到影响，表现为腹胀、食欲不振、消化不良等。

（3）腹水：腹腔内见淡黄色透明的漏出液，是肝硬化晚期突出的表现。其发生机制是：①门静脉高压引起肠及肠系膜等处毛细血管内压升高、通透性升高，液体漏入腹腔；②由于消化吸收功能受到影响以及肝功能受损，肝脏合成清蛋白减少，患者出现低蛋白血症，血浆胶体渗透压下降；③由于肝窦内压升高，肝淋巴液生成增多，部分经肝被膜和肝门淋巴管漏入腹腔；④肝功能受损，血中醛固酮和抗利尿激素灭活减少，导致钠水潴留。

（4）侧支循环形成：由于门静脉血液回流受阻，部分门静脉血绕过肝脏而回流至右心（图 6-37）。门静脉高压时，侧支循环主要有以下几个途径：①食管静脉丛曲张（图 6-38）：门静脉→胃冠状静脉→食管静脉丛→奇静脉→上腔静脉。曲张的静脉可发生破裂，从而发生上消化道大出血。②直肠静脉丛（痔静脉丛）曲张：门静脉→肠系膜下静脉→直肠静脉丛→髂内静脉→下腔静脉。直肠静脉丛曲张则导致痔疮，可引起便血。③脐周静脉丛曲张（图 6-39）：门静脉→附脐静脉→脐周静脉网→腹壁上静脉、胸腹壁静脉和腹壁下静脉、腹壁浅静脉→上腔静脉和下腔静脉。脐周静脉曲张严重时状如"海蛇头"。

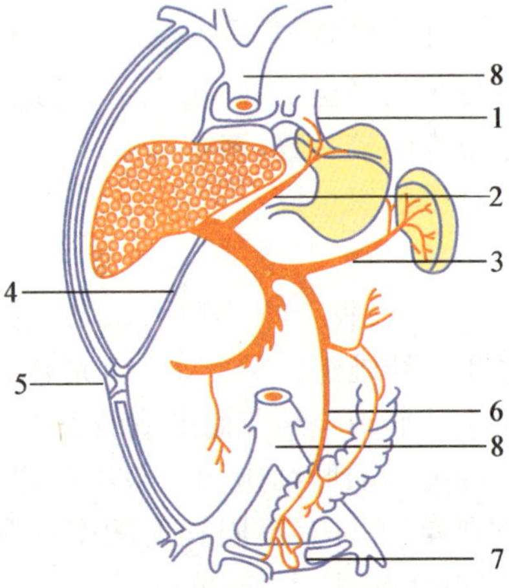


1. 食管静脉丛　2. 胃冠状静脉　3. 脾静脉　4. 附脐静脉　5. 脐周静脉　6. 肠系膜下静脉　7. 直肠静脉丛　8. 上、下腔静脉

图 6-37　肝硬化侧支循环模式图

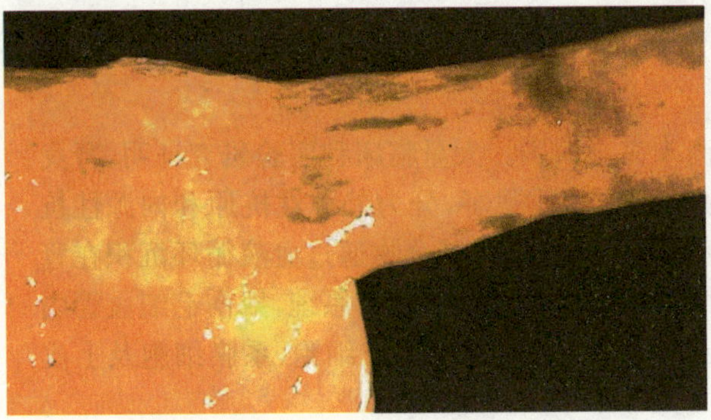

食管下段黏膜面静脉丛曲张、出血

图 6-38　食管静脉丛曲张

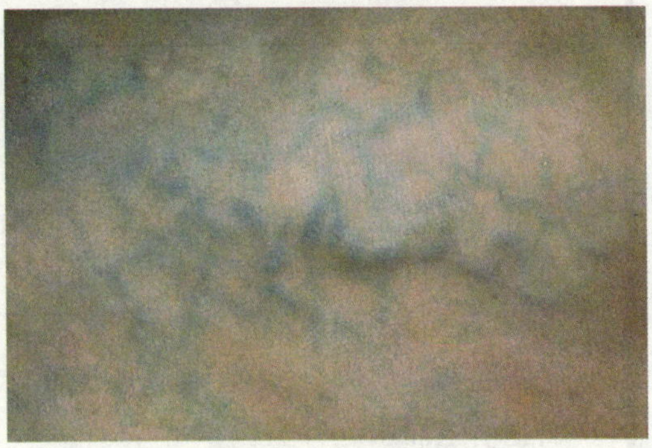

腹壁静脉扩张、迂曲

图 6-39　脐周静脉丛曲张

2. 肝功能障碍　肝功能障碍是肝细胞长期受损的结果，主要表现为：

(1) 蛋白质合成障碍：肝细胞损伤后，合成清蛋白的功能降低。同时，由于胃肠道吸收的一些抗原物质未经肝脏处理直接进入了体循环，刺激免疫系统合成球蛋白增多，使清蛋白与球蛋白比值减小甚至倒置。

(2) 黄疸：主要因肝细胞坏死对胆红素的处理障碍以及肝内淤胆所致。

(3) 出血倾向：由于肝脏合成多种凝血因子减少以及脾功能亢进引起的血小板减少所致，表现为鼻出血、牙龈出血、皮肤黏膜淤斑等。

(4) 雌激素灭活减少：患者血中雌激素水平升高，引起男性患者乳房发育、睾丸萎缩、性功能减退；女性患者月经不调、闭经、不孕等。部分患者出现蜘蛛痣、肝掌。

(5) 肝性脑病：是肝硬化晚期最严重的并发症，也是病人死亡的主要原因之一。

## 四、结　局

肝硬化早期如能积极治疗，增生的纤维组织可以静止甚至消退，肝功能可得到改善。肝硬化中期，肝脏结构难以恢复，肝功能尚可代偿，积极治疗能稳定病情、延缓病变发展。肝硬化后期，肝功能失代偿，出现一系列严重并发症，如肝性脑病、食管静脉丛曲张、继发感染，甚至发展为肝癌。

# 第八节　肾小球肾炎

肾小球肾炎是以肾小球损害为主的变态反应性疾病，简称肾炎。临床主要表现为蛋白尿、血尿、少尿、水肿和高血压等。肾小球肾炎可分为原发性和继发性两类，原发性肾小球肾炎是原发于肾的独立性疾病，继发性肾小球肾炎是全身性疾病的一部分或继发于其他疾病。本节主要介绍原发性肾小球肾炎。

## 一、病因及发病机制

肾小球肾炎的病因及发病机制目前尚未完全明了。大量临床和实验研究证明，肾炎是由免疫因素引起，主要为变态反应所致。抗原物质很多，分为外源性抗原和内源性抗原。各种抗原物质引起抗体反应而形成免疫复合物，免疫复合物通过血液循环沉积在肾小球或在肾小球原位形成，均能产生多种生物活性物质，激活补体系统，损伤毛细血管内皮细胞和基底膜，使血管通透性增高，导致渗出性病变，并使内皮细胞、系膜细胞及上皮细胞增生而引起肾炎。

**肾小球肾炎的抗原物质**

(1) 外源性抗原：包括病原微生物(细菌、病毒、真菌、螺旋体、寄生虫等)感染的产物、青霉胺、磺胺、汞制剂、异种血清、类毒素等。

(2) 内源性抗原：①肾小球本身的成分：如肾小球基底膜抗原、毛细血管内皮细胞膜抗原、系膜细胞膜抗原、足细胞的足突抗原等；②非肾小球成分：如核抗原、DNA、免疫球蛋白、肿瘤抗原、甲状腺球蛋白等。

## 二、常见的肾小球肾炎类型

### (一) 急性弥漫性增生性肾小球肾炎

急性弥漫性增生性肾小球肾炎又称毛细血管内增生性肾炎，简称急性肾炎。多在扁桃体炎等上呼吸道感染1～2周后发病，主要与A组乙型溶血性链球菌感染有关。临床较为常见，多见于儿童、青少年，以血尿、蛋白尿、少尿、水肿及高血压为主要表现。

1. 病理变化 肉眼观察：双侧肾呈对称性、弥漫性肿大，肾表面光滑，包膜紧张，颜色较红，故称为“大红肾”。严重时肾表面和切面有散在的出血点，状如跳蚤咬过，又称“蚤咬肾”(图6-40)。切面皮质增厚，纹理模糊，皮、髓质分界清楚。镜下观察：①肾小球病变：以肾小球毛细血管内皮细胞和系膜细胞明显增生、肿大为特征，并有嗜中性粒细胞及单核细胞浸润，使肾小球体积增大，细胞数明显增多(图6-41)。肾小球囊内可有红细胞、浆液、纤维素等渗出；②肾小管病变：肾小管上皮细胞因缺血而变性、坏死，管腔内见有红细胞、白细胞、蛋白及其凝集形成的各种管型；③肾间质病变：肾间质充血、水肿，有少量炎细胞浸润。

2. 病理临床联系 临床上多表现为急性肾炎综合征。

(1) 尿的变化：①血尿、蛋白尿、管型尿：由于肾小球毛细血管损伤，通透性增强引起；②少尿或无尿：由于肾小球毛细血管受压，管腔狭窄或闭塞，肾小球滤过率下降，但肾小管重吸收功能无明显障碍而引起。

(2) 水肿：主要由于钠水潴留所致。此外，与变态反应使毛细血管通透性增强有关。水肿常首先出现于组织疏松的眼睑部，重者可波及全身。

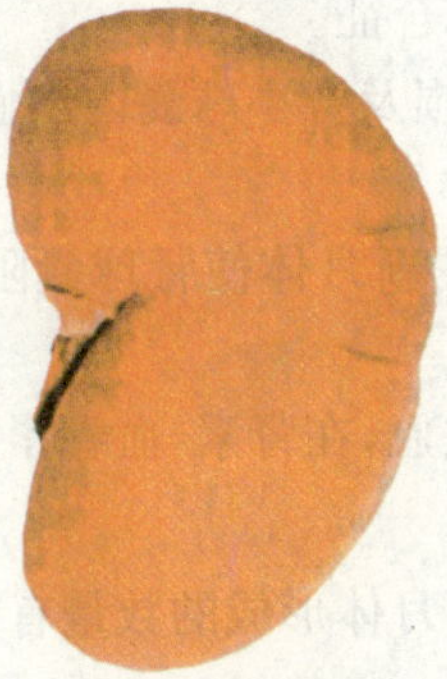

肾脏肿大,颜色较红,有散在点状出血

图 6-40 急性弥漫性增生性肾小球肾炎

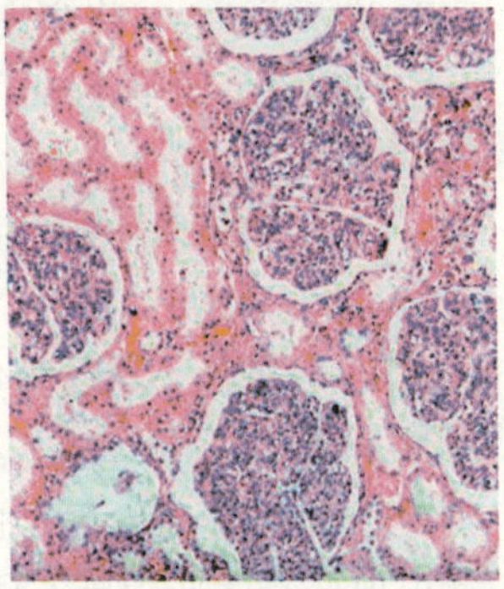

肾小球体积增大,细胞数明显增多

图 6-41 急性弥漫性增生性肾小球肾炎

(3) 高血压:主要由于钠水潴留使血容量增加,病人常出现轻度或中度高血压。

3. 结局 绝大多数患者预后良好,95%以上的患者发病 4～6 周后痊愈。1%～2%的患者反复发作,病变缓慢进展而转为慢性肾炎。极少数患者可转化为新月体性肾炎。成人患者预后较差,易转变为慢性。

## (二) 弥漫性新月体性肾小球肾炎

弥漫性新月体性肾小球肾炎又称快速进行性肾小球肾炎,起病急、进展快、病情重、预后差。本型肾炎较少见,多见于青壮年。临床上由血尿、蛋白尿等改变迅速发展为少尿和无尿,如治疗不及时,可在数周至数月内死于肾衰竭。

1. 病理变化 肉眼观察:双侧肾弥漫性肿大,颜色苍白,切面见肾皮质增厚,纹理模糊,皮髓质分界尚清楚,常有点状出血(图 6-42)。镜下观察:①肾小球病变:以大部分肾小球内新月体形成为特征。早期新月体主要由增生的肾球囊壁层上皮细胞和渗出的单核细胞构成,呈环形、半月形分布(图 6-43)。新月体使肾小球球囊变窄或闭塞,以后新月体纤维化,压迫毛细血管丛,肾小球毛细血管壁纤维素样坏死较明显,最终导致肾小球萎缩、纤维化和玻璃样变性。②肾小管病变:肾小管上皮细胞变性、坏死,当肾小球纤维化后,所属肾小管上皮细胞萎缩、消失。③肾间质病变:肾间质水肿及炎细胞浸润明显,后期间质纤维组织增生。

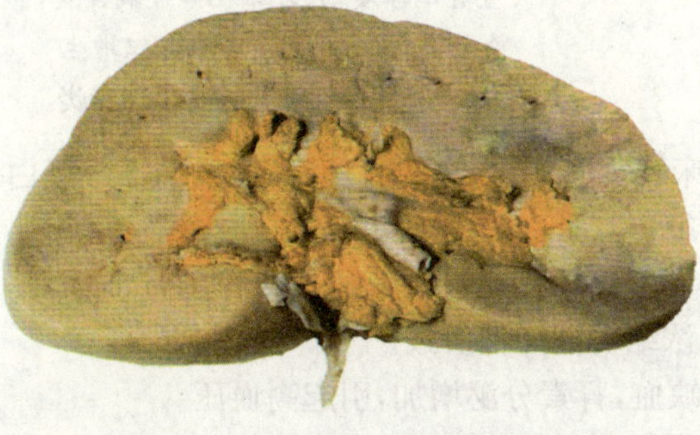

肾脏肿大,颜色苍白,切面见肾皮质增厚

图 6-42 弥漫性新月体性肾小球肾炎

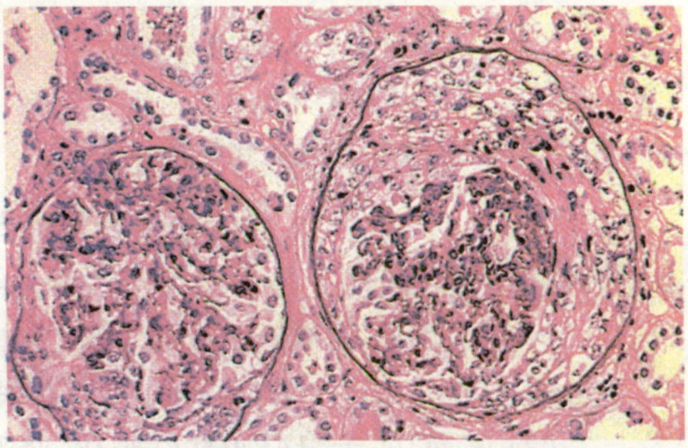

肾球囊上皮细胞增生形成新月体,毛细血管丛受压

图 6-43 弥漫性新月体性肾小球肾炎

2. 病理临床联系　临床表现为快速进行性肾炎综合征。

(1) 血尿、蛋白尿：因肾小球毛细血管坏死，基底膜缺损及肾小球囊内出血，故血尿常较蛋白尿更明显。

(2) 少尿、无尿和氮质血症：由于肾小球内形成大量的新月体使肾球囊阻塞，可迅速出现少尿、无尿和氮质血症。

(3) 高血压：大量肾小球纤维化及玻璃样变，肾组织缺血，在肾素-血管紧张素的作用下出现持续性高血压。

3. 结局　本型肾炎发展迅速，预后与病变程度和新月体形成的数量有关。80%以上的肾小球出现新月体者预后不佳。

### （三）慢性硬化性肾小球肾炎

慢性硬化性肾小球肾炎临床简称慢性肾炎，主要见于青、中年人，男多于女，是各类肾炎发展的晚期阶段。25%～30%的患者起病隐匿，无肾炎史。

1. 病理变化　肉眼观察：两侧肾对称性缩小，表面呈弥漫性颗粒状，颜色苍白，质地变硬，称为颗粒性固缩肾(图 6-44)。切面见肾皮质明显萎缩变薄，皮髓质分界不清，小动脉壁增厚变硬，断面呈哆(chǐ)开状。镜下观察：病变早期表现出原肾炎类型的病变，较复杂。病变后期表现：①大量肾小球萎缩、纤维化和玻璃样变，所属的肾小管萎缩、消失。因纤维组织收缩使病变肾小球相互靠拢集中。②残存的肾单位呈代偿性改变，肾小球体积增大，肾小管扩张。③肾间质纤维组织明显增生，有较多的淋巴细胞和少量的浆细胞浸润，肾细小动脉硬化(图 6-45)。

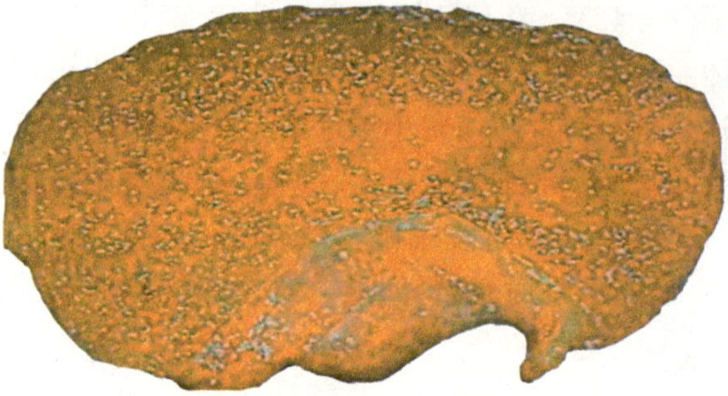

肾脏体积缩小，质地变硬，
表面呈弥漫性颗粒状

**图 6-44　慢性硬化性肾小球肾炎**

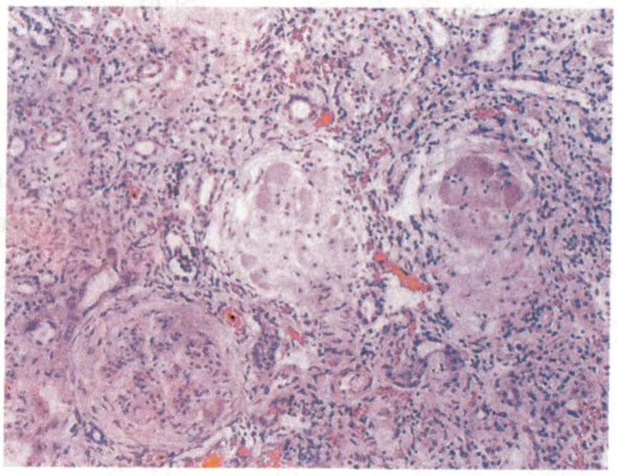

大量肾小球萎缩、纤维化和玻璃样变，
肾小管萎缩，肾间质纤维组织增生

**图 6-45　慢性硬化性肾小球肾炎**

2. 病理临床联系　慢性肾炎患者临床表现多样化，有的起病隐匿，早期轻微蛋白尿、镜下血尿，晚期主要表现为慢性肾炎综合征。

(1) 多尿、夜尿和低比重尿：是由大量肾单位破坏使血液快速通过残存的肾小球，其滤过速度加快，但肾小管重吸收能力有限，尿浓缩功能降低所致。

(2) 高血压：大量肾小球纤维化，肾严重缺血，肾素分泌增加，引起高血压。

(3) 贫血：肾单位的大量破坏，使促红细胞生成素分泌减少，加之代谢产物蓄积抑制骨髓造血功能，患者出现贫血。

(4) 氮质血症：残存的肾单位越来越少，肾小球滤过率明显降低，各种代谢产物在体内蓄积，出现氮质血症，水、电解质和酸碱平衡紊乱，重者出现尿毒症。

3. 结局　慢性肾小球肾炎患者病程长短不一，但预后极差，晚期患者可死于尿毒症、严重感染或高血压所致的心力衰竭和脑出血。

常见肾小球肾炎的比较见表 6－12。

表 6－12　常见的肾小球肾炎比较

| 类　型 | 发病机制 | 组织学特点 | 主要临床表现 |
|---|---|---|---|
| 急性弥漫性增生性肾炎 | 循环免疫复合物沉积 | 弥漫性系膜细胞和内皮细胞增生 | 急性肾炎综合征 |
| 新月体性肾小球肾炎 | 原位免疫复合物形成 | 大部分肾小球内有新月体形成 | 快速进行性肾炎综合征 |
| 慢性硬化性肾小球肾炎 | 与原发肾炎类型一致 | 肾小球萎缩、纤维化和玻璃样变 | 表现多样，晚期为慢性肾炎综合征 |

**肾脏移植技术**

肾脏移植是将器官捐献者的肾脏移植到接受者体内的手术过程，目前它是各种晚期肾脏疾病的最有效的治疗方法。肾脏捐献者与接受者的血型和组织必须相互吻合，以免产生剧烈的排斥反应。有血缘关系的亲属和器官捐献者是肾脏的主要来源，最匹配的肾脏通常来自接受移植者的兄弟姊妹，因为他们的基因最可能相配。

# 第九节　女性生殖系统疾病

## 一、慢性子宫颈炎

慢性子宫颈炎为生育期妇女最常见的疾病，多见于经产妇。临床上主要表现为白带增多，伴有下腹坠胀、腰骶部酸痛等症状。

### （一）病因和发病机制

病原体多为链球菌、肠球菌、大肠杆菌及葡萄球菌，少数可为衣原体、淋球菌、结核杆菌、病毒、寄生虫及放线菌等。常因分娩、流产或手术引起的宫颈损伤等，造成病原菌入侵引起炎症。

### （二）类型和病理变化

根据其病变特点分为以下几种类型。

1. 子宫颈糜烂 分为真性糜烂和假性糜烂两种，以后者多见。慢性子宫颈炎时，子宫颈阴道部表面的部分鳞状上皮坏死、脱落留下的浅表缺损，称真性糜烂。当子宫颈管柱状上皮增生并向子宫颈阴道部延伸，将缺损覆盖，由于柱状上皮较鳞状上皮薄，上皮下的血管显露，似无上皮覆盖，故称为“假性糜烂”。肉眼观察：子宫颈外口周围黏膜呈大小不等、边界清楚的鲜红色糜烂区。根据糜烂面积大小可分为轻、中、重度糜烂（分别占宫颈面积的1/3以下、1/3～2/3、2/3以上）。子宫颈糜烂长期不愈，病变持续存在，化生的鳞状上皮可出现不典型增生（图6-46），有癌变的潜在可能性。

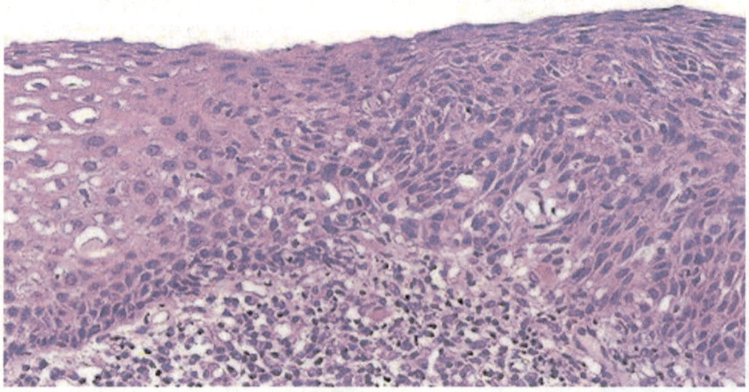

左侧正常，右侧重度不典型增生

**图6-46 宫颈鳞状上皮不典型增生**

2. 子宫颈腺囊肿 又称纳博特囊肿，在子宫颈外口可见单个或多个大小不等灰白色半透明囊泡，囊内含无色透明黏液或黏液脓性渗出物，是因慢性子宫颈炎时，腺体开口被增生纤维组织压迫，或被化生的鳞状上皮、黏液阻塞，使腺体分泌物潴留，腺体扩张形成囊状。

3. 子宫颈息肉 子宫颈黏膜上皮、腺体及间质纤维组织呈局限性增生，形成向黏膜表面突起、带蒂的肿物，称子宫颈息肉。息肉可单发或多发，呈鲜红色，质地柔软湿润，易出血，直径数毫米至数厘米。

4. 子宫颈肥大 慢性子宫颈炎时，子宫颈腺体增生，间质充血、水肿，淋巴细胞等炎细胞浸润和纤维组织增生，使子宫颈体积增大、变硬。

慢性子宫颈炎的各种病变类型可单独出现，也可两种或两种以上类型同时出现，如子宫颈息肉合并腺体囊肿。

### 子宫颈上皮内瘤变

目前将子宫颈上皮不典型增生至原位癌这一连续病变过程统称为子宫颈上皮内瘤变（CIN）。CIN可分为三级：①CIN 1级（轻度不典型增生）：异型细胞局限于上皮层的下1/3；②CIN 2级（中度不典型增生）：异型细胞占上皮层的下2/3，细胞核异型较1级明显；③CIN 3级（重度不典型增生及原位癌）：异型细胞超过上皮层的2/3为重度不典型增生，达全层者为原位癌。CIN级别越高，越易发生癌变。

## 二、子宫颈癌

子宫颈癌是女性生殖系统最常见的恶性肿瘤，发病年龄以40～60岁居多。

### （一）病因

一般认为与下列因素有关：①早婚、早育、多产、宫颈撕裂和性生活紊乱等；②配偶的包皮垢和雌激素的刺激等；③病毒，近年来发现单纯疱疹病毒Ⅱ型（HVS－Ⅱ）和人类乳头瘤病毒（HPV）感染与子宫颈癌的发病有关。

### （二）病理变化

1. 肉眼观察　子宫颈癌好发于子宫颈外口鳞状上皮与柱状上皮交界处。根据其肉眼形态分为三型：

（1）糜烂型：大体观察与子宫颈糜烂相似，黏膜潮红、粗糙或细颗粒状，质脆，触之易出血。多属于原位癌或早期浸润癌。

（2）外生菜花型：此型最常见，癌组织主要向子宫颈表面生长，形成乳头状或菜花状，质脆易出血，表面可有坏死、溃疡和继发感染（图6－47）。

（3）内生浸润型：癌组织主要向子宫颈深部浸润生长。早期可使子宫颈前唇或后唇增厚变硬，以后子宫颈呈不均匀增大或呈结节状隆起。

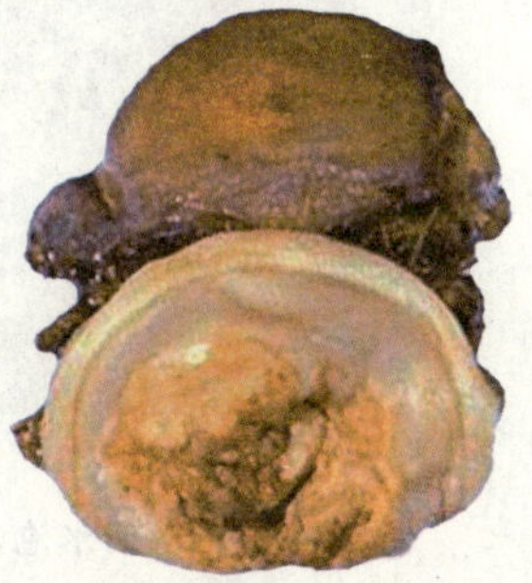
癌组织向宫颈表面生长，呈菜花状
图6－47　子宫颈癌

2. 镜下观察　子宫颈癌组织学类型以鳞状细胞癌居多，占90%左右，其次为腺癌，其他类型少见。

（1）子宫颈鳞状细胞癌：子宫颈鳞状细胞癌起源于子宫颈外口鳞状上皮与柱状上皮的交界处或其附近的黏膜上皮，多是通过该处鳞状上皮的不典型增生逐渐发生癌变，即上皮的不典型增生→原位癌→早期浸润癌→浸润癌。

（2）子宫颈腺癌：少见，发病率仅占子宫颈癌的5%左右，近年来发病率有上升趋势。

（3）腺鳞癌：极少。

### （三）扩散

1. 直接蔓延　癌组织向上浸润破坏整段子宫颈，但很少累及子宫体，向下蔓延到阴道壁，向两侧侵及子宫颈旁和盆壁组织，向前可侵及膀胱，向后可累及直肠。

2. 淋巴道转移　是子宫颈癌最常见、最重要的转移途径。首先转移至子宫旁淋巴结，然后达髂内、髂外、闭孔等淋巴结。

3. 血道转移　少见，多发生于晚期子宫颈癌患者，经血道转移至肺、肝、骨及脑等处。

## 三、滋养层细胞肿瘤

### （一）葡萄胎

葡萄胎是胎盘绒毛的一种疾病，又称水泡状胎块，以绒毛间质高度水肿、滋养层细胞不同程度增生为特征。与妊娠有关，多见于30岁左右的经产妇。

1. 病因和发病机制　葡萄胎的病因及本质尚未完全阐明。多数学者认为葡萄胎是一种良性滋养层细胞肿瘤，少数学者认为葡萄胎是一种病理妊娠，因受精卵染色体异常导致胚胎早期死亡，绒毛内血液循环停止，呈退行性变所致。

2. 病理变化　肉眼观察：绒毛肿大呈半透明的水泡，大小不等，小者如粟粒，大者直径可达1 cm左右，水泡之间有结缔组织相连成串，状似葡萄（图6－48）。镜下观察：①绒毛间质高度水肿；②绒毛间质内血管消失；③绒毛膜滋养层上皮细胞增生（图6－49）。这三种病变中，以滋养层细胞增生最为重要。

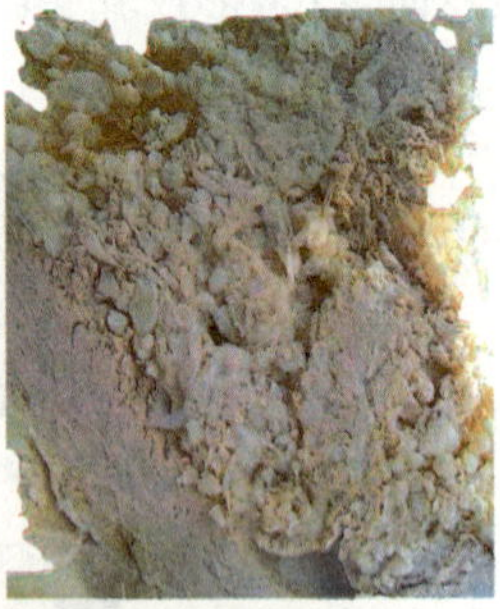

子宫腔内半透明水泡，状似葡萄

**图6－48　葡萄胎**

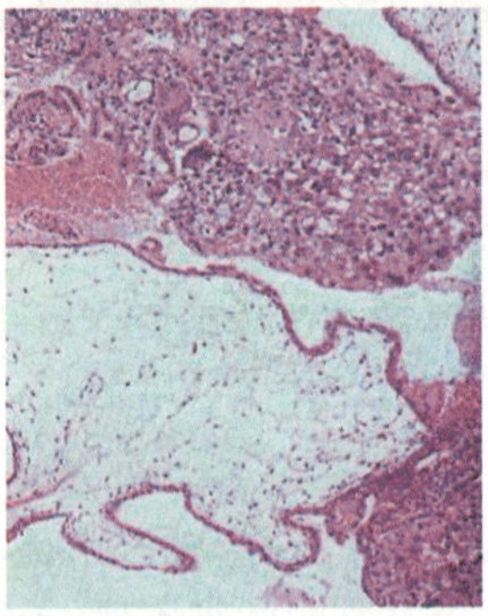

绒毛间质高度水肿，血管消失；滋养层上皮细胞增生

**图6－49　葡萄胎**

3. 病理临床联系　由于胎盘绒毛的过度增生和水肿，致子宫体积明显增大，远超过同月份正常妊娠子宫的大小。因胚胎早期死亡，故临床检查听不到胎心，扪不到胎体，患者也不觉胎动。由于增生的滋养层细胞有较强的侵袭血管能力，故在妊娠早期（2～4个月）就可有阴道少量出血。因增生的滋养层细胞分泌绒毛膜促性腺激素（HCG）增多，患者血、尿中HCG水平超出正常妊娠水平数倍以上，故尿妊娠试验呈强阳性。

4. 结局　葡萄胎经彻底刮宫手术可完全治愈。约有15%的病人可发展为侵袭性葡萄胎，约3%发展为绒毛膜上皮癌。

### （二）侵袭性葡萄胎

侵袭性葡萄胎又称恶性葡萄胎，多继发于葡萄胎之后，但也有开始即为侵袭性葡萄胎者。

肉眼观察：宫腔内可见多少不等的水泡状组织或已刮除，子宫肌层内有局限性水泡状绒毛浸润，侵袭并破坏肌层静脉，形成暗红色结节，也可穿透子宫壁累及宫旁周围组织（图6－50）。镜下观察：子宫壁肌层内见高度水肿之绒毛结构（病理诊断的依据），滋养层上皮细胞增生明显，有一定异型性(图 6-51)。

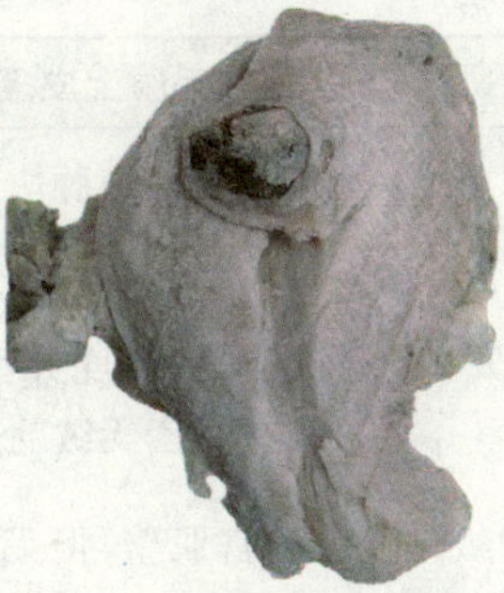

水泡状绒毛侵袭肌层形成暗红色结节

**图 6-50　侵袭性葡萄胎**

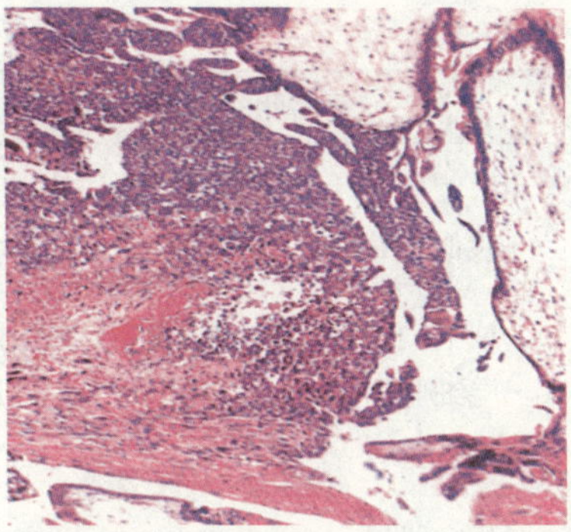

子宫肌层内见完整的水泡状绒毛

**图 6-51　侵袭性葡萄胎**

患者血、尿妊娠试验持续阳性；阴道持续性或间断性不规则出血。也可发生咯血、阴道壁形成暗红色的出血结节等。侵袭性葡萄胎对化疗敏感，预后良好。

### (三) 绒毛膜上皮癌

绒毛膜上皮癌简称绒癌，是滋养层细胞的高度恶性肿瘤。绝大多数与妊娠有关。约半数继发于葡萄胎，25％发生于自然流产，20％见于正常妊娠，少数见于早产或异位妊娠。发病年龄以 20～30 岁多见。

1. 病理变化　肉眼观察：子宫体不规则增大，切面见癌肿呈结节状、单个或多个，紫蓝色或暗红色，质较脆。多位于子宫底，常突出于宫腔内，大小不一(图 6-52)。镜下观察：子宫肌层内可见两种分化较差的滋养层细胞，癌细胞成片状或条索状排列，无间质、无血管、无绒毛结构。因癌细胞的生长主要依靠侵袭邻近血管而得到营养，血管被侵蚀，故癌组织常有出血、坏死、血道转移，易转移至肺、阴道壁、脑、肝等处。

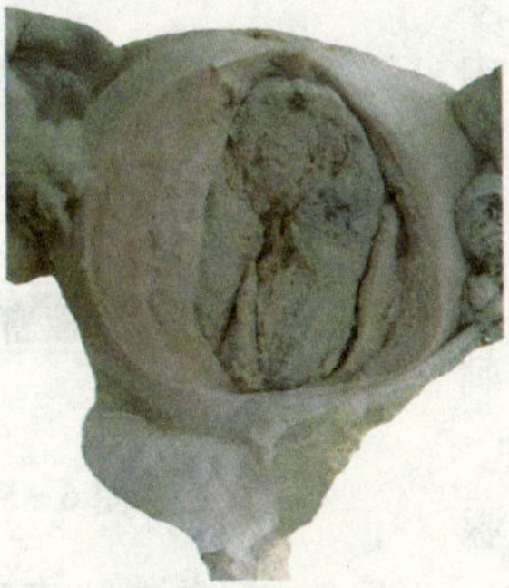

子宫腔内癌肿呈结节状，侵袭宫壁及附件，有出血

**图 6-52　绒毛膜上皮癌**

2. 病理临床联系　多数患者在葡萄胎刮宫术后或足月产后数天至数月发生持续性阴道不规则出血，子宫体大且软。血中 HCG 水平持续升高，尿妊娠试验阳性。此外还可出现咯血、头痛、呕吐、贫血、休克等。

3. 结局　虽然绒癌恶性度很高，但化疗效果较好，绒癌死亡率已明显下降。

三种滋养层细胞肿瘤的比较见表 6－13。

**表 6－13　三种滋养层细胞肿瘤比较**

| | 葡萄胎 | 侵袭性葡萄胎 | 绒毛膜上皮癌 |
|---|---|---|---|
| 肉眼观察 | 宫腔内绒毛肿大呈水泡，状似葡萄 | 宫腔内可见多少不等的水泡状组织 | 宫腔内见暗红色肿块 |
| 镜下观察 | 绒毛间质高度水肿，滋养层细胞增生、轻度异型 | 绒毛间质高度水肿、血管消失，滋养层细胞增生、异型明显 | 滋养层细胞高度异型增生，易出血、坏死，无绒毛 |
| 侵袭子宫壁 | 只局限于宫腔内，不侵袭子宫肌层 | 子宫肌层内见完整的水肿绒毛结构 | 侵袭子宫肌壁，但无水肿绒毛结构 |
| 转　移 | 不转移 | 易血道转移 | 易血道转移 |
| 预　后 | 彻底刮宫多可治愈 | 刮宫不易清除，化疗效果好 | 恶性程度高，但化疗效果较好 |

## 四、乳腺癌

乳腺癌是女性常见的恶性肿瘤，居第二位。发病年龄多见于 40～60 岁。男性罕见，但预后较差。乳腺癌的病因至今尚未完全阐明，可能与雌激素长期分泌过多、病毒感染、纤维囊性乳腺病、遗传、生育与授乳等有关。

### （一）病理变化

乳腺癌约半数发生于乳腺外上象限，其次为乳腺中央区，其他部位较少。

乳腺癌组织形态结构十分复杂，类型较多，一般分为非浸润性癌和浸润性癌两大类（图 6－53）。

1. 非浸润性癌　又称原位癌，依其发生的部位分为导管内原位癌和小叶原位癌。

（1）导管内原位癌：发生于乳腺小叶的终末导管，较小叶原位癌多见。根据组织学改变分为粉刺型管内癌和非粉刺型管内癌两种。

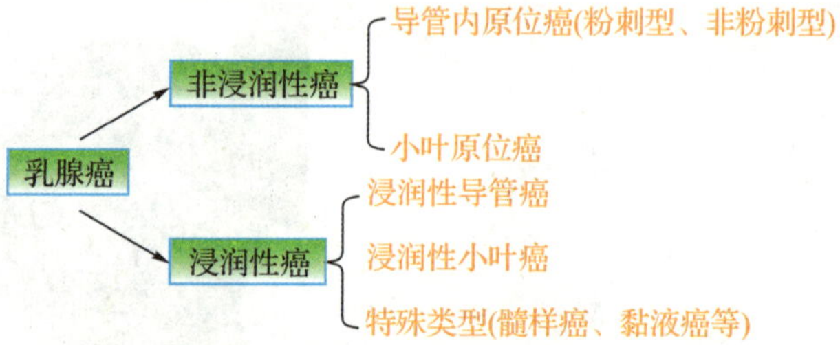


**图 6－53　乳腺癌病理分类**

①粉刺型管内癌：多位于乳腺中央部位，常可触及大小不等肿块，边界清楚，与皮肤不黏连。切面可见扩张小导管内含灰白或灰黄色坏死物，挤压坏死物就象皮肤粉刺一样溢出，故又称粉刺癌。镜下观察：癌细胞体积较大，胞质嗜酸性，分化程度不等，大小不一，边界不甚清楚。

②非粉刺型管内癌：癌细胞体积小，形态较规则，异型性没有粉刺癌明显，一般无坏死或仅有轻微坏死。癌细胞在扩张的导管内可排列成实性、低乳头状或筛状等多种形态结构，分别称为实体型、低乳头型、筛状型管内原位癌等。

导管内原位癌预后一般较其他类型为好，有 6%～18%可发展为浸润癌。

(2) 小叶原位癌:少见,发生于乳腺小叶的末梢导管和腺泡,常可累及双侧乳腺多个小叶,为多中心性发生。因肿块小,临床上一般扪不到明显肿块,不易与乳腺小叶增生区别。镜下观察:癌细胞较小,形态较为一致,核呈圆形或卵圆形,核分裂象罕见,充塞扩张的乳腺小叶末梢导管和腺泡而呈实性排列,致使小叶体积增大,结构紊乱,但小叶轮廓尚存,基底膜完整。

小叶原位癌如能及时治疗,预后较好。

2. 浸润性癌

(1) 浸润性导管癌:是最常见的类型,占 50%～80%,40～60 岁女性多见。肉眼观察:多为单个结节,肿块直径一般为 2～4 cm,质硬,与周围组织分界不清,切面灰白或灰黄色,癌组织呈树根状侵入邻近的纤维脂肪组织内。如癌组织侵及乳头下方的大导管又伴有大量纤维组织增生时,由于纤维组织收缩,可使乳头回缩、下陷。如癌组织阻塞真皮淋巴管,可导致皮肤水肿,因受毛囊及汗腺牵拉而使毛囊及汗腺处皮肤相对下陷形成橘皮样外观。晚期,乳腺癌可侵犯深筋膜和胸壁肌肉,形成固定的巨大肿块。若癌穿破皮肤可形成溃疡(图 6-54)。镜下观察:组织学形态多种多样,根据实质与间质比例不同分为单纯癌、硬癌、不典型髓样癌。

(2) 浸润性小叶癌:占乳腺癌的 5%～10%,多见于老年女性。肉眼观察:肿块呈圆形或盘状,大小不等,质地坚韧如橡皮。切面灰白,边界不清。镜下观察:癌细胞较小,形态较一致,圆形或卵圆形,癌细胞弥漫浸润于致密的纤维间质中,常呈单行串珠样或细条索状排列,或环绕正常小管呈靶环状排列。

(3) 特殊类型:主要有髓样癌、Paget 病、小管癌及黏液癌等。

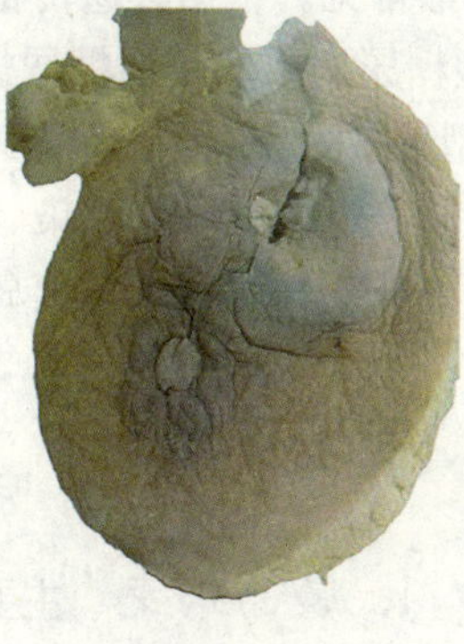

癌组织侵犯皮肤,形成溃疡,并可见乳头内陷

**图 6-54　乳腺癌**

## (二) 扩散与转移

1. 直接蔓延　癌细胞沿乳腺导管蔓延至小叶腺泡、乳头、皮肤,或沿导管周围组织间隙蔓延至脂肪、筋膜组织,甚至胸肌和胸壁。

2. 淋巴道转移　是乳腺癌最常见的转移途径,首先转移至同侧腋窝淋巴结,继而可转移至锁骨上、下淋巴结等。

3. 血道转移　晚期乳腺癌可经血道转移至肺、肝、脑、骨等器官和组织。

**雌激素受体和孕激素受体**

正常乳腺上皮和部分乳腺癌细胞核内均含有雌二醇受体(ER)和孕激素受体(PR),当雌孕激素在核内与受体结合形成激素受体复合物时,促使DNA复制和细胞进入分裂周期,引起细胞增殖。因此,阻断雌激素、孕激素与癌细胞受体作用,可抑制乳腺癌生长。乳腺癌 ER 和 PR 阳性患者,不仅内分泌治疗效果显著,而且转移率低、存活期长;反之则较差。

# 第十节 糖尿病

糖尿病是由于胰岛素相对或绝对缺乏，以持续性血糖升高并出现糖尿为特征的一种全身慢性代谢性疾病。多见于中老年。临床上主要表现为多食、多饮、多尿和消瘦等症状。

## 一、病因及发病机制

本病病因及发病机制尚不十分清楚。目前认为与多基因遗传有关。另外，炎症、肿瘤、病毒感染、肥胖、饮食因素等均可损伤胰岛 B 细胞或加重其负担，造成胰岛素分泌绝对或相对减少而引起糖尿病。

根据病因不同，糖尿病分为原发性和继发性两类。原发性糖尿病又称特发性糖尿病，最常见。根据其遗传特征及对胰岛素的反应不同分为：①胰岛素依赖型糖尿病：又称 1 型糖尿病或幼年型糖尿病，多见于青少年；②非胰岛素依赖型糖尿病：又称 2 型糖尿病，此型最多见，约占 90%，多见于中老年。一般认为 2 型糖尿病与肥胖有关，另外，缺乏运动、营养过剩、手术、感染、精神刺激等都可成为本病的诱因。继发性糖尿病是因胰腺病变（如炎症、肿瘤）累及胰岛或其他内分泌腺病变（如垂体嗜酸性细胞瘤）引起。

## 二、病理变化

1. 胰岛病变　主要为胰岛的退行性改变。胰岛细胞呈进行性破坏、消失，B 细胞明显减少，B 细胞浆内可见糖原沉积。胰岛的淀粉样变性，致使胰岛萎缩，进而纤维化，最终胶原化。

2. 血管病变　①动脉粥样硬化：病变发展快且严重；②细动脉玻璃样变性：管壁增厚、管腔狭窄。

3. 肾病变　①肾小球硬化；②肾动脉硬化；③肾小管上皮萎缩、变性；④肾盂肾炎。

### 糖尿病患者的典型症状

（1）三多一少：即多饮、多食、多尿和消瘦。多尿是因血糖过高引起渗透性利尿；多饮是因多尿造成的水分丧失，血液渗透压增高，刺激下丘脑口渴中枢引起；多食是因机体不能充分利用糖，加之血糖过高刺激胰岛素分泌，使患者产生饥饿感和食欲亢进；由于糖代谢障碍使 ATP 减少，负氮平衡、脂库减少导致消瘦。

（2）酮症酸中毒：严重时，蛋白质、脂肪分解代谢增强而生成氨基酸和脂肪酸，脂肪酸在肝内氧化生成酮体，出现酮血症和酮尿症，导致酸中毒，甚至发生糖尿病性昏迷。

（3）其他：晚期患者常因心肌梗死、肾衰竭、脑血管病变及合并感染而死亡。

4. 视网膜病变　视网膜毛细血管基底膜增厚、玻璃样变，腔内可有血栓形成，常伴有微小动脉瘤，可致渗出、出血及纤维化，甚至视网膜剥离导致失明。另外，糖尿病易合并白内障。

5. 神经系统病变　以外周神经为主，引起下肢对称性感觉或运动障碍，如肢体疼痛、麻木、肌肉麻痹等。

# 第十一节　弥漫性毒性甲状腺肿

弥漫性毒性甲状腺肿是指甲状腺肿大，甲状腺素分泌过多，作用于全身组织的临床综合征，临床上又称甲状腺功能亢进症，简称甲亢。主要表现为甲状腺肿大，基础代谢率升高，心悸、多汗、多食、消瘦、手震颤等症状。多见于20～40岁女性，男女发病率之比为1∶5。因有1/3患者伴有眼球突出，故又称为突眼性甲状腺肿。

## 一、病因及发病机制

本病病因尚未完全阐明，一般认为与自身免疫有关，如血中球蛋白增高及多种抗甲状腺抗体阳性；常发生于重症肌无力、血小板减少性紫癜、溶血性贫血等自身免疫性疾病的患者。本病有家族性倾向，可能与遗传、精神创伤有关。

## 二、病理变化

肉眼观察：双侧甲状腺呈弥漫性肿大，体积可达正常2～4倍，质较软，切面红褐色，分叶状，因胶质含量少，故质实如肌肉。镜下观察：滤泡增生，大小不等，其上皮细胞呈柱状，部分呈乳头状增生，突入腔内。滤泡腔内胶质少而稀薄，靠近滤泡上皮处的胶质出现许多大小不等的吸收空泡（图6-55）。间质血管丰富，明显充血，并有淋巴细胞浸润和生发中心形成。

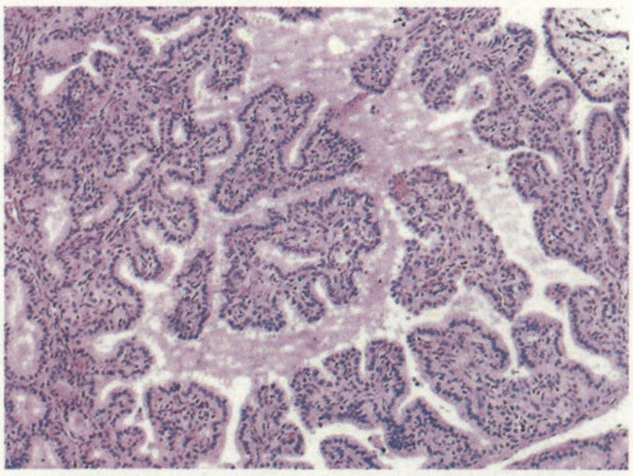

甲状腺滤泡增生，部分呈乳头状

**图6-55　弥漫性毒性甲状腺肿**

## 甲亢患者的临床表现

(1) 甲状腺肿大：由滤泡增生引起。

(2) 怕热多汗、多食善饥、消瘦乏力：因甲状腺素分泌过多，加速营养物质氧化，基础代谢率增高、产热增多，并且影响磷酸化过程，能量生成不足所致。

(3) 易激动、手震颤、心跳加快：是由于交感神经兴奋所致。

(4) 眼球突出：是由于眼球外肌水肿及淋巴细胞浸润，球后纤维脂肪组织增生所致。

（樊帮林）

# 第七章 传染病

传染病是由病原微生物通过一定的传播途径侵入人体所引起的一组具有传染性的疾病，能在人群中引起流行。传染病传播流行必须具备传染源、传播途径和易感人群三个基本环节。传染病曾在世界各地流行，有些传染病已被控制或消灭，但由于种种原因，现在又死灰复燃，其发生率有明显上升趋势，并且还出现一些新的传染病，如艾滋病、严重急性呼吸综合征等。传染病基本病变都是炎症，但由于各种病原体的特点和机体反应性不同而表现出不同特征。

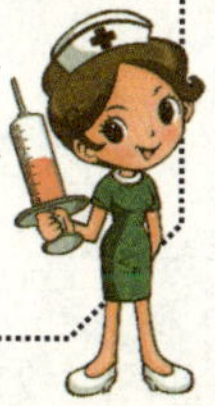

## 第一节 结核病

### 一、概 述

结核病是由结核杆菌引起的一种慢性传染病。病变可累及全身各脏器，但以肺结核最为多见。典型病变为结核结节形成，伴有不同程度的干酪样坏死。结核病曾经严重威胁整个世界，由于有效抗结核药物的发明和应用，结核病的发病率、死亡率一直呈下降趋势。上世纪 80 年代以来，由于耐药菌株的出现和艾滋病的流行，其发病率又呈上升趋势。我国结核病人数位居世界第二，仅次于印度。

#### （一）病因和发病机制

1. 病原体　结核病的病原菌是结核杆菌，对人致病的主要是人型和牛型。其致病性与细菌的三种菌体成分有关。脂质与结核杆菌的毒力和细胞免疫反应（形成结核结节）有关；蛋白质具有抗原性，可使机体产生变态反应；多糖类作为半抗原参与免疫反应并引起中性粒细胞浸润。

2. 传播途径 传染源为结核病患者和带菌者，以呼吸道传染为主，少数经消化道传染，偶可经皮肤伤口感染。

3. 发病机制 结核病的发生和发展主要取决于感染结核杆菌的数量多少、毒力的大小和机体的反应性强弱（免疫反应和变态反应），不同的情况引起不同的病理变化。

**结核病的免疫反应和变态反应相伴出现**

(1) 免疫反应：以细胞免疫为主，即T淋巴细胞受到结核杆菌的抗原（索状因子、蜡质D）刺激后转化为致敏的T淋巴细胞，当与结核杆菌再次相遇时，致敏的淋巴细胞可分裂增殖，并释放出各种淋巴因子，激活巨噬细胞，使其吞噬的结核杆菌易被水解、消化和杀灭。在感染局部由巨噬细胞聚集而形成肉芽肿——结核结节，是机体杀灭结核杆菌的主要形式，使病情好转。

(2) 变态反应：结核病发生的变态反应属于迟发型变态反应（Ⅳ型）。当机体感染结核杆菌的数量较多、毒力较强，被杀灭后释放出大量菌体蛋白时，由于T淋巴细胞释放大量淋巴毒素和巨噬细胞释放过多的溶酶体酶等原因，造成局部组织细胞严重坏死和破坏，削弱了局部的抵抗力，有利于细菌繁殖，使病情恶化。

### （二）基本病理变化

1. 渗出性病变 发生在感染细菌数量多、毒力强，机体免疫反应低下或变态反应较强时，一般为结核病的早期或恶化进展阶段。主要表现为浆液或浆液纤维素性炎。好发于肺、浆膜、滑膜和脑膜等处。渗出性病变可完全吸收，亦可转变为增生性病变或变质性病变。

2. 增生性病变 发生在感染细菌数量少、毒力弱，机体免疫反应强或变态反应较弱时，形成具有诊断价值的结核结节。单个结核结节很小，肉眼和X线片不易看见。三四个结核结节融合成较大结节时才能见到，约粟粒大小，呈白色半透明状，有干酪样坏死者略显黄色。镜下典型的结核结节中央有干酪样坏死，周围有上皮样细胞、朗格汉斯巨细胞，其外围有多少不等的淋巴细胞和成纤维细胞（图7-1）。

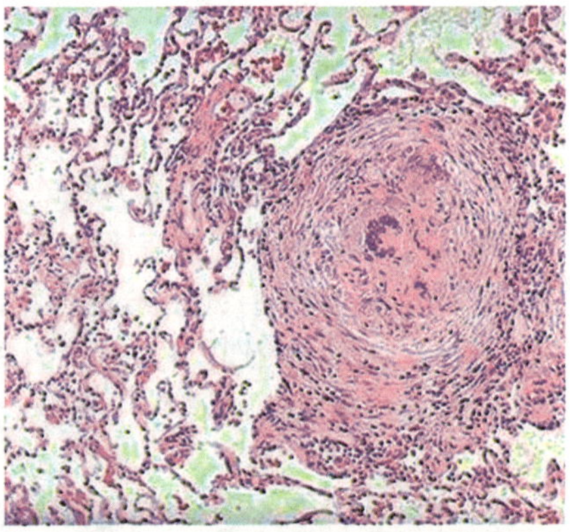

结节中央轻微干酪样坏死，周围有上皮样细胞、朗格汉斯巨细胞等

**图7-1 结核结节**

3. 变质性病变 在结核杆菌数量多、毒力强，机体抵抗力低下或变态反应强时，上述渗出性和增生性病变可发展为干酪样坏死；少数病变也可一开始即为干酪样坏死。干酪样坏死组织呈淡黄色，均匀细腻，质地较实，状似奶酪，故称干酪样坏死。镜下为红染无结构的颗粒状物。

以上三种变化往往同时存在，而以某一种改变为主，并且可相互转化。

结核病基本病理变化与机体反应性的关系见表7-1。

表 7-1　结核病基本病变与机体反应性的关系

| 病变类型 | 病变特征 | 机体状态 | | 结核杆菌 | |
|---|---|---|---|---|---|
| | | 免疫反应 | 变态反应 | 数量 | 毒力 |
| 渗出性病变 | 浆液、纤维素渗出 | 低下 | 较强 | 多 | 强 |
| 增生性病变 | 形成结核结节 | 较强 | 较弱 | 少 | 弱 |
| 变质性病变 | 干酪样坏死 | 低下 | 强 | 多 | 强 |

### （三）转归

1. 转向愈合

（1）吸收消散：是渗出性病变的主要愈合方式，渗出物经淋巴管吸收而使病灶缩小或消散。X 线检查可见边缘模糊的絮状阴影，随着渗出物的吸收，阴影缩小以致消失，临床上称为吸收好转期。

（2）纤维化、包裹及钙化：渗出性、增生性病变和小的干酪样坏死灶，可逐渐纤维化，最后形成瘢痕而愈合；较大的干酪样坏死灶难以完全纤维化，则由其周边纤维组织增生将坏死物包裹，继而坏死物干燥浓缩，并有钙盐沉着。钙化的结核灶内常有少量结核杆菌残存，如机体抵抗力降低仍可复发。X 线检查可见纤维化病灶呈密度增高的条索状阴影；钙化灶为密度高、边缘清晰的阴影。临床上称为硬结钙化期。

2. 转向恶化

（1）病灶扩大：病情恶化时，病灶周围出现新的渗出性病变，范围不断扩大。X 线检查，病灶周围出现模糊的絮状阴影，临床称为浸润进展期。

（2）溶解播散：干酪样坏死物溶解液化后，可经自然管道（如支气管、输尿管）排出，使局部形成空洞。因液化坏死物内含大量结核杆菌，故在排出过程中可播散到其他部位，形成新的结核病灶。X 线检查可见病灶阴影密度深浅不一，出现透亮区及大小不等新的病灶阴影。此外，结核杆菌还可经血道和淋巴道播散到全身其他脏器，临床上称为溶解播散期。

结核病转化规律见图 7-2。

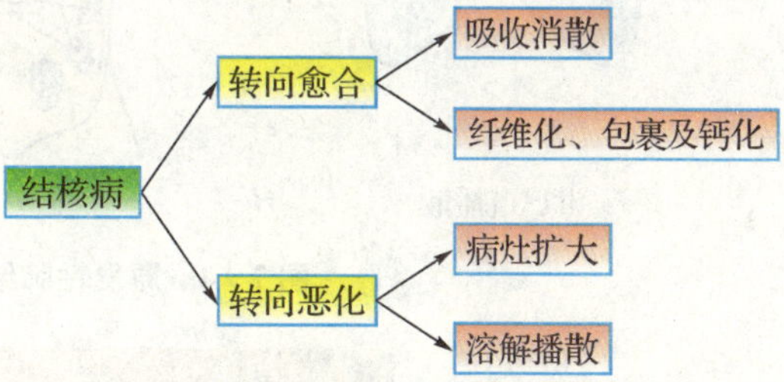

图 7-2　结核病转化规律

## 二、肺结核病

肺结核病是结核病中最常见的，我国现约有 200 万肺结核病人。由于初次和再次感染结核杆菌时机体反应性不同，肺结核病可分为原发性和继发性两大类。

### （一）原发性肺结核病

机体初次感染结核杆菌所引起的肺结核病称为原发性肺结核病，多见于儿童，又称儿童型肺结核病。

1. 病变特点　原发性肺结核病的病理特征是原发综合征形成，即肺内原发灶、结核性淋巴管炎和肺门淋巴结结核（图 7-3）。结核杆菌侵入肺组织最先引起的病变称为原发灶，常位于肺上叶下部或下叶上部靠近胸膜处，直径为 1～1.5 cm，色灰黄，病灶开始为渗出性炎，继而发生干酪样坏死。由于机体缺乏免疫力，结核杆菌易侵入淋巴管，经淋巴液引流到肺门淋巴结，引起结核性淋巴管炎和淋巴结结核。

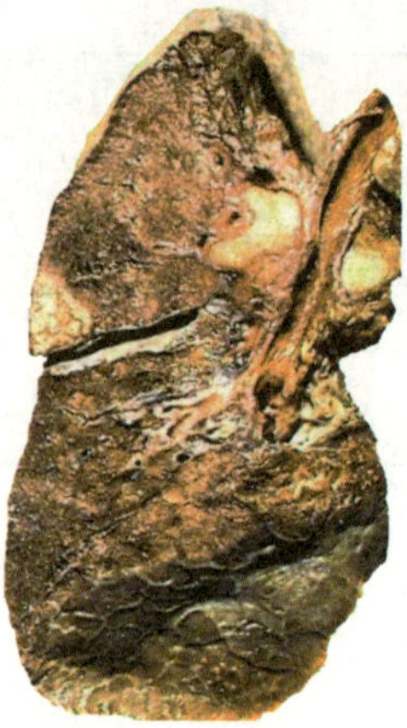

肺内原发灶、肺门淋巴结结核

**图 7－3　原发性肺结核病**

2. 结局

（1）痊愈：原发性肺结核病常无明显的症状和体征。患者多在不知不觉中度过。95％的病人可因机体细胞免疫的建立，病灶纤维化和钙化。

（2）恶化：少数营养不良或患有其他传染病的患者，病变恶化可使病灶扩大，并可经以下途径播散（图 7－4）。①支气管播散：较少见，引起干酪样肺炎；②淋巴道播散：易发生，形成邻近或远处淋巴结结核；③血道播散：易发生，引起血源性结核病，如全身粟粒性结核病、肺急性粟粒性结核病（图 7－5）、肺外器官结核病等。

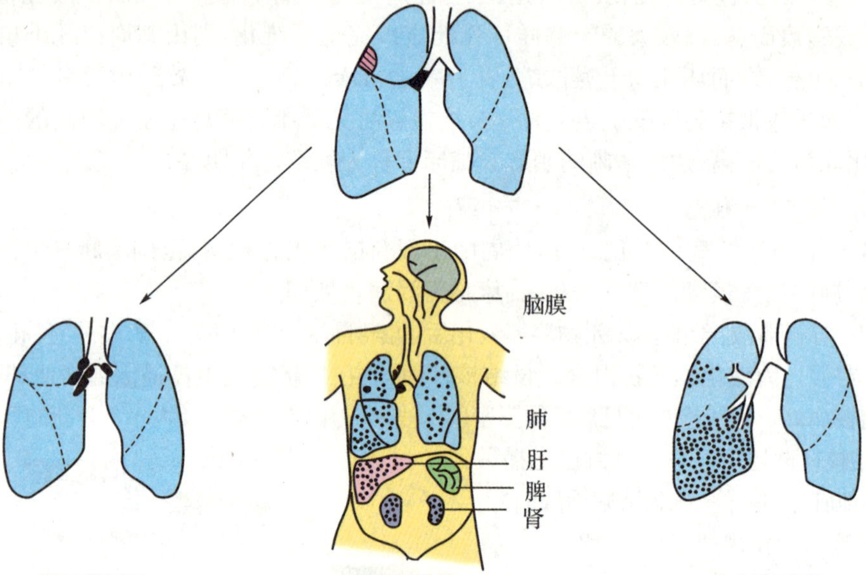


**图 7－4　原发性肺结核的播散途径示意图**

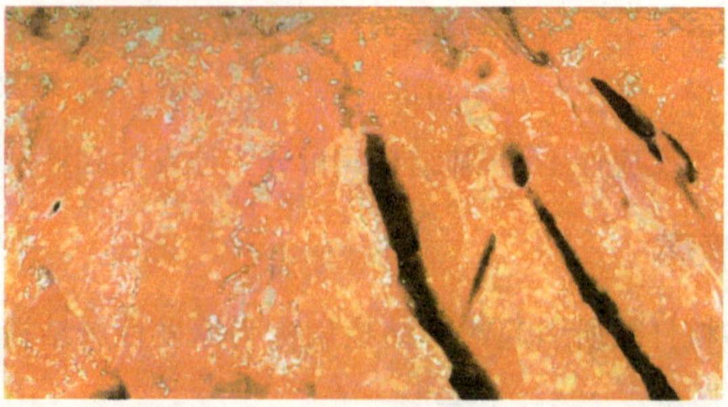

肺内弥漫性散在、灰黄色粟粒大小结节

**图 7－5　肺急性粟粒性结核**

## （二）继发性肺结核病

继发性肺结核病是指机体再次感染结核杆菌所引起的肺结核病，多见于成人，又称成人型肺结核病。感染途径有外源性和内源性两种，以后者为多。

1. 病变特点　继发性肺结核病时机体对结核杆菌已产生一定的免疫力，故其病变特点与原发性肺结核病不同，两者比较见表 7－2。

表 7－2　原发性肺结核病与继发性肺结核病的比较

| | 原发性肺结核病 | 继发性肺结核病 |
|---|---|---|
| 感染 | 初次(外源性) | 再次(内源性为主) |
| 好发年龄 | 儿童 | 成人 |
| 特异免疫力 | 低下 | 较高 |
| 起始部位 | 上叶下部或下叶上部近胸膜处 | 右肺尖 |
| 病程 | 较短 | 较长 |
| 病变特点 | 渗出为主，不易局限 | 新旧交替、趋向增生，易局限 |
| 播散途径 | 淋巴道、血道为主 | 支气管为主 |

2. 类型　继发性肺结核病理变化和临床表现较复杂，根据其病变特点和临床经过可分为以下几种类型(图 7－6)。

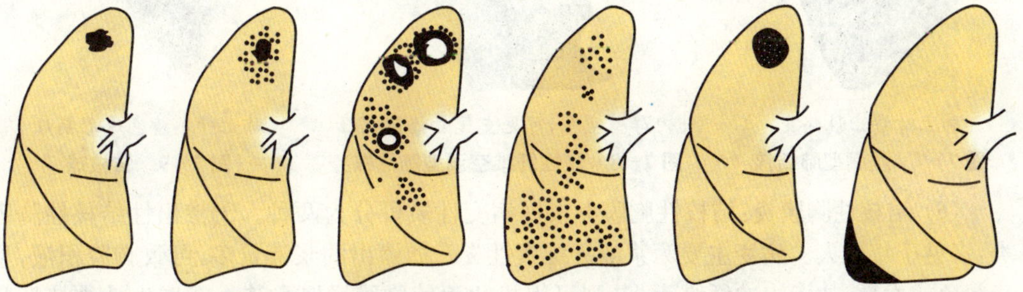


图 7－6　继发性肺结核病几种主要类型

(1) 局灶型肺结核：是继发性肺结核的早期病变，属非活动性肺结核。多位于右肺尖，直径为 0.5～1 cm 大小。病变多以增生为主，中央为干酪样坏死。X 线示肺尖部有单个或多个境界清楚的阴影。病人常无自觉症状，多数经纤维化、钙化而痊愈，少数可恶化发展为浸润型肺结核。

(2) 浸润型肺结核：是最常见的类型，约占肺结核病的 80%，属活动性肺结核，多由局灶型肺结核发展而来。好发于锁骨下肺组织，病变以渗出为主，中央有干酪样坏死(图 7－7)。病人常有低热、乏力、食欲不振、盗汗、咳嗽、咯血等症状。X 线示边缘模糊的云絮状阴影。如及时、合理治疗，病变可愈合。如病变继续发展，坏死物液化后经支气管排出，局部形成急性薄壁空洞，洞壁坏死层中有大量结核杆菌，易造成传染，即所谓开放性肺结核。如果急性空洞经久不愈，则发展为慢性纤维空洞型肺结核。

(3) 慢性纤维空洞型肺结核:主要特点有:①肺内有一个或多个厚壁空洞,多位于肺上叶,空洞与支气管相通,成为结核病的传染源,属于开放性肺结核;②同侧或对侧肺组织内可见很多新旧不一、大小不等的病灶(图 7-8);③后期肺组织广泛纤维化可引起肺源性心脏病,临床上病程历时多年,时好时坏。如空洞壁的干酪样坏死侵蚀较大血管,可引起大量咯血,病人可因吸入大量血液而窒息死亡。

(4) 干酪样肺炎:多由浸润型肺结核恶化进展或急、慢性空洞内的结核杆菌经支气管播散所致。肺泡腔内有大量浆液纤维素性渗出物,并见广泛的干酪样坏死。临床上中毒症状明显、发展迅猛、病死率高,有“奔马痨”之称。

(5) 结核球:结核球是指纤维组织包裹的、孤立的、境界清楚的干酪样坏死灶,直径为 2~5 cm,又称结核瘤(图 7-9)。多为单个也可多个,多位于肺上叶,为相对静止的病变。X 线检查有时很难与周围型肺癌鉴别。

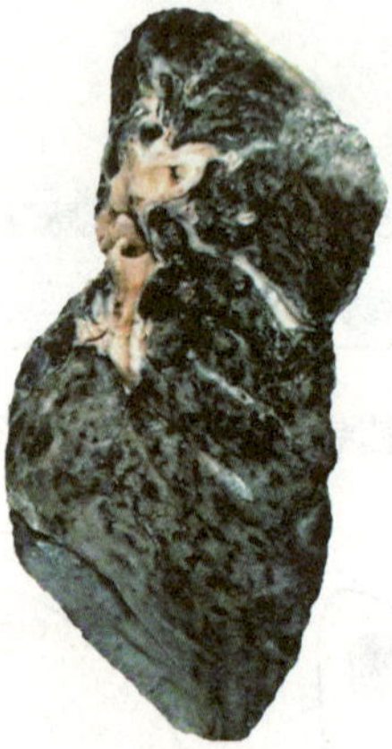

肺上叶渗出性病变
**图 7-7　浸润型肺结核**

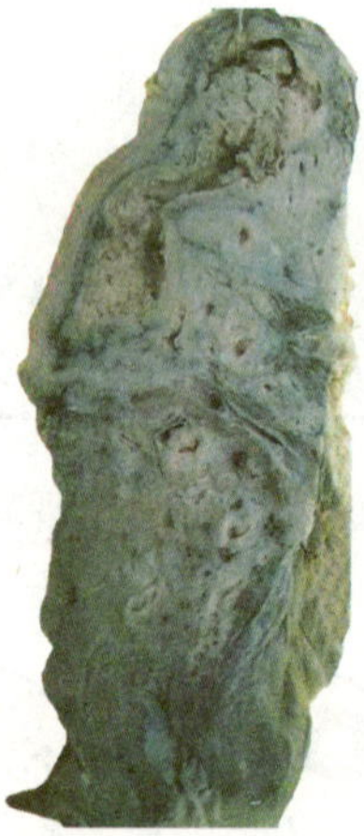

肺内厚壁空洞,可见支气管播散病灶
**图 7-8　慢性纤维空洞型肺结核**

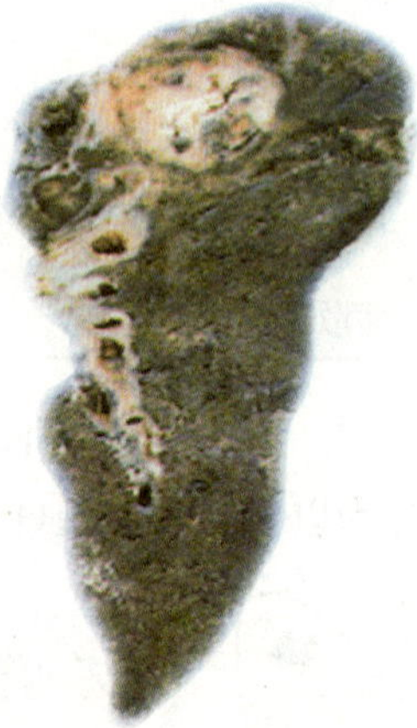

肺上叶灰黄色球形病灶
**图 7-9　结核球**

(6) 结核性胸膜炎:结核性胸膜炎根据病变性质可分为两种。①渗出性结核性胸膜炎:多见于年轻人。病变主要为浆液纤维素性炎。如渗出的浆液量多,可致胸腔积液,呈草绿色或血性;如渗出的纤维素多,则可因机化而使胸膜增厚黏连。②增生性结核性胸膜炎:病变以增生为主,病变常为局限性,位于肺尖或肺内病灶邻近的胸膜。病变多发生纤维化而愈合,并使胸膜黏连、增厚。

## 艾滋病病人罹患结核病的特点

艾滋病病人由于 T 淋巴细胞免疫功能受损,其结核病发病率明显增高。临床上也有其特征,继发性肺结核病灶通常不在肺尖部,常侵犯纵隔淋巴结,更像原发性肺结核病,约 50% 以上的病例有结核杆菌的扩散,60%~80% 的病例有肺外结核病。

## 三、肺外器官结核病

### （一）肠结核病

因为回盲部淋巴组织最为丰富，食物在此停留的时间较长，所以约85%的肠结核病发生于回盲部。肠结核病分为原发性和继发性两类。原发性肠结核很少见，常发生于小儿。一般由饮用带有结核杆菌的牛奶或乳制品而引起肠原发综合征（肠结核性溃疡、结核性淋巴管炎及肠系膜淋巴结结核）。继发性肠结核较多见，常见于20～40岁成人，绝大多数继发于活动性空洞型肺结核病。根据病变特点不同分为以下两型：

1. 溃疡型　较多见。结核杆菌首先侵入肠壁淋巴组织，形成结核结节，继而发生干酪样坏死，破溃后形成溃疡。由于病变沿肠壁淋巴管扩散，因此溃疡多呈环形，与肠的长轴垂直（图7-10），溃疡愈合后由于瘢痕组织收缩而致肠腔狭窄。

2. 增生型　较少见。病变特点为肠壁大量结核性肉芽组织形成和纤维组织增生，肠壁高度肥厚，肠腔狭窄。临床上表现为慢性不完全低位肠梗阻，右下腹可触及包块，故需与肠癌相鉴别。

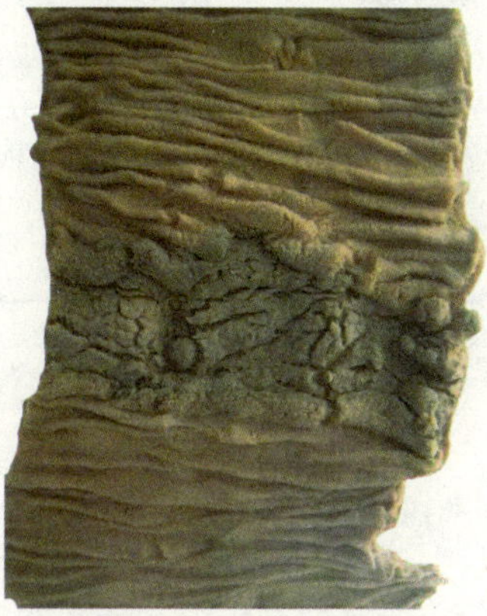

溃疡呈环形，与肠的长轴垂直

**图7-10　肠结核病**

### （二）结核性腹膜炎

本病多见于青少年，常由肠结核、肠系膜淋巴结结核、输卵管结核直接蔓延而来，也可为全身粟粒性结核的一部分。根据病理特征可分为干性、湿性和混合性结核性腹膜炎。湿性结核性腹膜炎以大量浆液和纤维素渗出为特征，腹膜上密布无数结核结节，腹腔内可有大量草黄色积液，一般无黏连现象。干性结核性腹膜炎因大量纤维素性渗出物机化而引起腹腔器官黏连，导致慢性黏连性肠梗阻。

### （三）肾结核病

本病常见于20～40岁男性，多为单侧性。结核杆菌主要通过血道播散而来。病变大多始于肾皮质和髓质交界处或肾乳头内，最初为局灶性结核性肉芽肿，继而发生干酪样坏死，坏死物破入肾盂而形成空洞。干酪样坏死物经尿排出，可引起输尿管、膀胱结核。临床可有血尿、脓尿、菌尿和膀胱刺激症状，肾盂积水及肾功能损害。

# 第二节　病毒性肝炎

病毒性肝炎是由肝炎病毒引起的肝脏的变质性炎症。各种年龄均可发病，在我国尤其以乙型肝炎最多见，乙型肝炎病毒携带者约达1.2亿人，约3 000万人渐进为慢性乙型肝炎、肝硬化，甚至肝癌，严重危害人类的健康。

## 一、病因及传播途径

病原体为肝炎病毒，目前对甲型、乙型、丙型、丁型、戊型（HAV～HEV）均已比较清楚，近期又报道了己型和庚型（HFV、HGV）肝炎病毒。各型肝炎病毒的特点及传播途径不尽相同，见表 7－3。乙型肝炎病毒结构见图 7－11。

表 7－3　各类型肝炎病毒的特点及传播途径

| 肝炎病毒 | 病毒类型 | 传播途径 | 转为慢性肝炎几率 |
|---|---|---|---|
| 甲型（HAV） | RNA | 消化道 | 极少 |
| 乙型（HBV） | DNA | 血源、注射、密切接触 | 5%～10% |
| 丙型（HCV） | RNA | 同上 | 50%～70% |
| 丁型（HDV） | RNA | 常与乙型病毒伴行感染 | <5% |
| 戊型（HEV） | RNA | 消化道 | 少 |

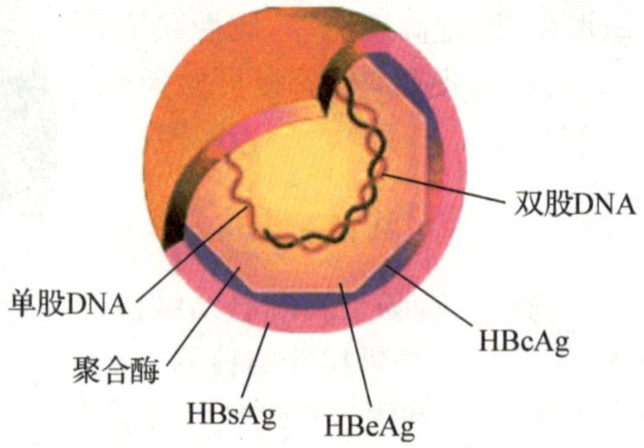


图 7－11　乙型肝炎病毒结构示意图

### 病毒性肝炎的预防

（1）注意隔离，控制传染源：①肝炎病人应隔离治疗，病人使用过的物品要进行消毒；②病人使用的生活用品与健康人分开；③加强对餐饮、托幼和献血人员的检查。

（2）切断传播途径：①勤洗手，不使用他人生活用具；②不与病人共进食物；③避免注射、输血及血制品传染。

（3）保护易感人群：①注射人体免疫球蛋白；②注射肝炎疫苗。

## 二、基本病理变化

各型病毒性肝炎的病理变化基本相同，都是以肝细胞变性、坏死为主，伴有炎细胞浸润、肝细胞再生和纤维组织增生。

## （一）肝细胞变性、坏死

### 1. 肝细胞变性

（1）细胞水肿：最常见，肝细胞肿胀，胞浆疏松呈网状、半透明，称为胞浆疏松化。病变进一步发展，肝细胞高度肿胀，由多角形变为圆球形，胞浆几乎完全透明，称气球样变（图 7-12）。

（2）嗜酸性变：一般仅累及单个或数个肝细胞，散在于肝小叶内。病变肝细胞由于胞浆脱水使肝细胞体积变小，胞浆嗜酸性染色增强，细胞核染色亦较深。

### 2. 肝细胞坏死

（1）嗜酸性坏死：为单个肝细胞的死亡，属细胞凋亡。是由嗜酸性变发展而来，胞浆进一步浓缩，核也浓缩消失，最终形成深红色浓染的圆形小体，称为嗜酸性小体（图 7-13）。

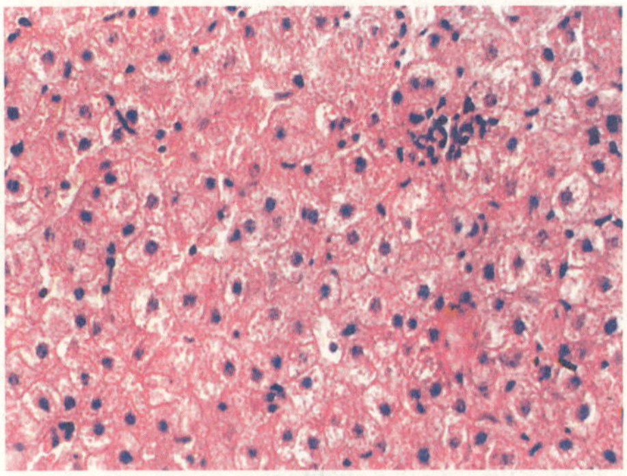

肝细胞水肿，点状坏死灶

**图 7-12 急性病毒性肝炎**

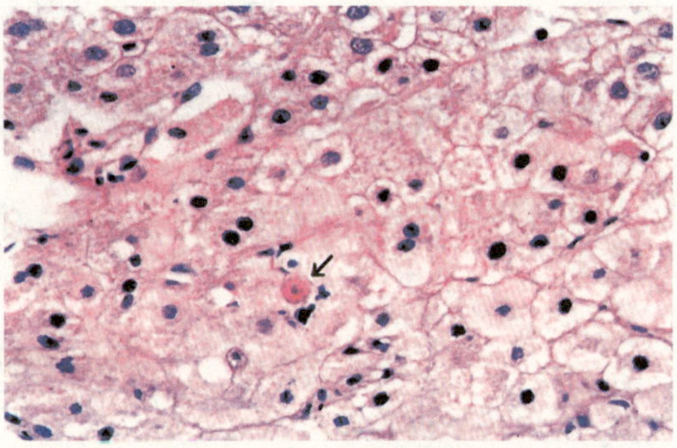

单个肝细胞凋亡形成红染的圆形小体（↑所示）

**图 7-13 嗜酸性小体**

（2）液化性坏死：由细胞水肿发展而来。不同类型的病毒性肝炎此种坏死的范围和分布不同，可分为：①点状坏死：指单个或数个肝细胞的坏死，常见于急性普通型肝炎（图 7-12）；②碎片状坏死：指肝小叶周边部界板肝细胞的灶性坏死和崩解，常见于慢性肝炎（图 7-14）；③桥接坏死：指中央静脉与汇管区之间、两个汇管区之间或两个中央静脉之间出现的互相连接的坏死带，常见于中、重度慢性肝炎（图 7-15）；④大片坏死：指几乎累及整个肝小叶的大范围肝细胞坏死，常见于重型肝炎（图 7-16）。

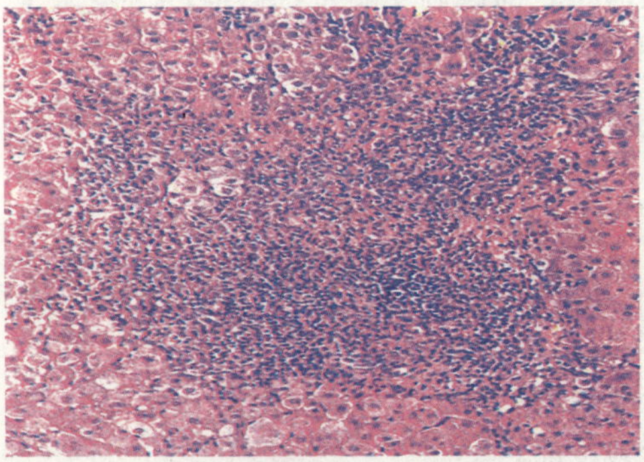

界板肝细胞呈碎片状坏死

**图 7-14 慢性病毒性肝炎**

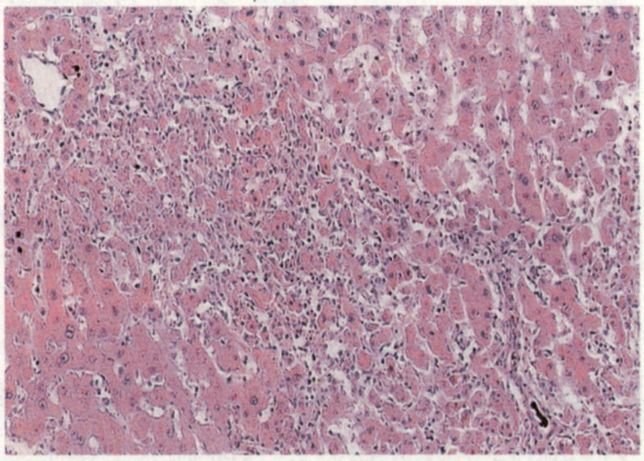

中央静脉与汇管区之间的桥接坏死

**图 7-15 中、重度慢性病毒性肝炎**

## （二）炎细胞浸润

在肝小叶坏死区和汇管区有多少不等的炎细胞浸润，主要为淋巴细胞和单核细胞。

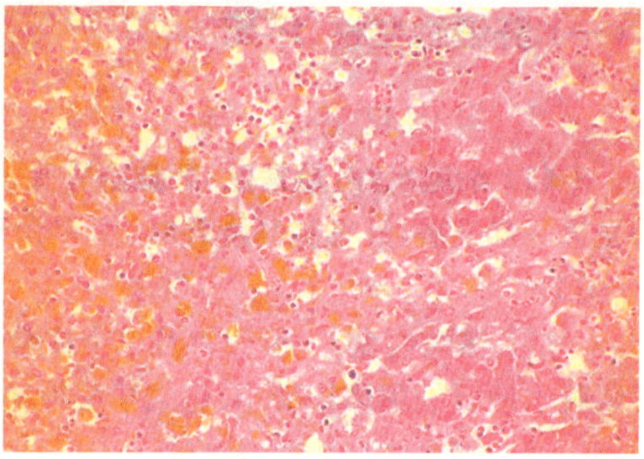

肝细胞大片坏死

图 7－16 重型病毒性肝炎

## （三）间质反应性增生和肝细胞再生

1. 枯否细胞增生 可脱入窦腔内变为游走的吞噬细胞，参与炎细胞浸润。

2. 间叶细胞和成纤维细胞增生 参与损伤的修复。

3. 小胆管增生 慢性且坏死较严重的病例，在汇管区或大片坏死灶内，可见小胆管增生。

4. 肝细胞再生 肝细胞变性坏死后，由周围的肝细胞分裂再生而修复。

# 三、类型、病理变化及病理临床联系

病毒性肝炎的临床病理类型见图 7－17。

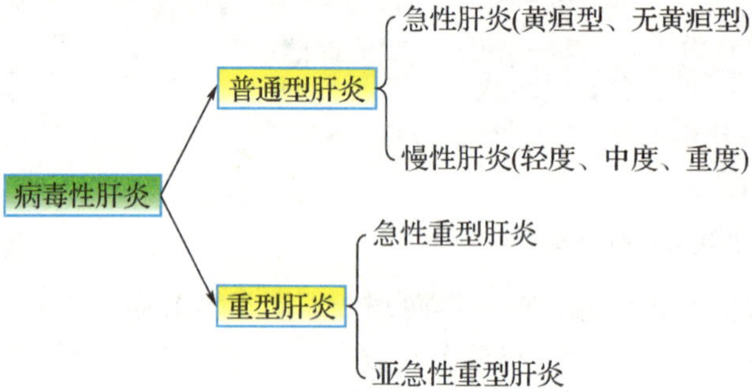


图 7－17 病毒性肝炎的临床病理类型

## （一）急性（普通型）肝炎

急性普通型肝炎最多见，分为黄疸型和无黄疸型。前者病变略重，病程较短，多见于甲型、丁型、戊型肝炎；无黄疸型多为乙型肝炎，部分为丙型肝炎。

1. 病理变化 镜下观察：肝细胞广泛变性而坏死轻微。变性多为肝细胞胞浆疏松化，气球样变，坏死多为点状坏死（图 7－12）。在坏死区及汇管区内有淋巴细胞、单核细胞浸润。黄疸型肝炎可见明显胆汁淤积，在毛细胆管内有胆栓形成。肉眼观察：肝脏体积增大，表面光滑，被膜紧张。

2. 病理临床联系及结局 主要为肝大、肝区疼痛、转氨酶增高、黄疸等，是由于肝细胞变性坏死所致。大多数半年内可治愈；一部分病例可发展为慢性肝炎，其中 5%～10%的乙型肝炎、50%～70%的丙型肝炎可转变为慢性。

### （二）慢性普通型肝炎

病毒性肝炎病程持续半年以上者称为慢性肝炎，其中以乙型肝炎为多(占80%)。

1. 病理变化 根据病变程度分为轻、中、重三型。

(1) 轻度慢性肝炎：特点为点状坏死，偶见轻度碎片状坏死，汇管区周围有少量纤维组织增生及炎细胞浸润，肝小叶结构较完整(图7-18)。

(2) 中度慢性肝炎：特点为中度碎片状坏死，出现桥接坏死。小叶内及汇管区纤维组织增生及炎细胞浸润，肝小叶内有纤维间隔形成，但多数肝小叶结构完整(图7-15)。

(3) 重度慢性肝炎：特点为重度碎片状坏死与大范围桥接坏死，多量淋巴细胞、单核细胞浸润，坏死区出现肝细胞不规则再生，增生的纤维组织将肝小叶分隔。随着时间延长可逐步发展为肝硬化。

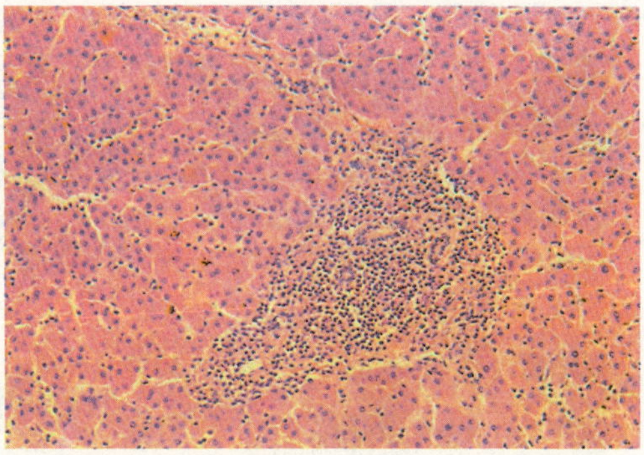

汇管区少量纤维组织增生，肝小叶结构完整

**图7-18 轻度慢性肝炎**

2. 病理临床联系及结局 常出现肝大、肝区疼痛、肝功能障碍，严重者可伴脾大等。轻度慢性肝炎可治愈，如病变加重或反复发作，最终可演变为肝硬化，甚至肝癌。

### （三）重型肝炎

1. 急性重型肝炎 少见，起病急骤，病程短，大约10天左右。病情凶险，死亡率高。临床上又称暴发型或电击型肝炎。

(1) 病理变化：镜下观察：病变特点为肝细胞弥漫性大片坏死，小叶周边残留少数变性的肝细胞；肝窦明显扩张充血，枯否细胞增生、肥大，并吞噬细胞碎屑及色素；肝细胞再生不明显；坏死区及汇管区内有多量淋巴细胞及单核细胞浸润(图7-16)。肉眼观察：肝体积明显缩小，尤以左叶为甚，重量减轻，质地柔软，被膜皱缩，切面呈黄色或红褐色，称为急性黄色(或红色)肝萎缩(图7-19)。

(2) 病理临床联系及结局：主要为肝性脑病、黄疸、出血、弥散性血管内凝血、急性肾衰竭等。急性重型肝炎大多数在短期内死亡，少数迁延而转为亚急性重型肝炎。

2. 亚急性重型肝炎 起病较急性重型肝炎稍慢，病程较长(数周至数月)。大多数由急性重型肝炎迁延而来，少数由急性普通型肝炎恶化进展而来。

(1) 病理变化：镜下观察：既有大片肝细胞坏死，又有肝细胞结节状再生，坏死区的肝小叶结构破坏。肝小叶内外可见明显的炎细胞浸润，主要为淋巴细胞、单

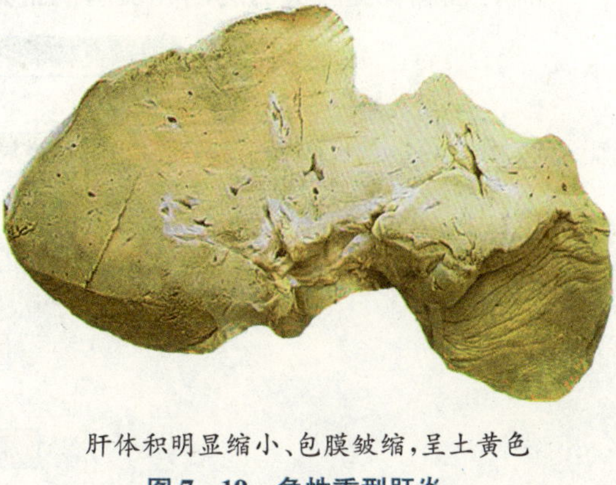

肝体积明显缩小、包膜皱缩，呈土黄色

**图7-19 急性重型肝炎**

核细胞。较陈旧的病变区有明显的结缔组织增生，小叶周边的小胆管增生、淤胆。肉眼观察：肝体积不同程度缩小，被膜皱缩，质地软硬程度不一，部分区域呈大小不一的结节状。切面见坏死区呈红褐色或土黄色，称为亚急性黄色肝萎缩。

(2) 病理临床联系及结局：较急性重型肝炎轻。如治疗得当，病变可停止发展并有治愈可能。如继续发展，可演变为坏死后性肝硬化。

各型肝炎病变特点见表 7-4。

**表 7-4　各型肝炎的病变特点比较**

| 病理变化 | 急性肝炎（黄疸、无黄疸型） | 慢性肝炎 | | | 重型肝炎 | |
|---|---|---|---|---|---|---|
| | | 轻度 | 中度 | 重度 | 急重型 | 亚重型 |
| 肝细胞变性、坏死 | 广泛变性、点状坏死 | 轻度碎片坏死、点状坏死 | 中度碎片坏死，出现桥接坏死 | 重度碎片坏死，桥接坏死广泛 | 大片坏死 | 大片坏死 |
| 炎细胞浸润 | 明显 | 较轻 | 较明显 | 明显 | 明显 | 明显 |
| 间质增生及肝细胞再生 | 不明显 | 较轻 | 较明显 | 明显 | 不明显 | 明显 |

## 第三节　流行性脑脊髓膜炎

流行性脑脊髓膜炎是由脑膜炎双球菌引起的脑脊髓膜的急性化脓性炎症，简称流脑。冬、春季节多见，传播迅速，易引起流行。好发于儿童及青少年。临床表现为高热、寒战、头痛、呕吐、颈项强直及皮肤淤点等。

### 一、病因和发病机制

流行性脑脊髓膜炎的病因和发病机制见图 7-20。

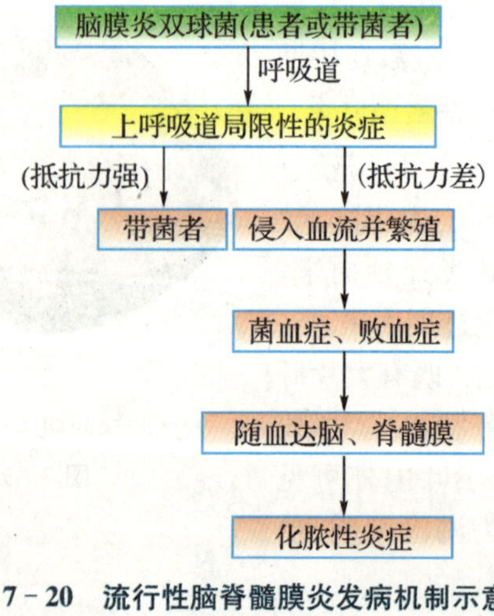


**图 7-20　流行性脑脊髓膜炎发病机制示意图**

## 二、病理变化及病理临床联系

根据病情进展，一般可分为三期。

1. 上呼吸道感染期 细菌在鼻咽部繁殖，引起卡他性炎，主要为黏膜充血、水肿，少量中性粒细胞浸润，分泌物增多。患者可有上呼吸道感染的临床表现。

2. 败血症期 细菌从上呼吸道黏膜侵入血液中繁殖，引起菌血症或败血症。大部分病人出现皮肤、黏膜淤点、淤斑。此期血培养或淤点、淤斑处刮片可检出脑膜炎双球菌。患者可有高热、头痛、外周血中性粒细胞增高等表现。少数极严重者可发生中毒性休克、DIC，出现双侧肾上腺出血、衰竭，称为华-佛综合征。

3. 脑膜炎期 肉眼观察：脑脊髓膜血管高度扩张充血，蛛网膜下隙充满灰黄色脓性渗出物，覆盖于脑沟脑回，大脑顶叶和额叶最明显(图 7－21)。由于炎性渗出物的阻塞，脑脊液循环发生障碍，可引起不同程度的脑室扩张。镜下观察：脑脊髓膜血管扩张、充血，蛛网膜下隙增宽，其中充满大量中性粒细胞、少量单核细胞及纤维素性渗出物(图 7－22)。脑实质一般不受累，严重病例邻近脑膜的脑实质也可出现炎症，使神经细胞变性，称脑膜脑炎型流脑。

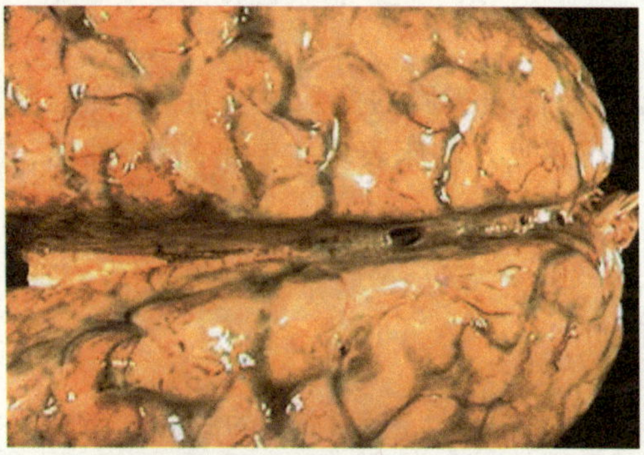

脑膜血管扩张充血，有脓性渗出物覆盖脑沟脑回，使之模糊不清

**图 7－21 流行性脑脊髓膜炎**

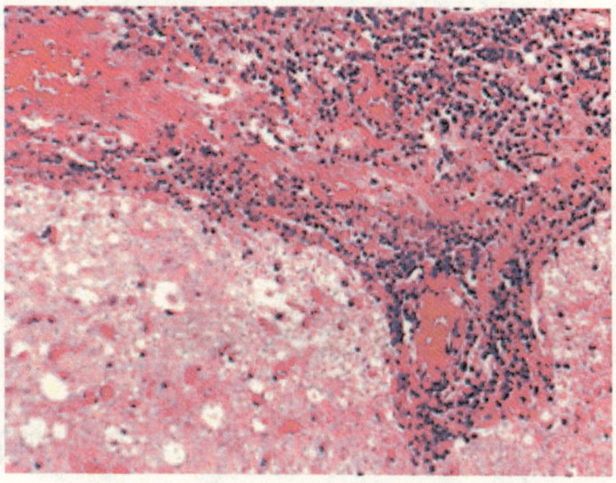

脑膜血管扩张，蛛网膜下隙大量中性粒细胞渗出

**图 7－22 流行性脑脊髓膜炎**

临床表现：①颅内压升高：患者出现头痛、喷射性呕吐，小儿前囟门饱满等。由脑膜血管充血，蛛网膜下隙渗出物堆积，蛛网膜颗粒因脓性渗出物阻塞而影响脑脊液的吸收所致。②脑膜刺激征：表现为颈项强直和屈髋伸膝征阳性。颈项强直是因炎症累及脊神经根周围的蛛网膜和软脊膜，使神经根在通过椎间孔时受压，当颈部或背部肌肉运动时，牵引受压的神经根而产生疼痛，因而颈部肌肉发生保护性痉挛而呈僵硬状态。在婴幼儿，腰背部肌肉也常发生保护性痉挛而呈角弓反张的体征(图 7－23)。屈髋伸膝征阳性，是由于腰骶段脊神经根受到炎症波及而受压，当屈髋伸膝时坐骨神经受到牵拉，引起腰神经根压痛而呈现阳性体征。③脑脊液的变化：脑脊液检查是本病诊断的一个重要依据。脑脊液压力增高，混浊不清，含有大量中性粒细胞，蛋白含量增多，糖及氯化物含量减少，经涂片及培养检查均可找到脑膜炎双球菌。

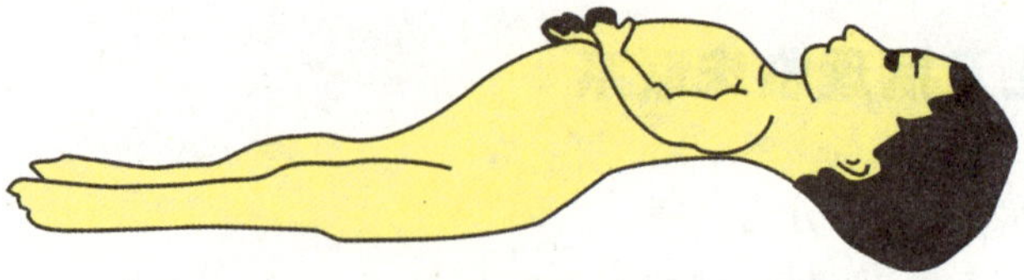

图 7－23　流行性脑脊髓膜炎患儿出现角弓反张

## 三、并发症

本病经及时有效的治疗，大多数患者均能痊愈。如治疗不当，少数患者可发生以下并发症：①脑积水：由于蛛网膜下隙渗出物的机化，致脑膜黏连、脑脊液循环障碍；②颅神经受损：如耳聋、视力障碍、斜视及面神经麻痹等；③脑梗死：脑底动脉炎引起血管阻塞所致。

# 第四节　流行性乙型脑炎

流行性乙型脑炎是由乙型脑炎病毒引起的脑脊髓实质的变质性炎症，简称乙脑。夏、秋季流行，儿童发病率高，尤以 10 岁以下儿童多见。临床表现主要是高热、抽搐、嗜睡、昏迷、颅内压增高等。

## 一、病因和发病机制

流行性乙型脑炎的发病机制见图 7－24，传播流行性乙型脑炎的蚊虫类型见图 7－25。

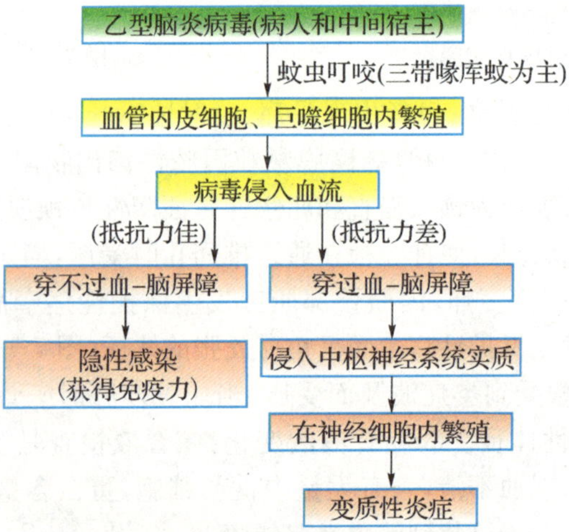


图 7－24　流行性乙型脑炎发病机制示意图

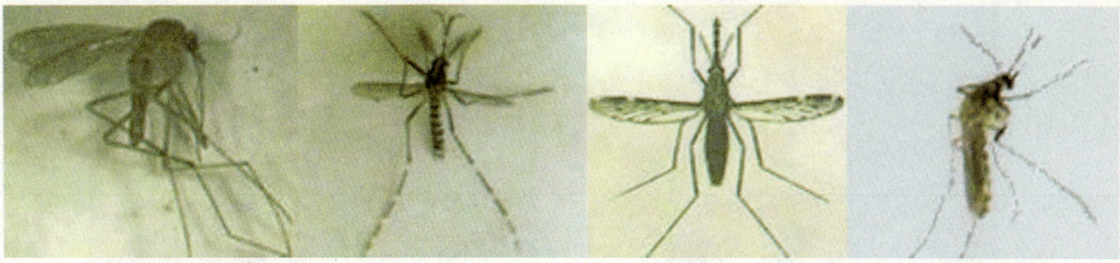

库蚊　　伊蚊　　按蚊　　三带喙库蚊

图 7-25 引起乙脑的蚊虫类型

## 二、病理变化及病理临床联系

### （一）病理变化

1. 好发部位　病变广泛累及中枢神经的灰质，尤以大脑皮质、基底核、视丘最为严重，小脑皮质、脑桥及延髓次之，脊髓病变最轻。

2. 肉眼观察　脑膜血管充血，脑水肿明显，脑回变宽，脑沟变窄，切面脑实质充血水肿，可见散在粟粒大或针尖大的软化灶。

3. 镜下观察

（1）神经细胞变性、坏死：表现为神经细胞肿胀，尼氏小体消失，胞浆出现空泡、核偏位等；严重时，神经细胞可发生核固缩、溶解消失，导致神经细胞坏死。局灶性神经组织坏死液化，形成染色较浅、质地疏松的筛网状病灶，称为筛状软化灶（图 7-26）。在变性、坏死的神经细胞周围，常有增生的少突胶质细胞围绕，称为神经细胞卫星现象（图 7-27）。小胶质细胞、中性粒细胞侵入变性坏死的神经细胞内，称为噬神经细胞现象（图 7-28）。

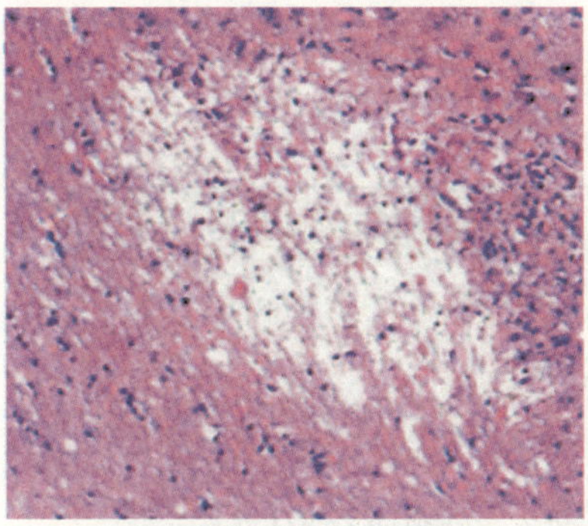

神经细胞坏死形成软化灶

图 7-26 流行性乙型脑炎

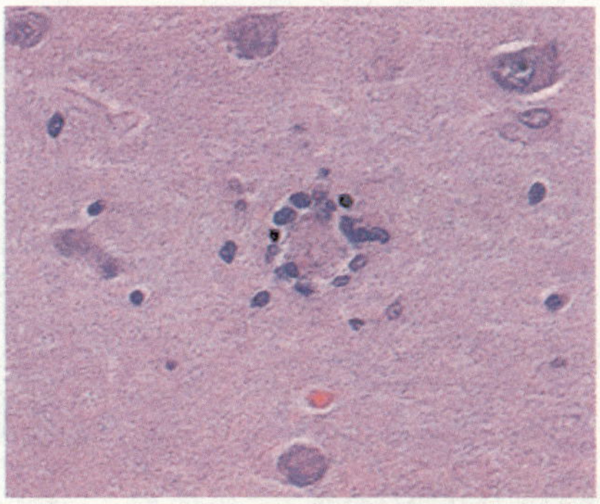

神经细胞卫星现象

图 7-27 流行性乙型脑炎

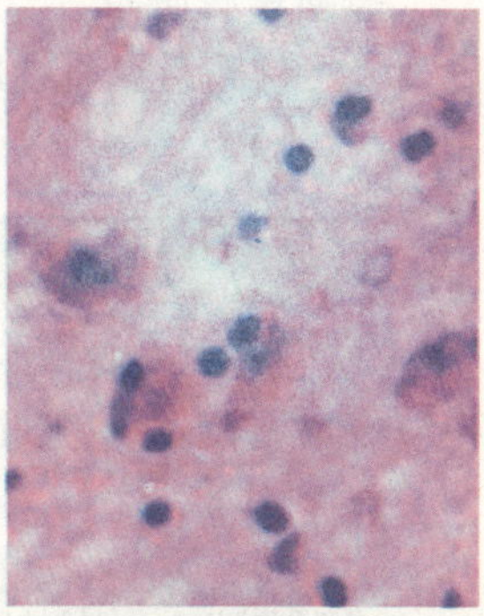

噬神经细胞现象

图 7-28 流行性乙型脑炎

（2）淋巴细胞浸润：脑实质血管明显扩张充血，脑组织水肿，血管周围间隙增宽，可见淋巴细胞为主的炎细胞围绕血管周围间隙呈袖套状浸润，称淋巴细胞套（图 7-29）。

（3）胶质细胞增生：主要是小胶质细胞增生明显，呈弥散性或局灶性分布，可形成小胶质细胞结节（图 7-30）。

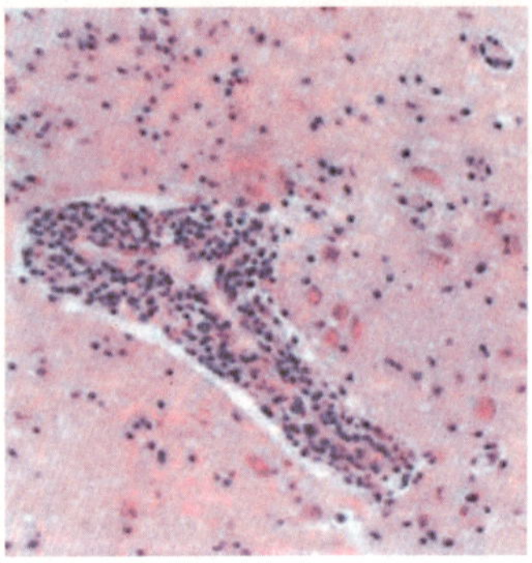

脑血管周围淋巴细胞呈袖套状浸润

图 7-29　流行性乙型脑炎

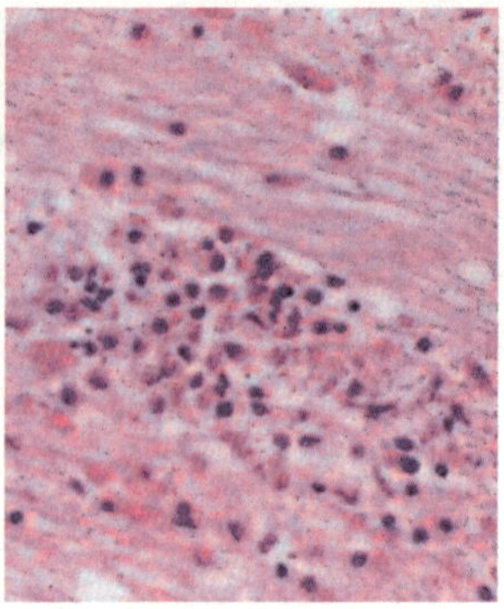

胶质细胞结节

图 7-30　流行性乙型脑炎

### （二）病理临床联系

1. 高热　早期有高热、全身不适等症状，由病毒血症所致。

2. 神经受损症状　神经细胞的广泛变性、坏死引起中枢神经系统功能障碍，病人常发生嗜睡、抽搐甚至昏迷等症状。

3. 颅内压升高　脑内血管的扩张、充血，血管壁通透性升高，导致脑水肿，使颅内压升高，出现头痛、呕吐等。

4. 脑脊液变化　脑脊液呈透明或微混浊，压力轻度增高，细胞增多，其中以淋巴细胞为主。

## 三、并发症

多数病人经治疗后痊愈。少数病例因脑组织病变较重而发生痴呆、语言障碍、肢体瘫痪等后遗症。

流行性脑脊髓膜炎与流行性乙型脑炎的比较见表 7-5。

表 7-5　流行性脑脊髓膜炎与流行性乙型脑炎的比较

| | 流行性脑脊髓膜炎 | 流行性乙型脑炎 |
|---|---|---|
| 病原体 | 脑膜炎双球菌 | 乙型脑炎病毒 |
| 传染途径 | 呼吸道飞沫传播 | 蚊虫为媒介 |
| 流行季节 | 冬春季节 | 夏秋季节 |
| 病理特点 | 脑、脊髓膜的急性化脓性炎症 | 脑、脊髓实质的急性变质性炎症 |
| 临床表现 | 颅内高压和脑膜刺激征为主 | 嗜睡、昏迷和抽搐等脑实质损害症状为主 |
| 脑脊液特点 | 混浊或脓性，细胞数显著增多（以中性粒细胞为主），蛋白质显著增多，糖及氯化物减少，可找到细菌 | 透明或微混浊，细胞数轻度增加（以淋巴细胞为主），蛋白质轻度增多，糖及氯化物正常，找不到细菌 |

# 第五节　伤　寒

伤寒是由伤寒杆菌引起的以全身单核巨噬细胞系统增生为特征的一种急性传染病，尤以回肠末段淋巴组织的病变最为突出。一般儿童及青壮年多见，夏秋两季最多。临床表现为持续高热、相对缓脉、脾大、白细胞减少和皮肤玫瑰疹等。

## 一、病因和发病机制

伤寒的病因和发病机制见图 7-31。

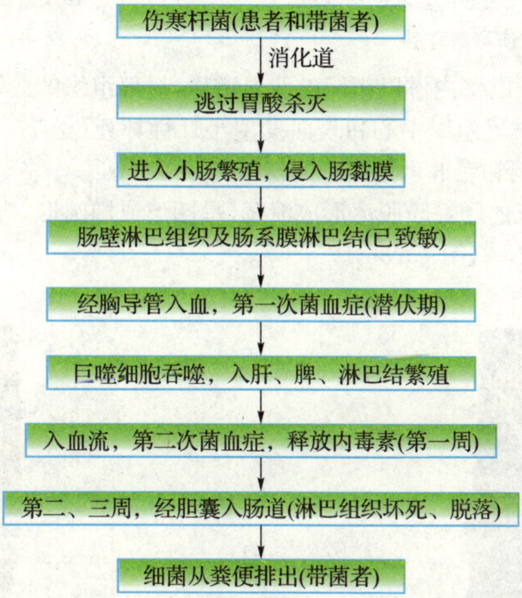


**图 7-31　伤寒发病机制示意图**

## 二、病理变化及病理临床联系

### (一) 病理变化

病变主要分布在肠道淋巴组织、肠系膜淋巴结、肝、脾和骨髓等处。增生的巨噬细胞体积大，吞噬功能十分活跃，胞浆内常吞噬有伤寒杆菌、红细胞、淋巴细胞和坏死细胞碎片，称为伤寒细胞。伤寒细胞常聚集成结节状，称为伤寒小结或伤寒肉芽肿(图 7-32)，是伤寒病的特征性病变，具有重要的诊断价值。

1. 肠道病变　主要以回肠末段的集合淋巴小结和孤立淋巴小结最明显，按病变发展过程分为四期，每期约一周。

（1）髓样肿胀期：回肠下段的淋巴组织明显增生、肿胀，突出于黏膜表面，呈圆形或椭圆形，灰白色，质软，表面凹凸不平，状似脑的沟回，故称为“髓样肿胀”（图 7－33）。肠壁淋巴组织内伤寒细胞增生，形成伤寒肉芽肿。

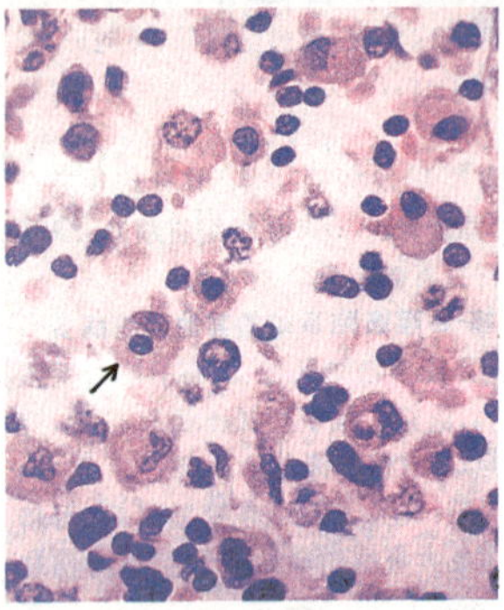

增生的巨噬细胞聚集，胞内吞噬淋巴细胞等

**图 7－32　伤寒肉芽肿**

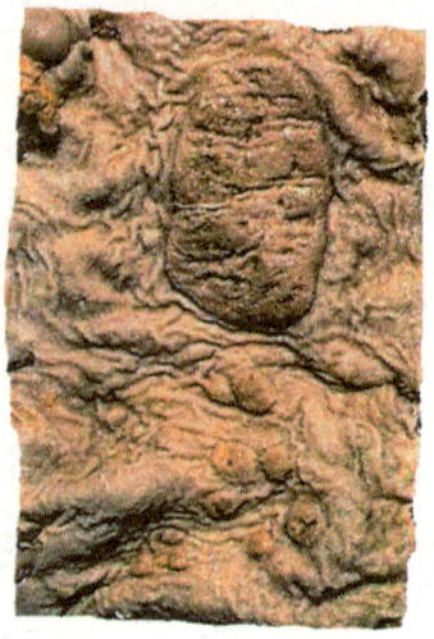

淋巴组织增生肿胀，突出于黏膜表面，呈圆形或椭圆形

**图 7－33　髓样肿胀期**

（2）坏死期：由于肠壁内淋巴组织的明显增生，局部组织的血管受压而缺血以及细菌毒素的作用，肿胀的淋巴组织中心和表面发生小灶性坏死（图 7－34）。坏死组织呈一片红染无结构物质，周围和底部可见典型的伤寒肉芽肿。

（3）溃疡期：坏死的肠黏膜脱落形成溃疡，呈圆形或椭圆形，边缘隆起，其长轴与肠的长轴平行，溃疡深浅不一（图 7－35）。

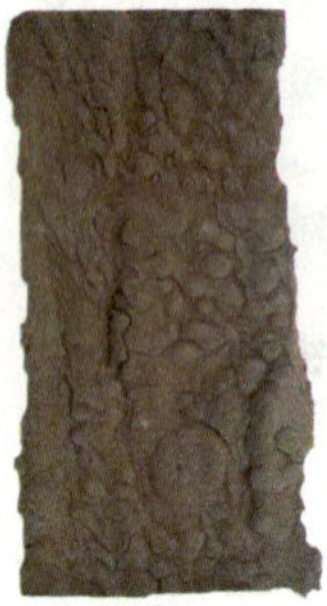

肿胀的淋巴组织坏死（大者）、中央凹陷

**图 7－34　坏死期**

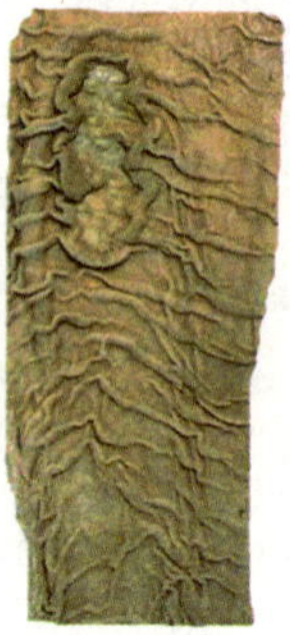

溃疡呈椭圆形，长轴与肠的长轴平行

**图 7－35　溃疡期**

（4）愈合期：由肉芽组织增生将溃疡填平，再由肠黏膜上皮再生而愈合，一般不留瘢痕。

2. 其他组织病变

（1）单核巨噬细胞系统病变：肠系膜淋巴结、脾、肝及骨髓内巨噬细胞增生活跃，可形成伤寒肉芽肿和灶状坏死。

（2）心脏：心肌纤维高度水样变性，严重者发生坏死，出现中毒性心肌炎。

（3）皮肤、肌肉：皮肤出现淡红色斑丘疹称为玫瑰疹；膈肌、腹直肌及股内收肌常发生凝固性坏死（蜡样变性）。

（4）胆囊：大多数患者胆囊无明显病变，但伤寒杆菌可在胆汁中大量繁殖，即使病人临床痊愈后，细菌仍可在胆汁中生存，并通过胆汁由肠道排出，故在一定时期内成为带菌者，为本病的重要传染源。

### （二）病理临床联系

由于伤寒杆菌的内毒素大量吸收入血和组织的坏死，患者中毒症状明显，体温可持续在 39～40 ℃之间，多呈稽留热。伤寒杆菌栓塞了皮肤毛细血管或伤寒杆菌及其毒素刺激皮肤毛细血管扩张、充血，皮肤可出现玫瑰疹，直径 2～4 mm，压之退色，胸部皮肤较明显，一般在数日内消失。骨髓内巨噬细胞增生挤压和细菌毒素作用，致使外周血中白细胞减少。毒素作用使迷走神经兴奋性增高，出现相对缓脉等。

## 三、并发症

1. 肠出血和肠穿孔　多发生于溃疡期，溃疡较深，血管遭受破坏，可引起出血，大量出血可致休克。当溃疡穿过肌层则容易发生穿孔，引起急性弥漫性腹膜炎。

2. 支气管肺炎　以小儿多见，常由于抵抗力低下，继发细菌感染所致。

# 第六节　细菌性痢疾

细菌性痢疾是由痢疾杆菌引起的结肠黏膜纤维素性炎症，简称菌痢。夏、秋季最为多见，儿童发病率一般较高。临床主要表现有腹痛、腹泻、里急后重、黏液脓血便等。

## 一、病因和发病机制

细菌性痢疾的病因和发病机制见图 7 - 36。

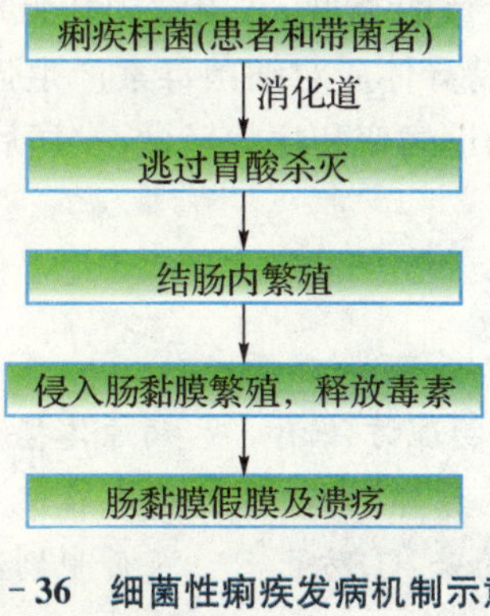


**图 7 - 36　细菌性痢疾发病机制示意图**

## 二、病理变化及病理临床联系

细菌性痢疾病变主要在乙状结肠和直肠。根据肠道炎症的病变特征及临床经过不同分为以下三种。

### （一）急性细菌性痢疾

1. 病理变化　病变初期呈急性卡他性炎，表现为黏液腺分泌亢进，黏膜充血水肿，中性粒细胞浸润。病变进一步发展形成本病特征性的假膜性炎，黏膜充血水肿，表面假膜呈糠皮样、灰白色，溶解脱落则形成大小不等，形状不一的“地图状”溃疡，溃疡多较浅表，愈合后一般无明显瘢痕(图7-37)。

2. 病理临床联系及结局　初期由于肠黏膜的急性卡他性炎症，患者表现为水样便和黏液便，后因假膜溶解脱落，转为黏液脓血便。炎症刺激直肠壁内的神经末梢及肛门括约肌，患者表现有里急后重和阵发性腹痛。由于细菌毒素的吸收，出现头痛、发热、乏力、食欲减退等全身中毒症状。经适当治疗，大多数痊愈，少数转为慢性。

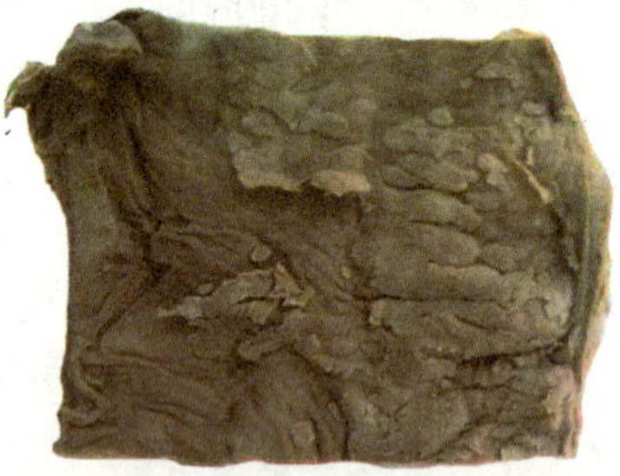
黏膜表面假膜呈糠皮样，脱落则形成“地图状”溃疡
**图7-37　急性细菌性痢疾**

### （二）慢性细菌性痢疾

病程超过2个月以上者称为慢性菌痢。多由急性菌痢转变而来，以福氏菌感染者居多。肠道新旧病变并存，慢性溃疡较急性溃疡深且不规则，可达肌层，其边缘的黏膜常过度增生并形成息肉。最后肉芽组织和纤维瘢痕形成，使肠壁不规则增厚、变硬，甚至引起肠腔狭窄。

临床表现：患者有腹痛、腹泻，或便秘与腹泻交替出现，常带有黏液或少量脓血。在急性发作期则可出现急性菌痢的症状。少数病人可无明显的临床症状和体征，成为慢性带菌者，常成为传染源。

### （三）中毒性细菌性痢疾

中毒性细菌性痢疾是最严重的类型，常由毒力较低的福氏或宋内氏痢疾杆菌引起。多见于2～7岁儿童。可能与特异体质对细菌毒素产生强烈变态反应有关。本型特征为起病急骤，全身中毒症状重，肠道病变和症状轻微，发病后数小时可出现中毒性休克或呼吸衰竭而死亡。

**传染病消毒的目的**

传染病消毒是用化学或物理方法消灭停留在传播媒介物上的病原体，以切断传播途径、阻止传染。目的是：①防止病原体播散到社会而引发流行；②防止病人在院内发生交叉感染；③防止医护人员受到感染。

（樊帮林）

# 第八章　水、电解质代谢紊乱

水和电解质广泛分布于细胞内、外。水、电解质的相对恒定对维持正常生命活动起着十分重要的作用。许多疾病和外环境的剧烈变化常导致水、电解质代谢紊乱，而水、电解质代谢紊乱又可引起各器官和系统的代谢和功能障碍，如不能及时得到纠正，往往会导致严重后果，甚至危及生命。水、电解质代谢紊乱主要包括脱水、水中毒和钾代谢紊乱等。

## 第一节　水钠代谢紊乱

水、钠代谢紊乱往往总是同时或相继发生。水、钠代谢紊乱可引起体液容量和渗透压的变化，发生脱水和水中毒。

### 一、脱　水

脱水是指体液容量明显减少，并出现一系列功能、代谢变化的病理过程。根据细胞外液渗透压的变化可将脱水分为高渗性脱水、低渗性脱水和等渗性脱水三种类型。

#### （一）高渗性脱水

高渗性脱水的主要特征是失水大于失钠，以失水为主，血清钠浓度大于 150 mmol/L，血浆渗透压高于 310 mmol/L。

1. 原因和机制　见表 8-1。

表 8-1　高渗性脱水的原因和机制

| 基本因素 | 原因和发生机制 |
| --- | --- |
| 水摄入不足 | 沙漠迷路、航海遇难时出现的水源断绝；口腔、咽部和食管等疾患时不能饮水；脑外伤、脑血管意外、昏迷病人等致使口渴中枢障碍等均可导致体内水分摄入不足，而肺和皮肤又不断丢失低渗水，引起体液量减少，细胞内液量减少，细胞外液 $Na^+$ 浓度升高，体液渗透压升高，形成高渗性脱水 |
| 水丢失过多 | 尿崩症病人排出大量低渗尿；注射甘露醇、高渗葡萄糖等引起渗透性利尿而丢失大量水；高温环境作业、剧烈活动后大量出汗等通过皮肤丢失大量低渗液；婴儿腹泻排泄大量钠浓度低的低渗性水样便，均可造成失水大于失钠，引起高渗性脱水 |

2. 对机体的影响　见表 8-2。

表 8-2　高渗性脱水对机体的影响

| 主要表现和影响 | 发生机制 |
| --- | --- |
| 口渴感 | 因失水大于失钠，细胞外液渗透压增高，通过渗透压感受器可反射性刺激口渴中枢，引起口渴 |
| 尿量减少 | 细胞外液渗透压升高刺激下丘脑渗透压感受器，使 ADH 分泌增多，肾小管对水的重吸收增多，出现尿量减少、尿比重增高 |
| 细胞内、外液变化 | 细胞外液渗透压升高，使相对低渗的细胞内液向细胞外液转移，补充减少的细胞外液，而细胞内液容量则减少，造成细胞脱水 |
| 脱水热 | 严重脱水病人，皮肤蒸发的水分减少，散热减少，引起体温升高，临床上称为脱水热 |
| 中枢神经系统功能障碍 | 细胞外液渗透压升高使脑细胞脱水，可引起头晕、烦躁、谵妄、肌肉抽搐甚至昏迷等一系列中枢神经系统功能障碍的表现 |

3. 防治原则　防治原发病，去除病因，补充足量水分和适量的钠盐。

### （二）低渗性脱水

低渗性脱水的主要特征是失钠大于失水，血清钠浓度低于 130 mmol/L，血浆渗透压低于280 mmol/L。

1. 原因和机制　见表 8-3。多见于体液大量丢失，只补水而未补盐者。

表 8-3　低渗性脱水的原因和机制

| 基本因素 | 原因和发生机制 |
| --- | --- |
| 消化液丢失 | 临床上引起低渗性脱水最常见的原因。多由于剧烈呕吐、腹泻、胃肠道引流等丢失大量消化液，若只补充水分而忽略钠的补充，则可导致低渗性脱水 |
| 体液丧失 | 大面积烧伤、大量出汗、大量胸腔积液和腹水形成等情况下，仅补水而未补盐者 |
| 肾性失钠 | 长期大量使用排钠性利尿剂；急性肾衰竭多尿期；肾上腺皮质功能减退，醛固酮分泌减少等，均使肾小管对钠的重吸收减少，导致低渗性脱水 |

2. 对机体的影响 见表8-4。

表8-4 低渗性脱水对机体的影响

| 主要表现和影响 | 发生机制 |
|---|---|
| 细胞外液减少 | 由于失钠大于失水，细胞外液渗透压降低，水由细胞外液向渗透压相对较高的细胞内转移，从而使细胞外液明显减少，结果导致：血容量减少，严重时可发生低血容量性休克；组织液明显减少，可引起一系列组织脱水体征，表现为皮肤弹性降低、眼窝凹陷和婴儿囟门内陷等 |
| 细胞内液变化 | 因细胞外液低渗，水向细胞内转移，导致细胞内液渗透压降低而容量增加。严重者可导致脑水肿、颅内压增高，出现头痛、头晕、惊厥、昏迷等中枢神经系统功能紊乱的表现 |
| 尿的变化 | 尿量：早期因细胞外液低渗，ADH分泌减少，肾小管对水的重吸收减少，尿量无明显减少；严重时，由于血容量明显减少，刺激容量感受器，使ADH分泌增多，肾小管重吸收水分增多，尿量减少。尿钠含量：由于细胞外液低渗，引起醛固酮分泌增多，肾小管对钠的重吸收增多，尿钠减少甚至无钠 |

3. 防治原则 防治原发病，去除病因，补充盐水。

## （三）等渗性脱水

等渗性脱水的主要特征是钠与水等比例丢失，血清钠浓度仍在130～150 mmol/L之间，血浆渗透压在280～310 mmol/L之间。

1. 原因和机制 见表8-5。

表8-5 等渗性脱水的原因和机制

| 基本因素 | 原因和发生机制 |
|---|---|
| 大量消化液丢失 | 严重呕吐、腹泻、各种瘘管引流等 |
| 大面积烧伤 | 烧伤时，大量血浆在烧伤部位渗出而导致水钠丢失 |
| 体液丢失 | 反复大量抽吸胸水、腹水等 |

2. 对机体的影响 见表8-6。

表8-6 等渗性脱水对机体的影响

| 主要表现和影响 | 发生机制 |
|---|---|
| 细胞外液减少 | 血浆容量和组织液均减少，血液浓缩，循环血量减少。严重者可出现皮肤弹性下降、眼窝凹陷、血压下降、休克等低渗性脱水的表现 |
| 细胞内液 | 渗透压在正常范围内，细胞内液变化不大 |
| 尿的变化 | 等渗性脱水，血容量减少，ADH和醛固酮分泌增多，肾小管对钠、水的重吸收增多，患者尿量减少、尿钠减少 |
| 其　他 | 不做处理可转变为高渗性脱水（因皮肤、肺等不断丢失水分），表现为口渴、体温升高等；只补水而未补盐时，又可转为低渗性脱水 |

3. 防治原则　防治原发病。为了防止病人转为高渗性脱水，以输入偏低渗的溶液为宜。

三种类型脱水的细胞内液、组织间液和血浆的容量变化见图 8-1。

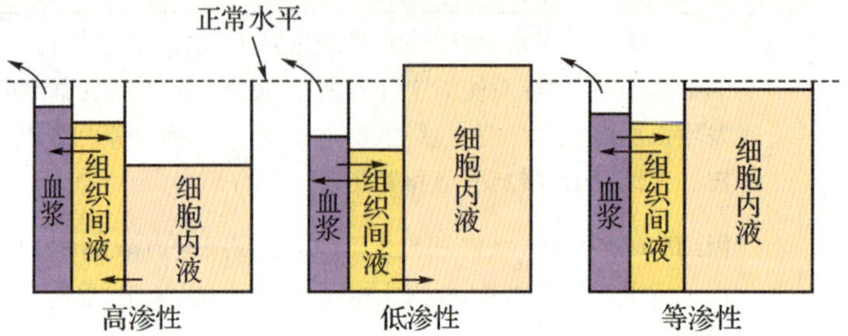


**图 8-1　脱水时的体液分布示意图**

三种类型脱水的比较见表 8-7。

**表 8-7　三种类型脱水的比较**

| | 高渗性脱水 | 低渗性脱水 | 等渗性脱水 |
|---|---|---|---|
| 原因 | 水摄入不足或丢失过多 | 体液丧失而单纯补充水分 | 水、钠按比例丢失而未予补充 |
| 特点 | 失水＞失钠 | 失水＜失钠 | 水、钠等比例丧失 |
| 血清钠 | ＞150 mmol/L | ＜130 mmol/L | 130～150 mmol/L |
| 血浆渗透压 | ＞310 mmol/L | ＜280 mmol/L | 280～310 mmol/L |
| 细胞内、外液变化 | 细胞外液高渗，细胞内液丧失为主 | 细胞外液低渗，细胞外液丧失为主，细胞内液增多 | 细胞外液等渗，细胞外液减少 |
| 临床表现和影响 | 口渴明显，尿少，脱水热，中枢神经系统功能障碍等 | 脱水体征，低血容量性休克，脑细胞水肿等 | 口渴、尿少、脱水体征，休克等 |

## 二、水中毒

1. 概念　水中毒是指大量饮水或输入水过多，超过肾脏排出的能力，造成水在体内大量潴留并产生一系列症状和体征。

2. 原因　抗利尿激素分泌过多或肾衰竭出现少尿、无尿时输入过多的水。

3. 机体变化　细胞内、外液增多并呈低渗状态，稀释性低钠血症。临床上常引起脑水肿，导致颅内高压，出现头痛、呕吐、视神经水肿、表情淡漠、嗜睡等中枢神经系统症状。

# 第二节　钾代谢紊乱

正常成人体内钾总量为50～55 mmol/kg体重，其中98%存在于细胞内，2%在细胞外，血清钾浓度为3.5～5.5 mmol/L。钾代谢紊乱主要表现为低钾血症和高钾血症。

## 一、低钾血症

低钾血症是指血清钾浓度低于3.5 mmol/L。

### （一）原因和机制　见表8-8。

表8-8　低钾血症的原因和机制

| 基本因素 | 原因和发生机制 |
| --- | --- |
| 钾摄入不足 | 主要见于长期不能进食的病人，如消化道梗阻、昏迷及手术后长期禁食者 |
| 钾丢失过多 | 这是引起低钾血症的主要原因。丢失途径有：钾经消化道丢失，是低钾血症最常见的原因，常见于频繁呕吐、腹泻、胃肠引流等引起大量含钾消化液丢失；钾经肾脏丢失，也是临床上引起低钾血症的常见原因，见于长期大量使用排钾利尿剂、原发性或继发性醛固酮分泌增多、急性肾衰竭多尿期等使钾从尿中排出增多；大量出汗导致钾经皮肤大量丢失 |
| 钾向细胞内转移 | 细胞外钾向细胞内转移，引起低钾血症，但此时体内钾的总量未变，可见于：大剂量使用胰岛素，血钾随葡萄糖大量进入细胞内以合成糖原而使血钾降低；低钾性周期性麻痹发作时细胞外液钾移入细胞内；碱中毒时细胞内 $H^+$ 与细胞外 $K^+$ 交换，导致血钾降低等 |

### （二）对机体的影响

低钾血症对机体的影响主要取决于血清钾降低的速度和程度。一般而言，血清钾浓度低于2.5～3.0 mmol/L时，才会出现严重的临床表现（表8-9）。

表8-9　低钾血症对机体的影响

| 影　响 | 临床表现和发生机制 |
| --- | --- |
| 对神经肌肉的影响 | 急性低钾血症时，由于细胞外液 $K^+$ 浓度急剧下降，神经肌肉兴奋性降低，引起肌无力、腱反射减弱或消失，以四肢明显，严重者可出现弛缓性麻痹，甚至呼吸肌麻痹，这是低钾血症的主要死亡原因。慢性低钾血症时，由于细胞内 $K^+$ 外移调节，肌细胞的兴奋性变化不大，临床表现不明显 |
| 对心脏的影响 | 低钾血症常可引起各种心律失常。一般认为，低钾血症引起心律失常的发病机制主要与低钾影响心肌电生理特性有关，表现为：心肌兴奋性增高、自律性增高、收缩性增强、传导性降低 |

续表 8-9

| 影　响 | 临床表现和发生机制 |
|---|---|
| 对肾脏的影响 | 长期或严重低钾血症可导致肾小管上皮细胞变性坏死，对 ADH 的反应性降低，肾脏对尿的浓缩功能减弱，病人可出现持久性的多尿、低渗尿甚至发生肾性尿崩症 |
| 对酸碱平衡的影响 | 低钾血症时，细胞内 $K^+$ 外流而细胞外 $H^+$ 内移，结果导致细胞外液的 pH 升高；同时肾小管内 $K^+$-$Na^+$ 交换减少而 $H^+$-$Na^+$ 交换增多，$HCO_3^-$ 重吸收增多，此时血液呈碱性，而尿液呈酸性，称反常性酸性尿（图 8-2） |

## 二、高钾血症

高钾血症是指血清钾浓度高于 5.5 mmol/L。

### （一）原因和机制　见表 8-10。

**表 8-10　高钾血症的原因和机制**

| 基本因素 | 原因和发生机制 |
|---|---|
| 肾排钾减少 | 这是引起高钾血症的主要原因。见于急性肾衰竭少尿期、慢性肾衰竭末期、肾上腺皮质功能减退及大量使用保钾利尿剂等，使钾从尿中排出减少而使血钾升高 |
| 钾摄入过多 | 临床上主要见于肾功能欠佳者因静脉快速输入钾盐，导致血钾升高 |
| 细胞内钾向细胞外转移 | 酸中毒时，细胞外 $H^+$ 进入细胞内，细胞内 $K^+$ 转移到细胞外进行代偿，引起细胞外钾升高；大量溶血、输入库存血、组织坏死等导致组织细胞被破坏时，细胞内 $K^+$ 大量释放到细胞外液；高钾性周期性麻痹、胰岛素缺乏等均可导致血钾升高 |

### （二）对机体的影响　见表 8-11。

**表 8-11　高钾血症对机体的影响**

| 影　响 | 临床表现和发生机制 |
|---|---|
| 对神经肌肉的影响 | 轻度高钾血症时，神经肌肉兴奋性增高，患者出现手足感觉异常、疼痛、肌肉轻度震颤等症状。但比较严重的高钾血症，神经肌肉的兴奋性则降低，出现肌肉无力、弛缓性麻痹 |
| 对心脏的影响 | 高钾血症对机体最大的危害是对心脏的毒性作用，表现为心肌兴奋性在轻度时增高、重度时降低，自律性降低，传导性下降，收缩性减弱，可出现各种心律失常，最为严重的是心室颤动和心脏停搏 |
| 对酸碱平衡的影响 | 高钾血症时，细胞外 $K^+$ 内移而细胞内 $H^+$ 外流，结果导致血液呈酸性；同时肾小管上皮细胞内 $K^+$-$Na^+$ 交换增强而 $H^+$-$Na^+$ 交换减弱，尿排 $K^+$ 增加，排 $H^+$ 减少，此时血液呈酸性，而尿液呈碱性，称反常性碱性尿（图 8-2） |

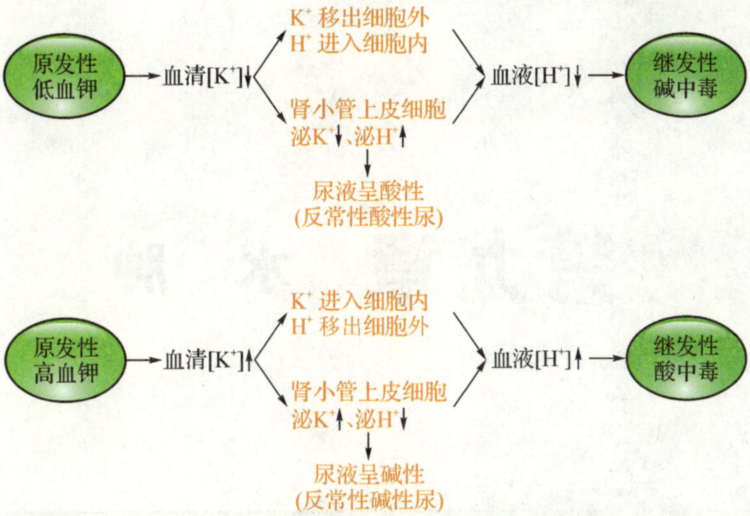


**图 8－2　钾代谢紊乱与酸碱平衡紊乱之间的关系**

低钾血症和高钾血症的主要区别见表 8－12。

**表 8－12　低钾血症和高钾血症的比较**

| | 低钾血症 | 高钾血症 |
|---|---|---|
| 原因 | 钾摄入不足；钾丢失过多；<br>钾从细胞外移入细胞内 | 肾排钾减少；钾摄入过多；<br>钾从细胞内释放到细胞外 |
| 血钾浓度 | <3.5 mmol/L | >5.5 mmol/L |
| 对机体的影响 | 神经肌肉兴奋性↓→肌肉松弛无力、弛缓性麻痹；<br>心肌兴奋性↑、自律性↑、收缩性↑、传导性↓→心律失常甚至心室颤动 | 轻度时神经肌肉兴奋性↑→手足感觉异常、肌肉轻度震颤；重度时引起肌肉无力、弛缓性麻痹；<br>心肌兴奋性先↑后↓、自律性↓、收缩性↓、传导性↓→心室颤动、心脏停搏 |
| 对酸碱平衡的影响 | 碱中毒<br>反常性酸性尿 | 酸中毒<br>反常性碱性尿 |

## 病例分析

病人：男，40 岁，因呕吐、腹泻伴发热 3 天入院。入院前因呕吐严重不能进水、进食，曾在当地卫生所静脉滴注 5%葡萄糖 3 000 ml/天和抗菌素等。体检：体温 38.4 ℃，呼吸 18 次/分，脉搏85 次/分，血压 90/50 mmHg，精神萎靡，两眼窝轻度凹陷，皮肤弹性欠佳，四肢肌张力减退，腱反射消失。血清钠 115 mmol/L，血清钾 2.9 mmol/L，尿量约 800 ml/天。

思考：

1. 该病人发生了哪些水、电解质代谢紊乱？有何依据？

2. 在给严重呕吐、腹泻病人补液时应注意哪些问题？为什么？

# 第九章　水　肿

过多的体液在组织间隙或体腔内积聚称为水肿。体液在体腔内积聚过多称为积水或积液，如腹腔积液、胸腔积液。

水肿不是独立的疾病，而是许多疾病常见的一种病理过程。水肿的常用分类方法有：①按水肿发生的原因，分为心性水肿、肾性水肿、肝性水肿、炎性水肿、营养不良性水肿等；②按水肿发生的部位，分为皮下水肿、肺水肿、脑水肿等；③按水肿发生的范围，分为局部性水肿和全身性水肿。

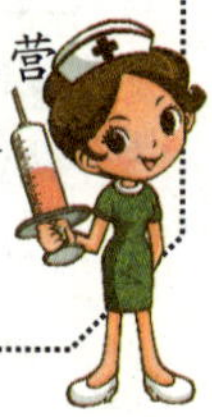

## 第一节　水肿的发生机制

正常人体液容量和组织液容量是相对恒定的，这种恒定有赖于机体调节下的血管内外液体交换和体内外液体交换的动态平衡。这种平衡一旦被打破，可导致水肿的发生。

### 一、血管内外液体交换失平衡——组织液生成大于回流

正常情况下，血管内外液体不断地进行交换。当血液流经毛细血管时，血管内液体通过毛细血管壁向血管外滤出的力量有毛细血管血压和组织液胶体渗透压，促进液体回流至毛细血管内的力量有血浆胶体渗透压和组织液静水压。有效滤过压为滤出力量与回流力量之差（图 9－1）。正常时血浆从毛细血管的动脉端滤出，大部分由毛细血管静脉端回流入血管，剩余的部分通过淋巴系统回流到血液循环，使组织液的生成和回流保持动态平衡。在病理情况下，如果上述一个或几个因素同时或相继失调，使组织液生成大于回流，则可导致水肿（表 9－1）。

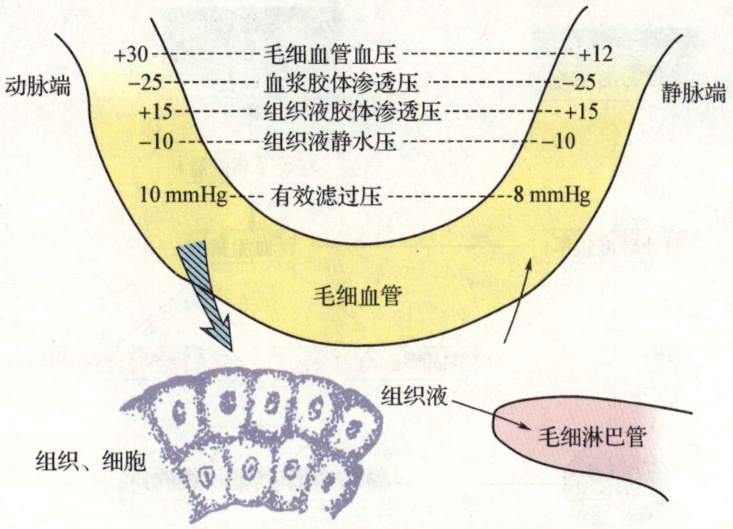


图 9-1 正常血管内外液体交换示意图

表 9-1 组织液生成大于回流的基本因素和发生机制

| 基本因素 | 原因和发生机制 |
|---|---|
| 毛细血管流体静压增高 | 心力衰竭、静脉栓塞、静脉受压→静脉回流受阻→静脉压和毛细管内压↑→有效滤过压↑→组织液生成↑而回流↓ |
| 血浆胶体渗透压降低 | 蛋白质摄入不足(禁食、营养不良)<br>蛋白质丧失过多(肾病综合征→大量蛋白尿)<br>蛋白质合成减少(肝硬化等)<br>蛋白质消耗增加(结核病、恶性肿瘤)<br>}→血浆白蛋白↓→血浆胶体渗透压↓→组织液生成↑回流↓ |
| 毛细血管通透性增高 | 缺氧、酸中毒、感染、变态反应→毛细血管通透性↑→血浆蛋白滤出↑→组织液胶体渗透压↑而血浆胶体渗透压↓→有效胶体渗透压↓→组织液生成↑回流↓ |
| 淋巴回流受阻 | 肿瘤转移、丝虫病等→淋巴管阻塞;恶性肿瘤根治术、广泛切除淋巴结→淋巴回流障碍→组织液不易经淋巴管返回血液,微血管滤出的少量蛋白质不能经淋巴运走→淋巴性水肿 |

## 二、体内外液体交换失平衡——钠水潴留

正常人肾小球的滤过率和肾小管的重吸收功能保持动态平衡,称为球-管平衡。如果这种平衡失调,必然导致体内钠水潴留而引起水肿。钠水潴留的基本原因是肾小球滤过率降低和(或)肾小管对钠、水的重吸收增加,使肾脏排出钠水减少(图 9-2)。

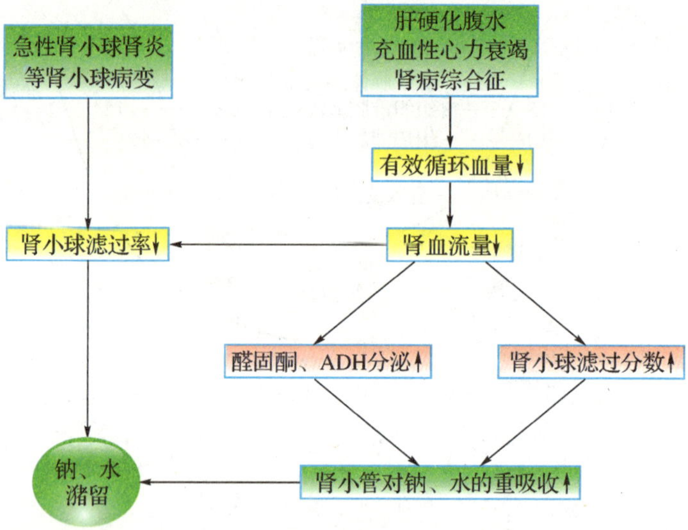


图 9-2 钠、水潴留的发生机制

# 第二节 常见水肿举例

心性水肿是指右心衰竭引起的全身性水肿(图 9-3)。早期一般出现于身体的下垂部位,如下肢尤其是踝部明显,以后逐步向上蔓延。肾性水肿常见于肾小球肾炎、肾病综合征。轻者仅见于面部、眼睑等组织疏松部位,严重者可发生全身性水肿(图 9-4)。肝性水肿是由肝脏疾病(如肝硬化、重型病毒性肝炎等)引起,主要表现为腹水(图 9-5)。

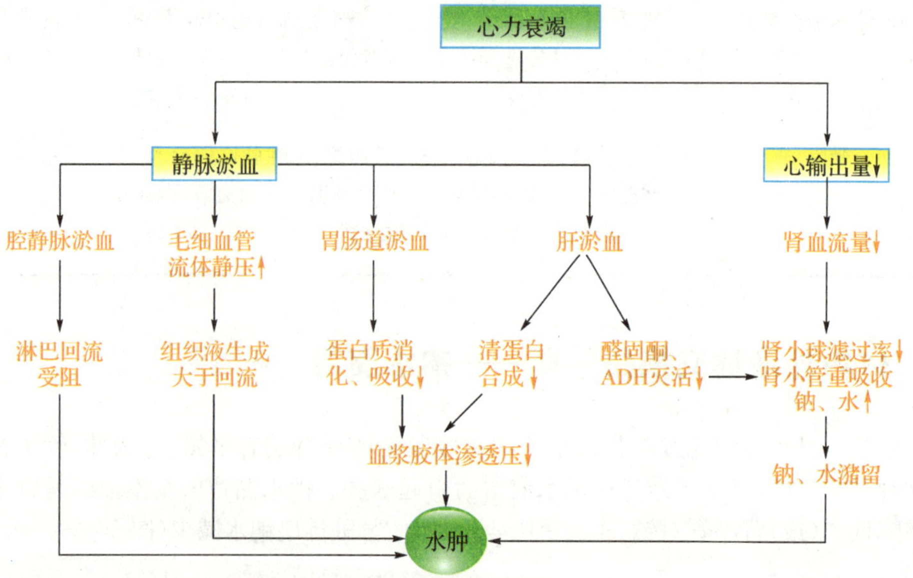


图 9-3 心性水肿的发生机制

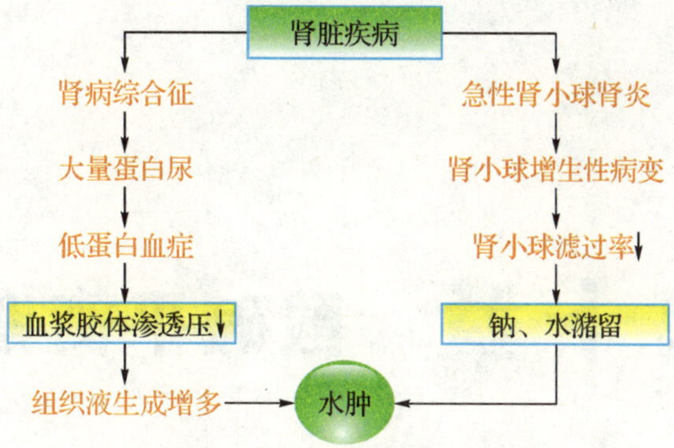


图 9-4　肾性水肿的发生机制

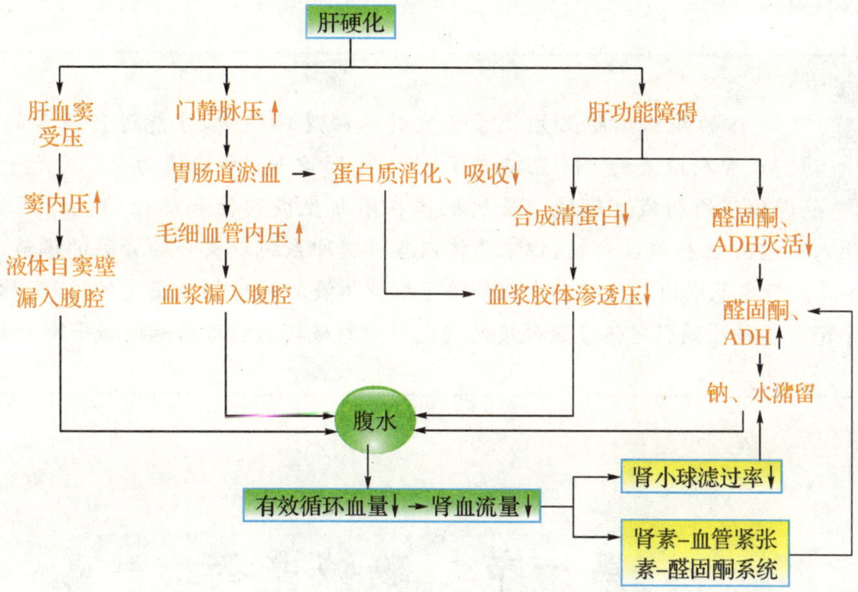


图 9-5　肝性水肿的发生机制

## 水肿对机体的影响

水肿对机体的影响主要取决于水肿发生的部位、程度、发生速度和水肿持续的时间等。虽然炎性水肿具有稀释毒素、运输抗体等功能，但重要器官的水肿可引起严重后果，如脑水肿可产生颅内压升高甚至导致脑疝而死亡；肺水肿可引起呼吸困难、缺氧甚至呼吸衰竭；喉头水肿可造成窒息。而四肢和非重要部位的水肿对机体影响较小，主要引起局部受压、血液循环障碍，使之抵抗力下降、伤口不易愈合、易感染等。

# 第十章 酸碱平衡紊乱

机体的组织细胞必须处于适宜的酸碱度环境中，才能进行正常的生命活动。正常人血浆的 pH 保持在 7.35～7.45 之间，平均值为 7.40，是一个变动范围狭窄的弱碱性环境。虽然机体在不断生成酸性和碱性的代谢产物，也经常摄入一些酸性和碱性食物，但依靠体内各种缓冲系统以及肺和肾脏的调节，可维持 pH 在恒定范围内。这种在生理条件下维持体液酸碱度相对稳定的过程，称为酸碱平衡。各种原因引起体液酸碱度的稳定性受到破坏时就可引起酸碱平衡紊乱。

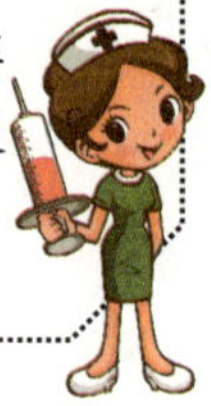

## 第一节 酸碱平衡

### 一、机体对酸碱平衡的调节

正常机体内存在精细的酸碱平衡调节机制，主要是体液缓冲系统及肺和肾的调节（表 10－1）。

**表 10－1 机体对酸碱平衡的调节**

| 调节方式 | 调节机制 |
| --- | --- |
| 血液的缓冲作用 | 血液的缓冲系统中最重要的是碳酸氢盐缓冲系统（$HCO_3^-$ / $H_2CO_3$）和红细胞的 $Hb^-$/HHb 缓冲系统。血浆 pH 主要取决于[$HCO_3^-$]/[$H_2CO_3$]的比值。正常情况下，动脉血 [$HCO_3^-$]为 24 mmol/L，[$H_2CO_3$]为 1.2 mmol/L，两者的比值为 20∶1 时，血浆 pH 保持在正常范围 |

续表 10-1

| 调节方式 | 调 节 机 制 |
| --- | --- |
| 肺的调节 | 肺通过改变呼吸运动的频率和幅度来调节 $CO_2$ 排出量，控制血液 $H_2CO_3$ 水平，维持血浆[$HCO_3^-$]/[$H_2CO_3$]的比值，以保持 pH 相对恒定。当动脉血中 $PaCO_2$ 或[$H^+$]升高时，通过中枢和外周化学感受器，反射性地使呼吸中枢兴奋，呼吸加深加快，$CO_2$ 经肺排出增多，血中 $H_2CO_3$ 含量减少；反之亦然 |
| 肾的调节 | 肾脏通过排酸保碱来调节血浆 $HCO_3^-$ 含量，以维持血液 pH 的恒定。其主要通过肾小管上皮细胞分泌 $H^+$ 或 $NH_3$ 和重吸收 $HCO_3^-$，来调节细胞外液 $HCO_3^-$ 的浓度 |
| 细胞内外离子交换 | 细胞内外可进行 $H^+$ 和 $K^+$、$Na^+$ 的交换，$HCO_3^-$ 和 $Cl^-$ 也可通过细胞膜进行交换，从而缓冲细胞外液 $H^+$ 的浓度。如酸中毒时，细胞外液 $H^+$ 弥散入细胞内，细胞内 $K^+$ 则移出细胞外，使细胞外液[$H^+$]降低，但常导致血 $K^+$ 升高。碱中毒时则相反，可导致血 $K^+$ 降低(图 10-1) |

上述调节共同维持体内的酸碱平衡。血液缓冲系统反应迅速，但缓冲作用有限；肺的调节效能快而大，但仅对 $CO_2$ 有调节作用；细胞的缓冲能力较强，约 3～4 小时发挥作用，但常导致血钾含量异常；肾的调节作用强而持久，但作用发挥较慢。

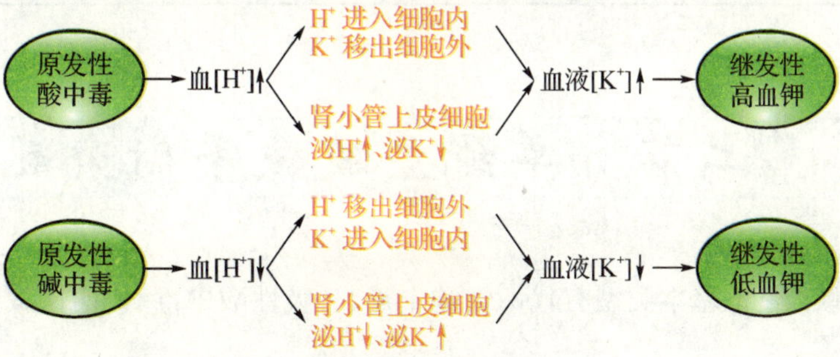


图 10-1 酸碱平衡紊乱与钾代谢紊乱之间的关系

## 二、酸碱平衡的常用指标及其意义

酸碱平衡的常用指标及其意义见表 10-2。

表 10-2 反映酸碱平衡的常用指标及意义

| 常用指标 | 定 义 | 意 义 |
| --- | --- | --- |
| pH | $H^+$ 浓度的负对数，取决于[$HCO_3^-$]/[$H_2CO_3$]的比值，正常血浆 pH 为 7.35～7.45 | pH<7.35 为酸中毒<br>pH>7.45 为碱中毒 |
| 二氧化碳分压($PaCO_2$) | 物理溶解在血浆中的 $CO_2$ 分子所产生的张力。正常值为 33～46 mmHg，平均值为 40 mmHg | 判断呼吸性酸碱平衡紊乱的重要指标。$PaCO_2$<33 mmHg 表示肺通气过度，$CO_2$ 排出↑，见于呼吸性碱中毒；$PaCO_2$>46 mmHg 表示肺通气不足，有 $CO_2$ 潴留，见于呼吸性酸中毒 |

| 常用指标 | 定 义 | 意 义 |
|---|---|---|
| 标准碳酸氢盐(SB)和实际碳酸氢盐(AB) | SB是全血在标准条件下(即在38℃，Hb氧饱和度为100%，$PaCO_2$为40 mmHg的平衡气体)测得的血浆$HCO_3^-$浓度，正常值为22～27 mmol/L，平均值为24 mmol/L。AB指隔绝空气的血液标本，在实际条件下测得的血浆$HCO_3^-$的含量 | SB是反映代谢性因素的指标<br>SB↓见于代谢性酸中毒<br>SB↑见于代谢性碱中毒<br>AB受呼吸和代谢两方面因素的影响。正常人AB＝SB。AB与SB的差值反映呼吸因素对酸碱平衡的影响 |
| 缓冲碱(BB) | BB是血液中所有具有缓冲作用的负离子(碱性物质)的总和。正常值是45～52 mmol/L，平均值为48 mmol/L | BB是反映代谢性因素的指标<br>代谢性酸中毒时，BB↓<br>代谢性碱中毒时，BB↑ |
| 碱剩余(BE) | 指标准条件下(38℃，$PaCO_2$为40 mmHg，Hb氧饱和度为100%)用酸或碱滴定1L全血或血浆至pH值为7.40时所用的酸或碱的量(mmol/L)。正常值为0±3 mmol/L | 用酸滴定，说明受测血样碱过剩，用正值表示，见于代谢性碱中毒<br>用碱滴定，说明受测血样碱缺失，用负值表示，见于代谢性酸中毒 |

# 第二节 单纯型酸碱平衡紊乱

酸碱平衡紊乱的基本类型有代谢性酸中毒、呼吸性酸中毒、代谢性碱中毒和呼吸性碱中毒四种。

## 一、代谢性酸中毒

代谢性酸中毒是指血浆中[$HCO_3^-$]原发性减少而导致的pH值低于正常。代谢性酸中毒临床最常见。

### (一) 原因和机制

代谢性酸中毒的原因和机制见表10－3。

表10－3 代谢性酸中毒的原因和机制

| 基本因素 | 原因和发生机制 |
|---|---|
| $HCO_3^-$丢失过多 | 常见于严重腹泻、肠瘘、肠道引流等引起大量碱性消化液丢失；肾小管酸中毒、大量使用碳酸酐酶抑制剂等导致肾脏丢失$HCO_3^-$过多等 |
| 酸性物质生成过多 | 各种原因引起的组织细胞缺氧，细胞内糖的无氧酵解增强，引起乳酸酸中毒；糖尿病、严重饥饿或禁食等情况下，大量脂肪分解，酮体生成增多，引起酮症酸中毒等 |

续表 10－3

| 基本因素 | 原因和发生机制 |
|---|---|
| 肾脏排酸减少 | 多见于急、慢性肾衰竭时，肾小管泌 $H^+$ 减少 |
| 高钾血症 | 细胞外液 $K^+$ 浓度增高，引起细胞内外 $H^+$－$K^+$ 交换而导致代谢性酸中毒 |

### （二）机体的代偿调节

代谢性酸中毒时机体的代偿调节见表 10－4。

表 10－4　代谢性酸中毒的机体代偿调节

| 调节方式 | 调节特点 |
|---|---|
| 血液的缓冲作用 | 代谢性酸中毒时，细胞外液[$H^+$]升高，即刻与血液 $HCO_3^-$ 等缓冲对作用，使 $HCO_3^-$ 不断被消耗，结果 AB、SB、BB 均降低，BE 负值增大 |
| 肺的代偿调节 | 血液中[$H^+$]升高，刺激化学感受器反射性兴奋呼吸中枢，使呼吸加深加快，$CO_2$ 排出增多，$PaCO_2$ 和 $H_2CO_3$ 随之降低 |
| 肾的代偿调节 | 酸中毒时，肾小管上皮细胞泌 $H^+$、泌 $NH_4^+$ 作用增强，$HCO_3^-$ 重吸收增多 |
| 细胞内外离子交换 | 酸中毒时，细胞外液过多的 $H^+$ 进入细胞内，被细胞内的缓冲系统所缓冲，同时，细胞内 $K^+$ 外移，使血钾升高，故酸中毒易并发高钾血症 |

### （三）对机体的影响

代谢性酸中毒主要引起心血管和中枢神经系统功能障碍（表 10－5）。

表 10－5　代谢性酸中毒对机体的影响

| 器官系统 | 临床表现和发生机制 |
|---|---|
| 心血管系统 | 代谢性酸中毒继发高血钾，引起心脏传导阻滞和心肌兴奋性降低，严重者可出现心律失常甚至心脏停搏；$H^+$ 浓度升高和高血钾能引起心肌兴奋-收缩耦联障碍，使心肌收缩性下降，心输出量减少；$H^+$ 浓度升高时，毛细血管前括约肌对儿茶酚胺的反应性降低，导致微血管扩张，毛细血管网大量开放，回心血量减少，引起血压下降甚至休克 |
| 中枢神经系统 | 酸中毒使脑细胞能量生成减少，脑内抑制性神经递质生成增多，引起中枢神经系统功能障碍，其主要表现是抑制，可出现乏力、倦怠，严重者可发生嗜睡甚至昏迷 |

## 二、呼吸性酸中毒

呼吸性酸中毒是指血浆中[$H_2CO_3$]原发性增多而导致的 pH 值低于正常。

### （一）原因和机制

呼吸性酸中毒主要是因 $CO_2$ 排出障碍所致，少数情况下也可由于 $CO_2$ 吸入过多引起(表 10－6)。

表 10－6　呼吸性酸中毒的原因和机制

| 基本因素 | 原因和发生机制 |
| --- | --- |
| $CO_2$ 排出障碍 | 常见于各种原因引起的外呼吸功能障碍，如呼吸中枢抑制、呼吸肌麻痹；呼吸道阻塞、胸廓和肺部病变等 |
| $CO_2$ 吸入过多 | 见于通风不良的矿井、坑道或呼吸机使用不当，使 $CO_2$ 吸入过多 |

## （二）机体的代偿调节

呼吸性酸中毒多是由于肺通气功能障碍等引起，故肺调节作用不能发挥。其代偿调节的主要方式见表 10－7。

表 10－7　呼吸性酸中毒的机体代偿调节

| 调节方式 | 调节特点 |
| --- | --- |
| 细胞内外离子交换和细胞内缓冲 | 这是急性呼吸性酸中毒的主要代偿调节方式。因 $CO_2$ 潴留，使 $H_2CO_3$ 浓度不断增高，$H_2CO_3$ 解离为 $H^+$ 和 $HCO_3^-$，$H^+$ 与细胞内 $K^+$ 交换，进入细胞内的 $H^+$ 被蛋白质负离子所缓冲，同时引起血钾升高 |
| 肾的代偿调节 | 这是慢性呼吸性酸中毒的主要代偿方式。肾脏主要通过肾小管上皮细胞泌 $H^+$、泌 $NH_4^+$ 作用增强，重吸收 $HCO_3^-$ 增多，达到排酸保碱的目的 |

## （三）酸碱平衡紊乱指标的变化

急性呼吸性酸中毒时，由于肾来不及发挥代偿调节作用，细胞内外离子交换和细胞内缓冲作用是有限的，因此血 pH 降低，$PaCO_2$ 升高，SB、BB、BE 等变化不大；慢性呼吸性酸中毒时，由于肾脏强大的代偿作用，血 pH 可正常也可下降，$PaCO_2$ 升高，AB、SB、BB 继发性升高，AB>SB，BE 正值增大。

## （四）对机体的影响

呼吸性酸中毒对机体的危害，与代谢性酸中毒相似，但它对中枢神经系统的危害更为突出，常导致中枢神经系统功能障碍，患者出现头痛、恶心、呕吐、精神错乱、嗜睡甚至昏迷等，临床称其为肺性脑病。

# 三、代谢性碱中毒

代谢性碱中毒是指血浆中[$HCO_3^-$]原发性增多而导致的 pH 值高于正常。

## （一）原因和机制

代谢性碱中毒的原因和机制见表 10－8。

表 10-8 代谢性碱中毒的原因和机制

| 基本因素 | 原因和发生机制 |
|---|---|
| 酸性物质丢失过多 | 剧烈呕吐、胃液引流等引起胃液丢失过多;大量使用利尿剂、肾上腺皮质激素等引起肾排酸过多 |
| 碱性物质摄入过多 | 多为医源性的,如过量口服或输入 $NaHCO_3$ 及大量输入库存血等 |
| 低钾血症 | 细胞外液 $K^+$ 浓度降低,细胞内外 $H^+$-$K^+$ 交换而引起低钾性碱中毒 |

## (二)机体的代偿调节

血液对酸中毒的缓冲能力强,而对碱中毒的缓冲能力弱。代谢性碱中毒主要通过肺和肾来代偿调节(表 10-9)。

表 10-9 代谢性碱中毒的机体代偿调节

| 调节方式 | 调节特点 |
|---|---|
| 肺的代偿调节 | 代谢性碱中毒时,细胞外液[$HCO_3^-$]增加和[$H^+$]降低可抑制呼吸中枢,使呼吸变浅变慢,肺泡通气量减少,$CO_2$ 排出减少,从而使 $PaCO_2$ 和血浆[$H_2CO_3$]继发性升高 |
| 细胞内外离子交换 | 碱中毒时,细胞外液[$H^+$]降低,细胞内 $H^+$ 外移,同时细胞外 $K^+$ 进入细胞内,引起低钾血症 |
| 肾的代偿调节 | 肾小管上皮细胞泌 $H^+$、泌 $NH_4^+$ 减少,重吸收 $HCO_3^-$ 减少,使血浆 $HCO_3^-$ 浓度下降 |

## (三)酸碱平衡紊乱指标的变化

经过机体代偿调节,若血浆[$HCO_3^-$]/[$H_2CO_3$]的比值维持在 20/1,则 pH 可在正常范围;如果通过代偿调节,血浆[$HCO_3^-$]/[$H_2CO_3$]的比值升高,则 pH 升高。SB、AB、BB 均升高,BE 正值增大,$PaCO_2$ 升高。

## (四)对机体的影响

代谢性碱中毒对机体的影响见表 10-10。

表 10-10 代谢性碱中毒对机体的影响

| 器官系统 | 临床表现和发生机制 |
|---|---|
| 对神经肌肉的影响 | 碱中毒时,血浆 pH 升高,血中游离钙浓度降低,使神经肌肉的兴奋性增高,患者出现腱反射亢进、四肢麻木、手足搐搦等表现 |
| 对中枢神经系统的影响 | 严重碱中毒时,患者出现烦躁不安、精神错乱、谵妄、意识障碍等症状。这是由于碱中毒可使 Hb 释放氧减少,造成脑组织缺氧;pH 升高使脑内抑制性神经递质的生成减少所致 |

## 四、呼吸性碱中毒

呼吸性碱中毒是指血浆中[$H_2CO_3$]原发性减少而导致的 pH 值高于正常。

### （一）原因和机制

凡是引起肺通气过度，使 $CO_2$ 排出过多的因素都可引起呼吸性碱中毒，如癔症、乏氧性缺氧、发热、甲状腺功能亢进、水杨酸类药物服用过量、脑部损伤或疾病、人工呼吸机使用不当等。

### （二）机体的代偿调节

呼吸性碱中毒时，肺的代偿作用不明显，主要通过细胞内外离子交换和细胞内缓冲及缓慢发生的肾代偿来调节（表 10－11）。

**表 10－11　呼吸性碱中毒的机体代偿调节**

| 调节方式 | 调节特点 |
|---|---|
| 细胞内外离子交换和细胞内缓冲 | 急性呼吸性碱中毒时，血浆 $H_2CO_3$ 浓度降低，$HCO_3^-$ 浓度相对增高，通过 $H^+$－$K^+$ 交换，$H^+$ 从细胞内逸出与 $HCO_3^-$ 结合形成 $H_2CO_3$，使血液中 $H_2CO_3$ 浓度有所回升。此外，血浆中部分 $HCO_3^-$ 进入红细胞内与 $Cl^-$ 交换，$HCO_3^-$ 在红细胞内与 $H^+$ 结合形成 $H_2CO_3$，$H_2CO_3$ 分解成 $CO_2$ 和水，$CO_2$ 从红细胞内外出进入血浆，使血浆 $H_2CO_3$ 浓度进一步回升。但这种缓冲作用有限，结果导致 pH 升高，$PaCO_2$ 原发性降低，AB＜SB，BB 和 BE 变化不大 |
| 肾的代偿调节 | 急性呼吸性碱中毒时，肾来不及发挥代偿作用。慢性呼吸性碱中毒时，通过肾小管上皮细胞泌 $H^+$、泌 $NH_4^+$ 减少，重吸收 $HCO_3^-$ 减少来进行代偿调节。因肾脏不断排出 $HCO_3^-$，可使 AB、SB、BB 均继发性降低，BE 负值增大 |

### （三）对机体的影响

呼吸性碱中毒对机体的影响与代谢性碱中毒相似，但前者症状更易出现、表现更为严重，易出现窒息感、气促、眩晕、意识障碍、抽搐等症状。

四种酸碱平衡紊乱的比较见表 10－12。

**表 10－12　四种常见的酸碱平衡紊乱比较**

| | 代谢性酸中毒 | 呼吸性酸中毒 | 代谢性碱中毒 | 呼吸性碱中毒 |
|---|---|---|---|---|
| 原因 | $HCO_3^-$ 丢失过多<br>酸性物质生成过多<br>酸性物质排出障碍<br>高钾血症 | $CO_2$ 排出障碍<br>$CO_2$ 吸入过多 | 酸性物质丢失过多<br>碱性物质摄入过多<br>低钾血症 | 通气过度使 $CO_2$ 排出过多 |

续表 10-12

| | 代谢性酸中毒 | 呼吸性酸中毒 | 代谢性碱中毒 | 呼吸性碱中毒 |
|---|---|---|---|---|
| 机体代谢调节 | $HCO_3^-$ 的缓冲作用<br>呼吸加深加快使 $CO_2$ 排出↑<br>肾泌 $H^+$ 和 $NH_4^+$↑、重吸收 $HCO_3^-$↑<br>细胞内外离子交换 | 细胞内外离子交换和细胞内缓冲<br>肾泌 $H^+$ 和 $NH_4^+$↑、重吸收 $HCO_3^-$↑ | 呼吸抑制<br>细胞内外离子交换<br>肾泌 $H^+$ 和 $NH_4^+$↓、重吸收 $HCO_3^-$↓ | 细胞内外离子交换和细胞内缓冲<br>肾泌 $H^+$ 和 $NH_4^+$↓、重吸收 $HCO_3^-$↓ |
| 酸碱平衡紊乱指标变化 | pH↓<br>SB、AB、BB 均↓<br>BE 负值增大<br>$PaCO_2$↓ | pH↓<br>$PaCO_2$↑<br>SB、AB、BB 均↑<br>AB>SB<br>BE 正值增大 | pH↑<br>SB、AB、BB 均↑<br>BE 正值增大<br>$PaCO_2$↑ | pH↑<br>$PaCO_2$↓<br>SB、AB、BB 均↓<br>AB<SB<br>BE 负值增大 |
| 对机体的影响 | 心肌收缩性减弱，心律失常<br>中枢神经系统功能障碍 | 心肌收缩性减弱，心律失常<br>肺性脑病 | 神经肌肉兴奋性↑，出现腱反射亢进、肢体麻木、手足搐搦<br>中枢神经系统功能障碍 | 与代谢性碱中毒相似，但呼吸性碱中毒症状更易出现，表现更为严重 |

**TIPS 小贴士**

根据原发改变是单一的，还是两种或两种以上单纯型酸碱平衡紊乱同时并存，酸碱平衡紊乱分为单纯型酸碱平衡紊乱和混合型酸碱平衡紊乱。混合型酸碱平衡紊乱分为酸碱一致型酸碱平衡紊乱和酸碱混合型酸碱平衡紊乱。前者包括呼吸性酸中毒合并代谢性酸中毒和呼吸性碱中毒合并代谢性碱中毒；后者包括呼吸性酸中毒合并代谢性碱中毒、呼吸性碱中毒合并代谢性酸中毒和代谢性酸中毒合并代谢性碱中毒。

# 第十一章　发　热

发热是指机体在致热原的作用下，体温调节中枢的调定点上移而引起的调节性体温升高。一般以体温升高超过正常值0.5℃为判断标准。体温升高并非都是发热，包括两大类（图11－1）。

体温升高
- 生理性体温升高：受生理活动影响，如剧烈运动时、月经前期、应激反应等可有体温上升
- 病理性体温升高
  - 发热：体温调节中枢调定点上移，调节性体温升高
  - 过热：体温调节中枢调定点不上移，被动性体温升高，体温超过调定点水平，如甲亢、鱼鳞病、中暑等致体温升高

**图11－1　体温升高的分类**

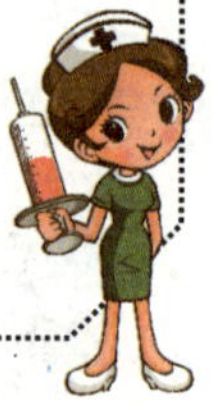

## 第一节　发热的原因和发生机制

### 一、发热的原因

发热是指由发热激活物作用于体内产致热原细胞，产生和释放内生致热原，作用于体温中枢，引起体温升高。发热的原因见表11－1。

**表11－1　发热的原因**

| 种　类 | 来　源 | 特　点 | 作　用 |
|---|---|---|---|
| 发热激活物 | 外致热原：细菌、病毒等病原体及其代谢产物（如内毒素）<br>体内产物：抗原抗体复合物、类固醇等 | 分子量大，难以通过血－脑屏障，不能直接作用于体温调节中枢 | 激活体内产致热原细胞产生和释放内生致热原 |

续表 11 - 1

| 种 类 | 来 源 | 特 点 | 作 用 |
|---|---|---|---|
| 内生致热原 | 单核细胞、巨噬细胞、内皮细胞等产生和释放 | 分子量小，可以通过血脑屏障，直接作用于体温调节中枢 | 作用于体温调节中枢，引起调定点上移 |

## 二、发热的发生机制

发热的基本机制是发热激活物作用于单核细胞、巨噬细胞、内皮细胞等产致热原细胞，产生和释放内生致热原，内生致热原通过血脑屏障到达下丘脑体温调节中枢，通过改变中枢发热介质的数量（前列腺素 $E_2$ ↑、$Na^+/Ca^{2+}$ ↑、cAMP ↑），使调定点上移而引起体温升高。发热发生机制的基本环节见图 11 - 2。

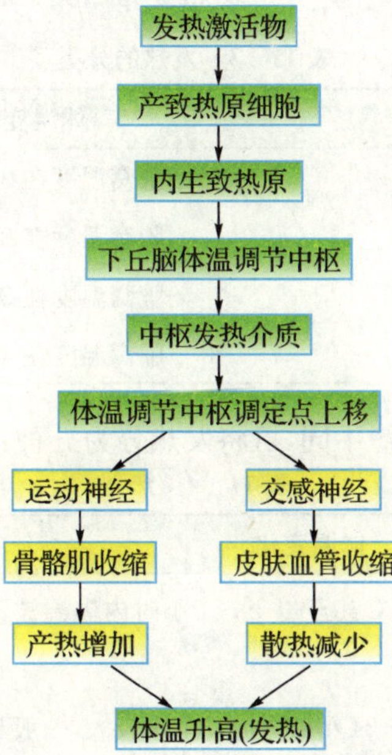


图 11 - 2 发热发生机制的基本环节

# 第二节 发热的分期与分类

## 一、发热的分期

根据发热的过程将发热分为三期：体温上升期、高热持续期、体温下降期（表 11 - 2）。

表 11-2　发热的分期

| 分　期 | 体温调定点 | 热代谢特点 | 临床表现特点 |
| --- | --- | --- | --- |
| 体温上升期 | 上移 | 产热↑、散热↓，产热大于散热，体温↑ | 寒战、皮肤苍白、畏寒、“鸡皮疙瘩” |
| 高热持续期 | 维持高水平 | 产热与散热在高水平保持相对平衡 | 自觉发热，皮肤发红、干燥 |
| 体温下降期 | 回降至正常 | 散热↑、产热↓，散热大于产热，体温↓ | 皮肤血管扩张，汗腺分泌增加 |

## 二、发热的分类

（1）根据体温升高的程度不同，可将发热分为四类：见表 11-3。

表 11-3　发热的分类

| 类　型 | 体温变化 |
| --- | --- |
| 低热 | 腋窝温度在 38℃以下 |
| 中等程度发热 | 腋窝温度在 38.1～39℃ |
| 高热 | 腋窝温度在 39.1～41℃ |
| 过高热 | 腋窝温度在 41℃以上 |

（2）根据热型（即体温曲线）不同，可将发热分为五种：见表 11-4。

表 11-4　热型

| 热　型 | 体温变化 | 常见疾病 |
| --- | --- | --- |
| 稽留热 | 体温持续在 39～40 ℃甚至以上，24 小时内体温波动范围不超过 1 ℃ | 大叶性肺炎、伤寒高热期等 |
| 弛张热 | 体温常在 39 ℃以上，24 小时内波动范围较大，一般超过 1 ℃，可达 2～3 ℃，且都高于正常 | 败血症、重症肺结核及化脓性炎症等 |
| 间歇热 | 体温骤然升高至 39 ℃以上，持续数小时后又迅速降至正常水平，每日或隔日反复 1 次 | 疟疾、急性肾盂肾炎等 |
| 回归热 | 体温上升至 39 ℃以上，持续数天后逐渐下降至正常，数天后又逐渐升高 | 回归热、霍奇金病等 |
| 不规则热 | 发热持续时间不定，热型曲线变化不规则 | 结核病、小叶性肺炎等 |

# 第三节 发热时机体代谢、功能的变化

## 一、物质代谢的变化

体温升高时物质代谢加快。一般认为，体温每升高 1℃，基础代谢率会提高 13%。发热时机体物质代谢变化特点见表 11－5。

表 11－5 发热时机体物质代谢变化特点

| 代 谢 | 变化特点 |
| --- | --- |
| 糖代谢 | 糖分解代谢增强，糖原分解增多，糖异生作用增强，血糖升高，糖酵解产物乳酸在血中增加 |
| 脂肪代谢 | 脂肪分解代谢增强，但氧化不全，产生大量酮体，引起酮血症甚至酮尿 |
| 蛋白质代谢 | 分解加强，出现负氮平衡，机体抵抗力下降，可出现氮质血症和尿氮含量↑ |
| 维生素代谢 | 维生素摄取和吸收↓、消耗↑，易引起维生素缺乏，尤其是维生素 C 和 B 族维生素的缺乏 |
| 水、电解质代谢 | 体温上升期，尿量↓，可致水、$Na^+$、$Cl^-$ 在体内潴留；体温下降期，大量出汗，可致脱水 |
| 酸碱平衡紊乱 | 乳酸、酮体堆积导致代谢性酸中毒 |

## 二、机体功能的变化

发热时机体功能的变化见表 11－6。

表 11－6 发热时机体功能的变化

| 器官系统 | 主要功能变化 |
| --- | --- |
| 中枢神经系统 | 兴奋性↑，发热初期，头痛、头晕，高热时出现烦躁不安、谵语、失眠，持续高热可出现昏迷。小儿高热可出现高热惊厥 |
| 心血管系统 | 发热时，交感-肾上腺髓质系统兴奋，血温↑，心率↑(体温升高 1℃，心率可增加10～20 次/分)，心肌收缩力↑，心输出量↑，血压略升高；退热时副交感神经兴奋，心率可↓，血压可略下降 |
| 呼吸系统 | 血温↑、酸性代谢产物积聚→呼吸中枢兴奋→呼吸加深、加快。持续高热→呼吸中枢抑制→呼吸变浅、变慢，甚至出现呼吸节律紊乱 |
| 消化系统 | 发热时，交感神经兴奋→消化液分泌↓、胃肠蠕动↓→口干舌燥、食欲减退、恶心、呕吐、腹胀、便秘等 |
| 泌尿系统 | 体温上升期，尿量↓，尿比重↑。持续高热→肾小管上皮细胞受损→轻度蛋白尿、管型尿。体温下降期，尿量↑，尿比重逐渐降至正常 |

## 对发热病人的观察及护理

一定程度的发热有利于增强机体的防御能力，所以，对一般发热不要急于降温。但高热或持续发热可能造成机体过度消耗，或诱发心力衰竭。小儿高热惊厥时，则应及时退热。发热病人应注意卧床休息，发热早期注意保暖。对高热病人应密切观察体温、呼吸、脉搏、血压等的变化。注意给病人补充水分、电解质和营养物质，做好口腔和皮肤护理等。

# 第十二章 缺 氧

氧是维持生命活动所必需的物质。成人静息状态下需氧量约为 250 ml/min，而体内的贮氧量仅有 1.5 L 左右。因此，一旦呼吸、心跳停止，数分钟内就可因缺氧而死亡。

缺氧是指组织供氧不足或利用氧障碍，使机体的功能、代谢和形态结构发生异常变化的病理过程。

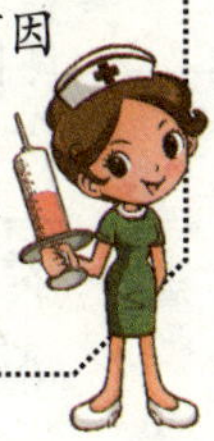

## 第一节 常用的血氧指标

血液中的氧分压、氧容量、氧含量、氧饱和度及动静脉氧差是反映血氧变化的常用指标(表 12－1)。

表 12－1 反映血氧变化的常用指标

| 指 标 | 定 义 | 影响因素 |
|---|---|---|
| 血氧分压($PO_2$) | 物理溶解在血浆中的氧分子所产生的张力。正常动脉血氧分压($PaO_2$)为 100 mmHg，静脉血氧分压($PvO_2$)为 40 mmHg | $PaO_2$取决于吸入气的氧分压和外呼吸功能状态。$PvO_2$ 取决于组织摄取和利用氧的能力 |
| 血氧容量 | 为 100 ml 血液中的 Hb 被氧充分饱和时的最大带氧量。正常值约为 20 ml/dl | 取决于血液中 Hb 的质(结合氧的能力)和量 |
| 血氧含量 | 为 100 ml 血液中实际的带氧量，正常动脉血氧含量约为 19 ml/dl，静脉血氧含量约为 14 ml/dl | 取决于血氧分压和血氧容量 |

续表 12-1

| 指 标 | 定 义 | 影响因素 |
| --- | --- | --- |
| 血氧饱和度 | Hb被氧饱和的程度，即：血氧饱和度=氧含量/氧容量×100%。正常动脉血氧饱和度约为95%，静脉血氧饱和度约为70% | 取决于血氧分压 |
| 动静脉氧差 | 动、静脉血氧含量之差，正常值约为5 ml/dl | 反映组织的摄氧量或组织对氧的消耗量 |

## 第二节 缺氧的类型

正常组织细胞氧的供应和利用是一个复杂的过程，主要包括以下几个环节：外呼吸、血液携带氧、氧的运输及组织细胞对氧的利用，其中任何一个环节发生障碍都可引起机体缺氧。根据缺氧的原因和血氧变化的特点，可将缺氧分为乏氧性缺氧、血液性缺氧、循环性缺氧和组织性缺氧四种类型（表12-2）。

表12-2 缺氧的类型及其变化比较

| 类型 | 乏氧性缺氧 | 血液性缺氧 | 循环性缺氧 | 组织性缺氧 |
| --- | --- | --- | --- | --- |
| 原因 | 吸入气体中的氧分压过低（高原、通气不好的矿井、坑道等）<br>外呼吸功能障碍<br>静脉血分流入动脉 | 贫血→Hb减少<br>CO中毒→HbCO，无携氧能力<br>高铁血红蛋白血症（肠源性发绀） | 组织缺血<br>组织淤血 | 组织中毒（氰化物、硫化物中毒等）<br>线粒体损伤（细菌毒素、放射线照射等）<br>维生素（生物氧化过程中的辅酶）缺乏 |
| 基本发病环节 | $PaO_2$↓，氧含量↓，使动脉血供应组织的氧↓，又称低张性缺氧 | Hb数量↓或性质改变，以致血氧含量↓，但动脉血氧分压正常，又称等张性缺氧 | 组织器官血液灌流量↓→缺血性缺氧；血液回流受阻→淤血性缺氧 | 各种原因引起细胞生物氧化障碍，使组织利用氧的能力减弱，又称氧利用障碍性缺氧 |
| 血氧变化特点 | $PaO_2$↓<br>动脉血氧饱和度↓<br>动脉血氧含量↓<br>血氧容量正常<br>动、静脉氧差减小 | $PaO_2$正常<br>动脉血氧饱和度正常<br>动脉血氧含量正常<br>动脉血氧含量↓<br>血氧容量↓<br>动、静脉氧差减小 | $PaO_2$正常<br>动脉血氧饱和度正常<br>动脉血氧含量正常<br>血氧容量正常<br>动、静脉氧差增大 | $PaO_2$正常<br>动脉血氧饱和度正常<br>动脉血氧含量正常<br>血氧容量正常<br>动、静脉氧差减小 |
| 皮肤颜色 | 发绀 | 严重贫血：苍白色<br>CO中毒：樱桃红色<br>高铁血红蛋白血症：咖啡色或青石板色 | 缺血：苍白色<br>淤血：发绀 | 玫瑰红色 |
| 防治原则 | 氧疗效果好 | 主要针对病因治疗。吸纯氧或高压氧有效 | 主要设法改善血液循环 | 解毒治疗，按急性中毒处理 |

## 缺氧与发绀

当毛细血管中脱氧血红蛋白量达到或超过 50 g/L 时，皮肤、黏膜呈青紫色，称为发绀。发绀是缺氧常见的临床征象。乏氧性缺氧和组织淤血缺氧时，易出现发绀；但缺氧不一定都出现发绀，如血液性和组织中毒性缺氧病人；另外，出现发绀也不一定都有缺氧，如真性红细胞增多症。

# 第三节 缺氧时机体功能和代谢的变化

缺氧时会引起机体功能和代谢变化，包括机体对缺氧的代偿适应性反应和损伤性变化两个方面。轻度缺氧主要引起机体代偿性反应，而重度缺氧则可造成细胞的功能和代谢障碍，甚至结构破坏。急性缺氧时由于机体来不及代偿，以损伤表现为主；慢性缺氧时机体的代偿反应和损伤作用同时存在。不同类型缺氧所引起的变化不尽相同。以乏氧性缺氧为例，各系统功能、代谢变化见图 12－1。

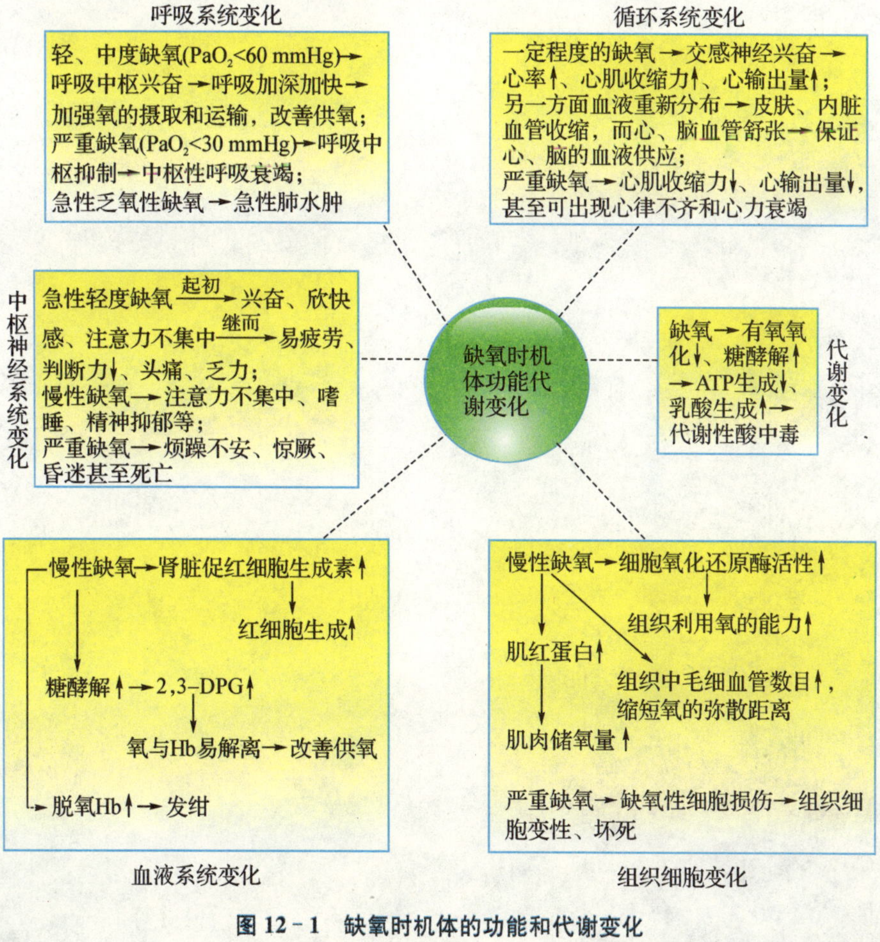


图 12－1 缺氧时机体的功能和代谢变化

## 氧疗

缺氧病人均可给予吸氧治疗，吸氧能提高血红蛋白结合氧量和血浆中溶解的氧量，对改善机体缺氧有一定效果，但氧疗的方法、效果因缺氧的类型而不同。对乏氧性缺氧患者，吸氧可提高肺泡气氧分压，使动脉血氧分压和血氧饱和度提高，增加动脉血氧含量，临床效果最好。血液性缺氧、循环性缺氧和组织性缺氧的共同特点是动脉血氧分压和动脉血氧饱和度正常，吸入高浓度氧虽然可以提高动脉血氧分压，但与血红蛋白结合的氧增加很有限，主要增加的是血浆内物理溶解的氧量。所以吸入高压氧对动脉血氧分压正常的缺氧病人可通过增加溶解氧量改善对组织的供氧，也有一定的治疗作用。

（周士珍）

# 第十三章　弥散性血管内凝血

弥散性血管内凝血(DIC)是在某些致病因子作用下，凝血因子和血小板被激活，大量促凝物质入血，凝血酶增加，进而微循环中形成广泛的微血栓。微血栓形成消耗了大量凝血因子和血小板，同时纤维蛋白溶解系统被激活，导致患者出现出血、休克、器官功能障碍和溶血性贫血等临床表现。这一病理过程称为DIC。

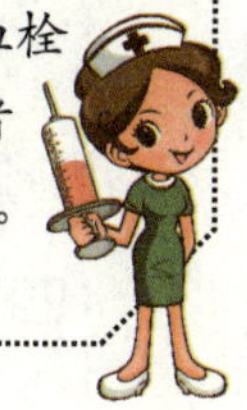

## 第一节　DIC的病因和发生机制

### 一、DIC的原因

引起DIC的原因很多(表13-1)，其中感染性疾病是DIC最常见的原因，其次为恶性肿瘤、产科意外、严重的组织损伤等。

表13-1　引起DIC的常见原因

| 类　型 | 常见临床疾病 |
|---|---|
| 感染性疾病 | 败血症、内毒素血症 |
| 恶性肿瘤 | 肺、消化及泌尿系统肿瘤，尤其是转移的肿瘤最多见 |
| 产科意外 | 羊水栓塞、胎盘早剥、宫内死胎滞留等 |
| 严重组织损伤 | 大手术、大面积挫伤或烧伤 |
| 急性白血病 | 急性早幼粒白血病 |
| 休克 | 失血性、过敏性或内毒素性休克 |

## 二、DIC的诱因

### （一）单核巨噬细胞系统功能受损

单核巨噬细胞系统具有清除血液中的凝血酶、纤维蛋白、纤维蛋白降解产物(FDP)、纤溶酶及内毒素等物质的作用。在严重内毒素性休克中，单核巨噬细胞系统可因吞噬大量坏死组织、细菌或内毒素而使其功能处于“封闭”状态，这时机体再与内毒素接触就易发生DIC。

### （二）肝功能严重障碍

正常肝细胞能合成凝血因子及某些抗凝或促纤溶作用的物质，也能清除这些物质，同时还有解毒功能。因此，当肝功能严重障碍时，可使体内的凝血和纤溶过程失调，极易促成DIC的发生。

### （三）血液高凝状态

妊娠期由于凝血因子及血小板增多、纤溶活性降低、高脂血症、抗凝活性降低等原因，血液呈高凝状态，极易诱发DIC。晚期肿瘤患者、酸中毒也可使血液呈高凝状态。

### （四）微循环障碍

微循环血流淤滞，血流速度减慢，难于将微小的纤维蛋白凝块及活化的凝血因子运走；血浆外渗导致血液浓缩；血流淤滞使血小板及红细胞因缺氧而受损，易释放促凝物质，这些都能导致DIC的发生。

## 三、DIC的发生机制

DIC的发生机制见图13-1。

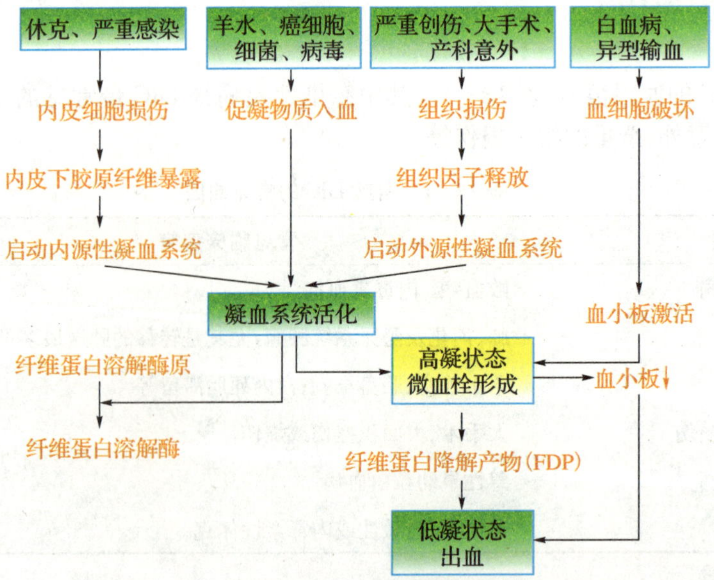


图13-1　DIC的发生机制

综上所述，引起DIC的机制不是单一的，多数情况下，是多个环节综合作用的结果。通过多种途径的作用使机体凝血功能增强，抗凝及纤溶功能不足，引起凝血与抗凝功能平衡紊乱，促进微血栓的形成，导致DIC的发生。

# 第二节　DIC的分期及分型

## 一、DIC分期

DIC分期见表13-2。

表13-2　DIC的发展过程分期及其病理生理特点

| 分　期 | 病理生理特点 |
|---|---|
| 高凝期 | 血液凝固性高，大量微血栓形成 |
| 消耗性低凝期 | 凝血因子和血小板被消耗而减少，血液凝固性低，可有出血 |
| 继发性纤溶亢进期 | 大量FDP(有很强的抗凝作用)生成，血液凝固性进一步降低，出血加重 |

## 二、DIC分型

(1) 根据病情进展速度分型：见表13-3。

表13-3　DIC根据病情进展速度分型

| 类　型 | 时　间 | 临床特点 |
|---|---|---|
| 急性型 | 数小时或1～2天 | 临床表现明显，以出血和休克为主 |
| 慢性型 | 数月至几年 | 临床表现不明显，常表现为某脏器功能不全，临床诊断较困难 |
| 亚急性型 | 数天到几周 | 临床表现介于急性和慢性之间 |

(2) 根据机体代偿状况分型：见表13-4。

表13-4　DIC根据机体代偿状况分型

| 类　型 | 代偿状况 |
|---|---|
| 代偿型 | 凝血因子和血小板的消耗与生成基本平衡 |
| 失代偿型 | 凝血因子和血小板的消耗超过生成 |
| 过度代偿型 | 凝血因子和血小板的生成超过消耗 |

# 第三节 DIC时机体主要功能代谢的变化

## 一、凝血功能障碍——出血

出血是DIC患者最常见的表现，也是引起休克的原因之一。导致出血的机制见图13－2。

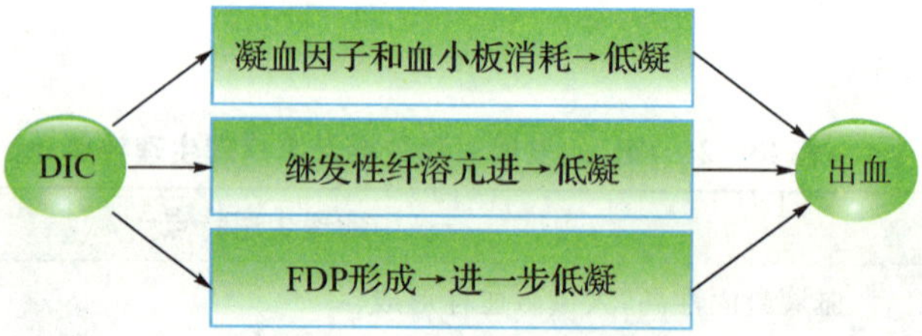


图13－2　DIC导致出血的机制

## 二、微血栓形成——缺血性器官功能障碍

由于各种原因致凝血系统被激活，全身微血管内微血栓形成，导致缺血性器官功能障碍。肾内微血栓导致肾功能衰竭；肺内广泛微血栓导致呼吸功能衰竭和右心衰竭；肾上腺微血栓导致肾上腺皮质功能衰竭。

## 三、循环功能障碍——休克

DIC特别是急性DIC，常伴有休克，而晚期重度休克又易发生和促使DIC形成，两者互为因果，形成恶性循环。DIC时出现休克的主要机制见图13－3。

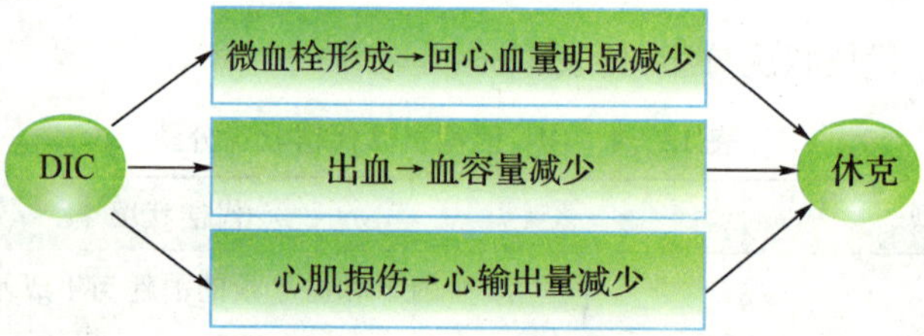


图13－3　DIC导致休克的机制

## 四、红细胞损伤——微血管病性溶血性贫血

DIC时微血管内沉积的纤维蛋白网将红细胞割裂成碎片而引起的贫血，称为微血

管病性溶血性贫血。这种贫血除具备溶血性贫血的一般特征外，外周血涂片中可见一些特殊的形态各异的变形红细胞，呈盔形、星形、新月形等。红细胞碎裂的形成机制见图 13－4。

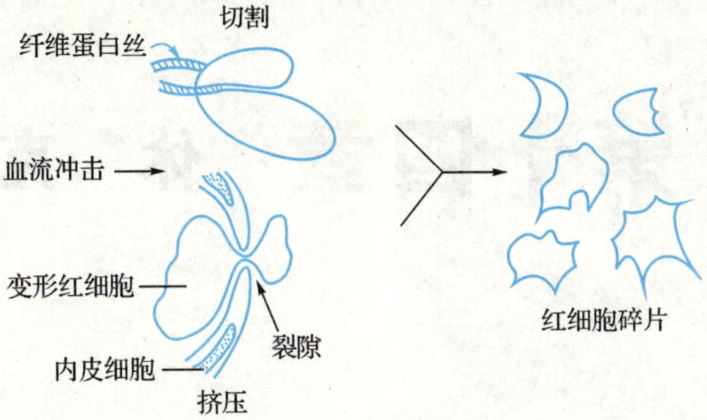


图 13－4　红细胞碎裂的形成机制

## 第四节　DIC 的防治原则

DIC 的防治原则有以下三个方面：

(1) 病因学防治：预防和治疗引起 DIC 的病因是防治 DIC 的根本措施。

(2) 发病学防治：重点是建立新的凝血纤溶间的动态平衡。常用的方法有：抗凝、抗纤溶、溶栓、血小板及凝血因子补充疗法等。

(3) 改善微循环。

### "3P" 实验

即鱼精蛋白副凝实验，其原理是：将鱼精蛋白加入患者血浆，鱼精蛋白可与 FDP 结合，使血浆中原与 FDP 结合的纤维蛋白单体分离并彼此聚合而凝固。这种不需酶（凝血酶）的作用而形成纤维蛋白的现象称为副凝实验。在 DIC 患者呈阳性反应。

# 第十四章　休　克

休克(shock)是指由各种原因作用于机体引起的急性循环障碍，使全身组织微循环血液灌流量严重不足，以致组织细胞代谢及器官功能发生严重障碍的全身性病理过程。其主要的临床表现有：血压下降、面色苍白、皮肤湿冷、脉搏细速、尿量减少、表情淡漠等。

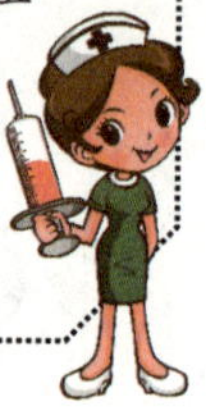

## 第一节　休克的分类

### 一、按休克的原因分类

休克按原因分类见表 14 - 1。

表 14 - 1　休克的原因及分类

| 类　型 | 原　因 |
|---|---|
| 心源性休克 | 急性大面积心肌梗死、急性心肌炎、严重的心律失常等 |
| 神经源性休克 | 高位脊髓麻醉或损伤 |
| 失血失液性休克 | 外伤、消化性溃疡、食管静脉曲张破裂 →大出血；<br>大面积烧伤等 → 体液大量丢失 |
| 感染性休克 | 严重感染，特别是革兰阴性细菌感染 |
| 过敏性休克 | 注射某些药物、血清制剂→变态反应微血管扩张、血管容量增加 |

## 二、按休克始动环节分类

机体有效循环血量的维持决定于三个因素：足够的血容量、正常的血管舒缩功能和正常的心泵功能。各种病因均通过改变这三个环节中的一个或几个来影响有效循环血量而导致休克。因此临床上把血容量减少、血管床容量增加、心泵功能障碍这三个环节称为休克的始动环节（图 14－1）。休克按始动环节分为：低血容量性休克、心源性休克和血管源性休克。

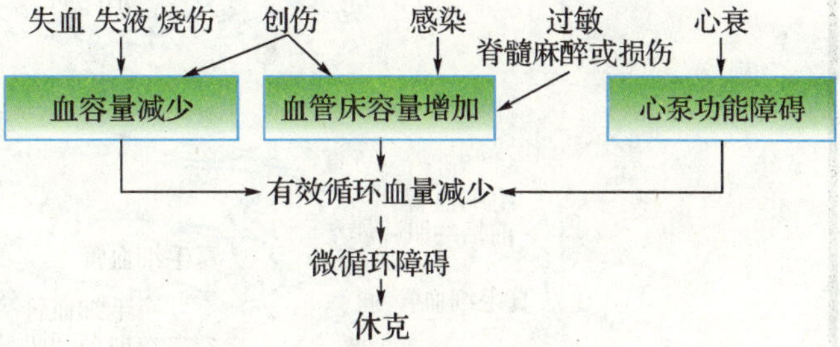


图 14－1 休克的始动环节

# 第二节 休克的发展过程和发生机制

## 一、休克的发展过程

目前认为，各类休克发生的共同基础是微循环障碍，根据微循环的变化规律，一般可将休克大致分为以下三期：微循环缺血期、微循环淤血期、微循环衰竭期（图 14－2、图 14－3）。

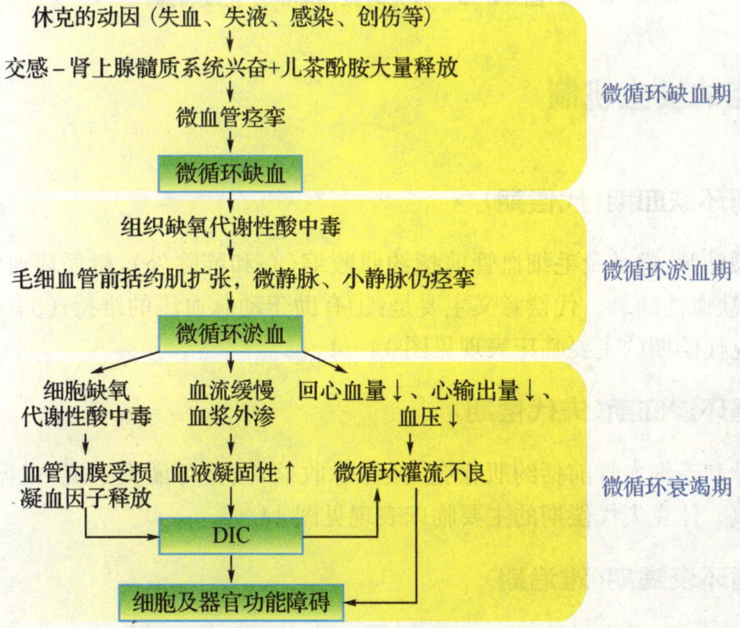


图 14－2 休克的发生发展过程

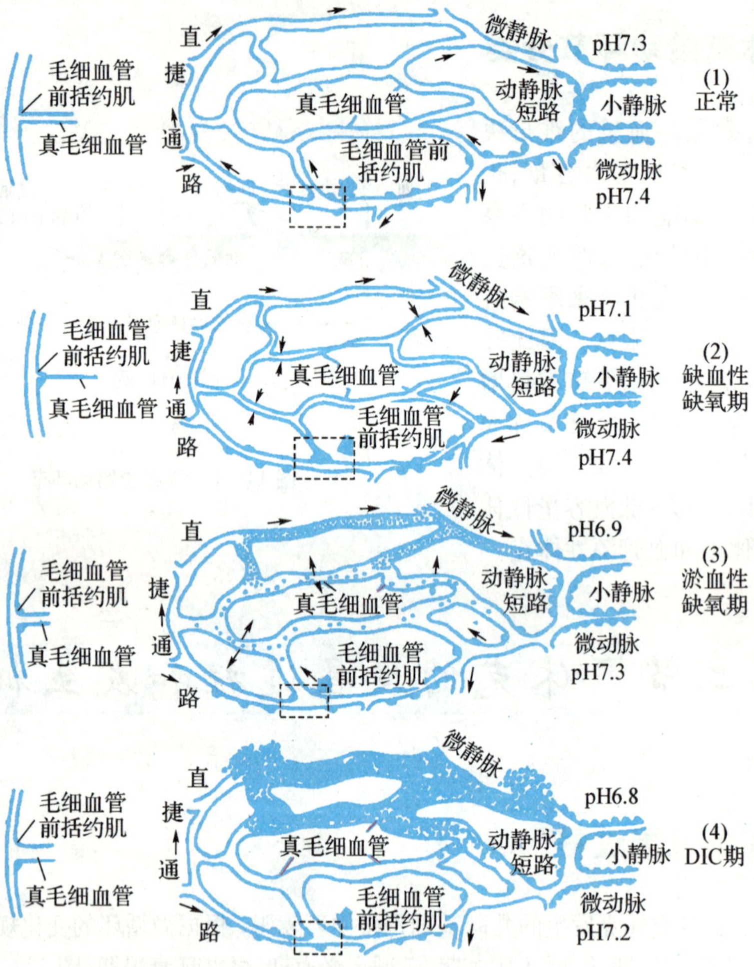


图 14-3 休克时微循环的变化及特点

## 二、休克的发生机制

### （一）微循环缺血期（代偿期）

全身微动脉、静脉及毛细血管前括约肌收缩（心和脑除外），微循环血液灌流量急剧减少，组织缺血性缺氧。代偿意义主要是：①有助于动脉血压的维持；②有助于心脑血液供应。休克代偿期的主要临床表现见图 14-4。

### （二）微循环淤血期（失代偿期）

微动脉和毛细血管前括约肌松弛，微静脉收缩，微循环灌大于流，微循环淤血，组织淤血性缺氧。休克失代偿期的主要临床表现见图 14-5。

### （三）微循环衰竭期（难治期）

微循环血液停滞，血液浓缩，血管内皮细胞损伤等因素引起微血栓形成，发生 DIC。

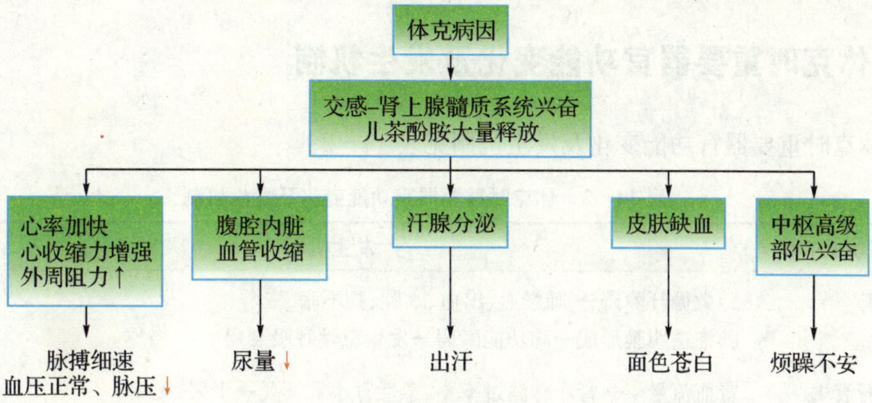


图 14-4　休克代偿期的主要临床表现

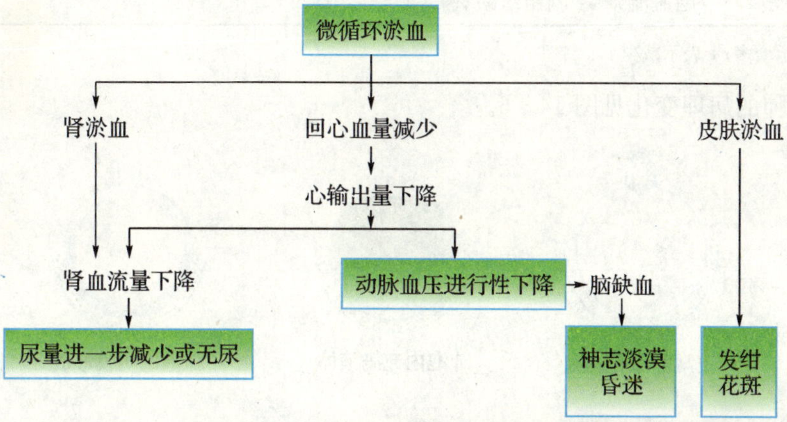


图 14-5　休克失代偿期的主要临床表现

# 第三节　休克时机体功能代谢的变化

## 一、休克时细胞的变化

### （一）细胞代谢障碍

糖类无氧酵解增强、ATP 生成减少、细胞水肿和高钾血症、代谢性酸中毒。

### （二）细胞损害

细胞膜损伤、线粒体损伤导致 ATP 减少、溶酶体破裂。

## 二、休克时重要器官功能变化及发生机制

休克时重要器官功能变化及发生机制见表 14－2。

**表 14－2　休克时重要器官功能变化及发生机制**

| 器官功能变化 | 发生机制 |
|---|---|
| 休克肺 | 肺微循环障碍→ 肺淤血、出血、水肿、肺不张<br>肺泡透明膜形成→肺功能障碍→发生急性呼吸衰竭 |
| 急性肾衰竭 | 肾血流量↓→肾小球滤过率↓、急性肾小管坏死→少尿、无尿 |
| 心力衰竭 | 冠脉血流量↓、心肌耗氧量↑、酸中毒、高钾血症、心肌抑制因子→心肌收缩力↓ |
| 脑功能障碍 | 脑血流量↓、脑组织缺氧 |

注：↑表示增多；↓表示减少

休克肺的病理变化见图 14－6。

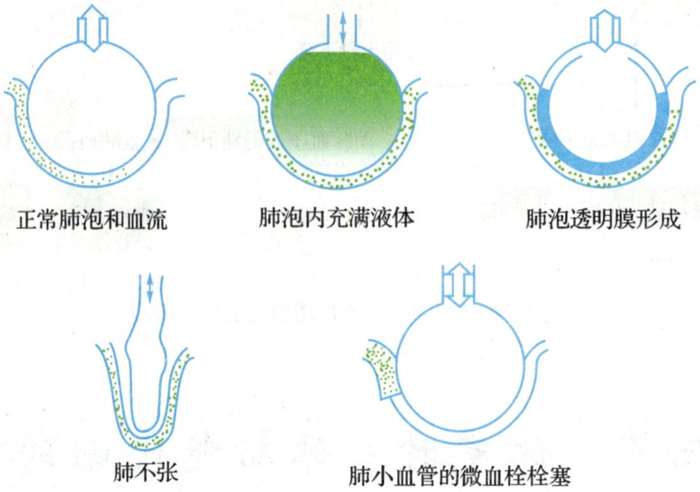


**图 14－6　休克肺的病理变化示意图**

### 休克和晕厥有区别吗?

晕厥是大脑一过性缺血、缺氧引起的短暂的意识丧失，表现为突然意识丧失，摔倒在地，片刻后(仅数分钟)即恢复如常，俗称“昏倒”或“昏厥”。在日常生活和临床医疗中并非少见，如晕针、晕血和排尿晕厥等。休克与晕厥是不同的，区别在于休克早期无意识障碍，周围循环衰竭征象较明显而持久。

# 第十五章 重要器官功能衰竭

## 第一节 心力衰竭

### 一、心力衰竭的概念

心力衰竭又称泵衰竭，是指在各种致病因素作用下心脏的收缩和（或）舒张功能障碍，使心输出量绝对或相对减少，不能满足机体代谢需要的病理过程。

心力衰竭一般是指心功能不全的失代偿阶段，患者出现了明显的症状和体征。心功能不全则是指从心泵功能下降但尚未出现症状和体征的代偿阶段直至失代偿阶段的整个过程。

### 二、心力衰竭的原因、诱因和分类

#### （一）原因

心力衰竭的原因很多，归纳于表 15－1。

**表 15－1 心力衰竭的原因**

| 原 因 | 常见疾病 |
|---|---|
| 原发性心肌舒缩功能障碍 | 心肌细胞损伤<br>（心肌梗死、心肌病、心肌炎 ）<br>能量代谢障碍<br>（缺血缺氧、维生素 $B_1$ 缺乏） |
| 心脏负荷过度 | 压力负荷增加<br>（高血压、肺动脉高压、主动脉狭窄 ）<br>容量负荷增加<br>（甲亢、严重贫血、瓣膜关闭不全） |

### （二）诱因

各种增加心脏负担，使心肌耗氧增加或供氧减少的因素都可能是心力衰竭的诱因。常见的诱因有感染，水、电解质和酸碱平衡紊乱，心律失常，妊娠和分娩，输液过多过快，劳累，情绪激动，洋地黄中毒等。约 90%的心力衰竭的发病有诱因存在，最常见的诱因是感染，尤其是呼吸道感染。

### （三）分类

根据心力衰竭的不同侧面和特点，可进行如下分类，见图 15－1。

- 心力衰竭
  - 部位
    - 左心衰竭
    - 右心衰竭
    - 全心衰竭
  - 速度
    - 慢性心力衰竭
    - 急性心力衰竭
  - 心输出量
    - 低输出量性心力衰竭
    - 高输出量性心力衰竭

**图 15－1　心力衰竭的分类**

## 三、心力衰竭时机体的代偿反应

在心力衰竭到来之前为心功能不全代偿期，机体尤其是心脏，会发挥机能代谢和形态方面的代偿(表 15－2)。

**表 15－2　心力衰竭时机体的代偿**

| 代偿形式 | 代偿的机制 |
|---|---|
| 心脏紧张源性扩张 | 一定范围内心内肌初长度↑→ 心肌收缩力↑ |
| 交感神经系统兴奋 | 心率↑、心肌收缩力↑ |
| 心率加快 | 一定范围内心率↑→每分心输出量↑ |
| 组织摄氧率增加 | 心输出量↓→血流速度↓→ 组织摄氧↑ |
| 心肌肥大 | 整个心脏重量↑→心脏总收缩力↑ |

注：↑表示增多；↓表示减少

## 四、心力衰竭的发生机制

### （一）心肌收缩性减弱

心肌收缩性减弱主要与心肌结构被破坏、心肌能量代谢障碍及心肌兴奋-收缩耦联障碍三个方面有关(图 15－2)。

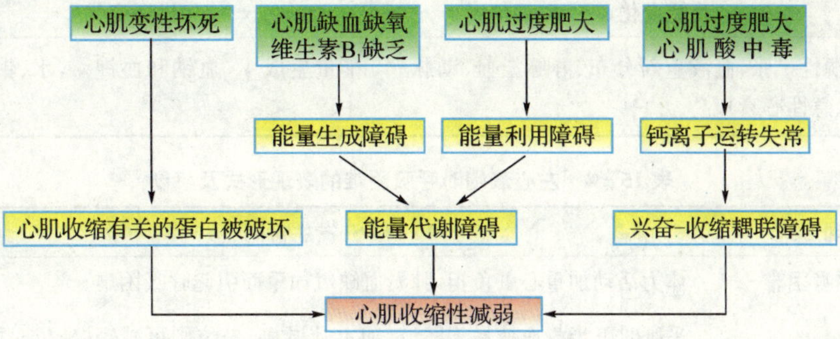


图 15－2　心力衰竭的发生机制

## (二) 心室舒张功能障碍

舒张功能障碍时,心室的扩张充盈不足,心输出量减少。主要原因有:钙离子复位延缓;肌球-肌动蛋白复合体解离障碍和心室顺应性降低。

## (三) 心脏各部舒缩活动不协调

各种类型的心律失常使心脏各部舒缩活动在空间上和时间上产生不协调,心室收缩不协调,心室的射血量减少;心室舒张不协调,影响心脏的扩张充盈(图 15－3)。两者均使心输出量减少。

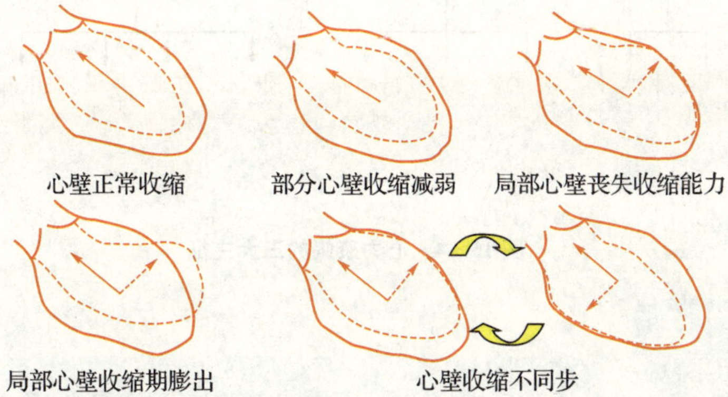


实线为舒张末期心腔容积，虚线为收缩末期心腔容积。短实线箭头示心室收缩期指向流出道的射血向量，短虚线箭头示心室收缩期分流的射血向量

图 15－3　心脏各部舒缩活动不协调示意图

# 五、心力衰竭时机体的功能和代谢变化

心力衰竭出现一系列功能、代谢变化及临床表现,其发生发展的基本环节是心输出量不足(缺血)和血液回流障碍(淤血),总结归纳见表 15－3、表 15－4。

表 15－3　心力衰竭时功能和代谢的变化

| 功能变化 | 代谢变化 |
| --- | --- |
| 心脏肌源性扩张、血液重新分布、静脉淤血、动脉血压↓（急性心衰） | 能量生成↓，血钠和血钾↓，水、钠潴留，酸中毒 |

表 15－4　左心衰竭时呼吸困难的表现形式及机制

| 表现形式 | 发生机制 |
| --- | --- |
| 劳力性呼吸困难 | 体力活动加重心脏负担，肺淤血缺氧加重而引起呼吸困难 |
| 端坐呼吸 | 平卧时下半身血液易于回流，加重肺淤血，坐位则可减轻；坐位时膈肌下移，有利于呼吸运动的进行 |
| 夜间阵发性呼吸困难 | 平卧位下半身静脉血回流增多，加重肺淤血、肺水肿；平卧位时膈肌上移，肺活量变小；熟睡时神经敏感性降低，只有当肺淤血严重时，才足以刺激呼吸中枢，引发突然发作的呼吸困难 |

从血流动力学角度来看，心力衰竭的临床表现大致可归纳为三大主征：肺循环淤血、体循环淤血、心排血量不足（图 15－4）。

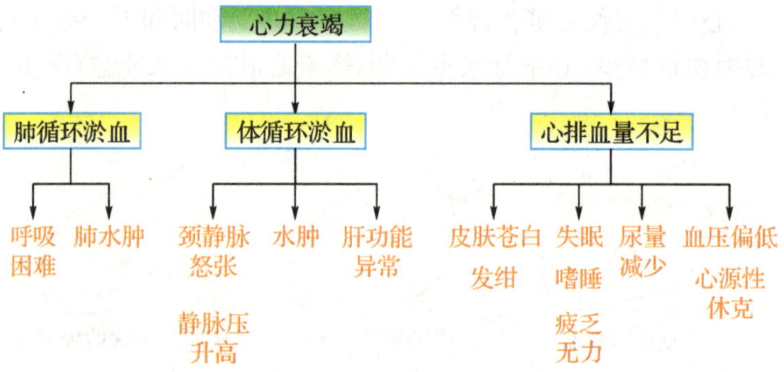


图 15－4　心力衰竭的三大主征

## 心功能不全

完全代偿：在心功能下降时，机体通过代偿反应，心排出量能满足机体正常活动，而暂时不出现心力衰竭的临床表现。

不完全代偿：心排出量仅能满足机体安静状态下的需要，已经出现轻度心力衰竭表现。

失代偿：心排出量不能满足机体安静状态下的需要，已经出现明显的心力衰竭表现。

# 第二节　呼吸衰竭

## 一、呼吸衰竭的概念

呼吸衰竭是由于外呼吸功能障碍，导致动脉血氧分压（$PaO_2$）低于 60 mmHg，伴有或不伴有动脉血二氧化碳（$PaCO_2$）高于 50 mmHg 的病理过程。呼吸衰竭必定有 $PaO_2$ 降低，根据 $PaCO_2$ 是否升高，可将呼吸衰竭分为低氧血症型（Ⅰ型）和低氧血症伴高碳酸血症型（Ⅱ型）（表 15－5）。根据病程分为急性呼吸衰竭和慢性呼吸衰竭。

表 15－5　呼吸衰竭的类型

| 呼吸衰竭的类型 | 动脉血气分析的结果 |
|---|---|
| Ⅰ型呼吸衰竭 | $PaO_2 < 60$ mmHg |
| Ⅱ型呼吸衰竭 | $PaO_2 < 60$ mmHg　$PaCO_2 > 50$ mmHg |

注：$PaO_2$ 正常值为 80～100 mmHg；$PaCO_2$ 正常值为 40 mmHg

## 二、呼吸衰竭的原因

引起呼吸衰竭的原因很多，见表 15－6。

表 15－6　呼吸衰竭的原因

| 原　因 | 常见疾病 |
|---|---|
| 呼吸中枢受损或抑制 | 脑外伤、脑出血、脑水肿、颅内肿瘤、脑炎及镇静剂或麻醉剂过量等 |
| 呼吸肌本身病变 | 严重低钾血症、重症肌无力、肌营养不良、多发性神经炎、脊髓高位损伤 |
| 胸廓和肺的顺应性↓ | 胸腔积液、胸膜纤维化、多发性肋骨骨折、气胸 |
| 气道内阻塞、气道外受压 | 气管异物、喉头水肿、慢性支气管炎、纵隔肿瘤 |
| 肺泡膜面积↓ | 肺不张、肺叶切除 |
| 肺泡膜厚度↑ | 肺淤血、肺水肿、肺纤维化 |
| 肺泡通气/血流失调 | 比值＜0.8→肺实变、肺不张<br>比值＞0.8→肺动脉栓塞 |

注：↑表示增加；↓表示减少

## 三、呼吸衰竭的发生机制

呼吸衰竭的发生机制复杂，主要有通气障碍和换气障碍两大方面（图 15－5）。

- 呼吸衰竭
  - 通气障碍
    - 限制性通气障碍
      - 呼吸中枢抑制
      - 呼吸肌病变
      - 胸廓和肺的顺应性↓
    - 阻塞性通气障碍（气道狭窄或阻塞）
  - 换气障碍
    - 弥散障碍（肺泡膜面积↓或厚度↑）
    - 肺泡通气与血流比例失调
      - 部分肺泡通气↓（功能分流）
      - 部分肺泡血流↓（死腔样通气）

**图 15－5 呼吸衰竭的原因和发生机制**

在呼吸衰竭的发生机制中，单一因素导致的呼吸衰竭并不多见，往往是几个因素同时存在或相继发挥作用，其中最重要最常见的机制是肺泡通气与血流比例失调（图 15－6）。无论通气与血流比例降低还是增高，均会给呼吸功能带来不良影响，严重时导致呼吸衰竭的发生。

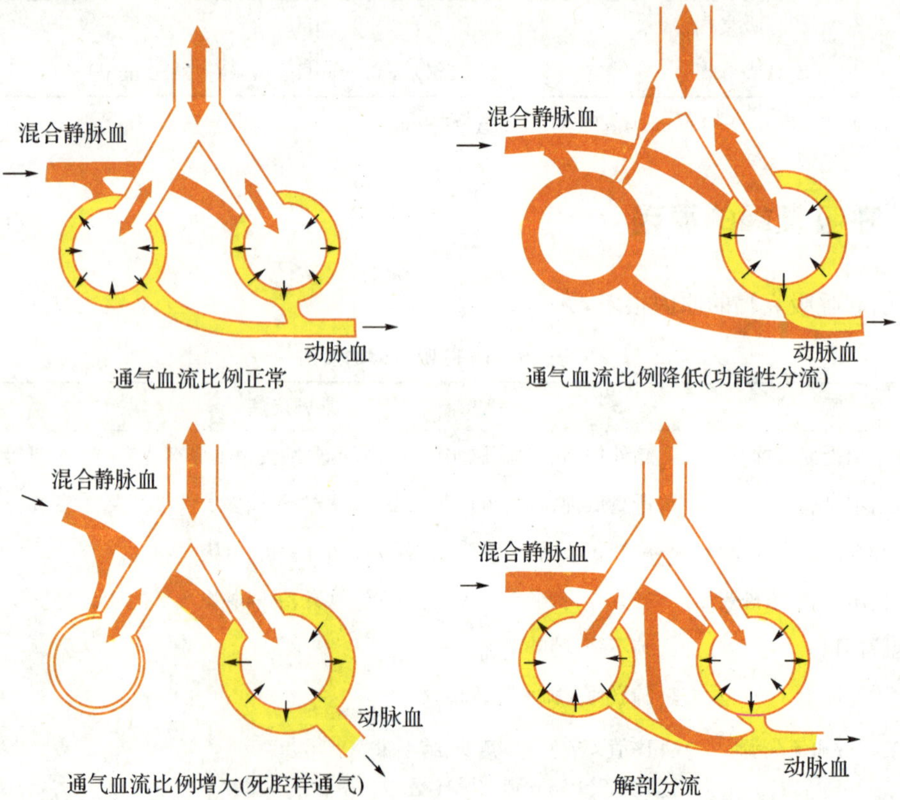


**图 15－6 肺泡通气与血流比例失调示意图**

TIPS 小贴士

（一）肺通气：肺泡气与外界气体交换的过程，是在呼吸中枢的调控下，通过呼吸肌的收缩和舒张，使胸廓和肺有节律地扩张和缩小实现。

1. 限制性通气　吸气时肺泡扩张受限。

2. 阻塞性通气　气道狭窄或阻塞。

（二）肺换气：肺泡气与血液之间的气体交换。

1. 弥散　氧和二氧化碳分子通过肺泡膜（肺泡-毛细血管膜）的过程。

2. 肺泡通气与血流比例　肺泡通气/血流=0.8。

## 四、呼吸衰竭时机体功能和代谢的变化

呼吸衰竭时，低氧血症和高碳酸血症是引起全身各系统功能和代谢改变的直接原因。首先引起一系列代偿适应性变化，严重时会出现多器官功能紊乱。

（1）酸碱失衡及电解质紊乱：呼吸衰竭时可出现多种类型的酸碱失衡及电解质紊乱（表 15－7）。

**表 15－7　呼吸衰竭酸碱失衡及电解质紊乱的类型和机制**

| 酸碱失衡类型 | 发生机制 | 电解质紊乱类型 |
|---|---|---|
| 呼吸性酸中毒 | 二氧化碳潴留所致 | 高钾血症 |
| 代谢性酸中毒 | 缺氧时乳酸生成↑；肾排酸保碱功能↓ | 高钾血症 |
| 呼吸性碱中毒 | 缺氧引起肺通气过度→二氧化碳呼出过多 | 低钾血症 |

（2）呼吸系统变化：见表 15－8。

**表 15－8　呼吸衰竭时呼吸系统变化**

| 影响因素 | 呼吸系统变化 |
|---|---|
| $PaO_2$ 和 $PaCO_2$ | $PaCO_2$ 轻度升高时，刺激中枢的化学感受器→呼吸加深加快<br>$PaO_2$ 严重降低或 $PaCO_2$ 严重升高时→直接抑制呼吸中枢 |
| 原发疾病 | 气道阻塞时→深而慢的呼吸<br>肺的顺应性降低时→浅而快的呼吸<br>呼吸中枢抑制时→呼吸浅而慢或呼吸节律紊乱（如潮式呼吸） |

（3）循环系统变化：见表 15－9。

**表 15－9　呼吸衰竭时循环系统变化**

| 影响因素 | 循环系统变化 |
|---|---|
| 轻度 $PaO_2$ 降低和 $PaCO_2$ 升高 | 兴奋心血管中枢，使心率加快、心肌收缩力增强、外周血管收缩，导致心输出量增加 |
| 重度 $PaO_2$ 降低和 $PaCO_2$ 升高 | 可直接抑制心血管中枢和心脏活动，使血管扩张（肺血管除外），导致血压下降、心肌收缩力下降和心律失常等。缺氧和二氧化碳潴留可使肺小动脉收缩导致肺动脉高压，增加右心负荷，引起右心衰竭 |

（4）中枢神经系统变化：中枢神经系统对缺氧最敏感，缺氧、二氧化碳潴留及酸中毒可引起中枢神经系统功能紊乱而发生肺性脑病。肺性脑病可出现智力和视力减退，头痛、头晕、烦躁不安，继而出现言语不清、精神错乱、嗜睡、昏迷等，又称二氧化碳麻醉。

（5）肾功能变化：缺氧和二氧化碳潴留反射性引起肾血管收缩，肾血流量严重减少，轻者尿中出现蛋白、红细胞及管型，重者发生急性肾衰竭。

（6）胃肠变化：严重缺氧和二氧化碳潴留，使胃肠血管收缩、胃酸分泌增多，故可出现胃肠黏膜糜烂、坏死、出血和溃疡形成。

呼吸衰竭时主要机能改变归纳见表 15 - 10。

**表 15 - 10　呼吸衰竭时主要机能改变**

| 系　统 | 机能改变 |
| --- | --- |
| 呼吸系统 | 呼吸频率改变和呼吸节律紊乱 |
| 循环系统 | 肺源性心脏病（右心衰竭） |
| 中枢神经系统 | 肺性脑病 |
| 泌尿系统 | 急性肾衰竭 |
| 消化系统 | 胃肠黏膜糜烂、溃疡和出血 |

# 第三节　肝性脑病

## 一、肝性脑病的概念

肝性脑病是指继发于严重肝病的神经、精神综合征。临床表现为早期有轻微性格行为改变（如欣快、淡漠、衣冠不整、吐字不清），继而出现意识错乱、行为异常（如定向障碍、语无伦次、昼睡夜醒、幻觉）及扑翼样震颤，最后意识完全丧失呈昏迷状态。

可根据肝性脑病的原因、发生速度及血氨是否升高对肝性脑病进行分类（图 15 - 7）。

肝性脑病的分类
- 根据原因分
  - 内源性肝性脑病（急性严重肝细胞坏死）
  - 外源性肝性脑病（肠道吸收入门静脉的毒性物质绕过肝脏直接进入体循环）
- 根据发生速度分
  - 慢性肝性脑病
  - 急性肝性脑病
- 根据血氨是否升高分
  - 氨性肝性脑病
  - 非氨性肝性脑病

**图 15 - 7　肝性脑病的分类**

## 二、肝性脑病的发生机制

肝性脑病的发生机制尚不完全清楚，多数学者认为主要是由于脑细胞代谢和功能障碍所致，主要学说有氨中毒学说和假性神经递质学说。

### （一）氨中毒学说

血氨主要来源于肠道产氨，正常时，肠道产氨 4 g/天，经门静脉入肝，转变为尿素而解毒。肠道产氨的来源主要是：①肠道里的蛋白质经消化变成氨基酸，在肠道细菌释放的氨基酸氧化酶作用下可产氨。②血中尿素弥散到肠道，在细菌释放的尿素酶作用下可产氨。③肌肉组织中也有氨基酸氧化酶，也可产氨。

血氨有两种存在形式：游离氨（$NH_3$）与离子铵（$NH_4^+$），两者依据 pH 值的变化可互相转化：

$$NH_3（脂溶性\ 1\%）\underset{OH^-}{\overset{H^+}{\rightleftharpoons}}NH_4^+（水溶性\ 99\%）$$

$NH_3$ 为脂溶性，易透过血脑屏障而进入脑细胞内引起脑功能障碍；$NH_4^+$ 则难通过。

1. 血氨增高的原因　见表 15-11。

表 15-11　血氨增高的原因

| 血氨增高的原因 | 发生机制 |
|---|---|
| 氨的生成增多 | 门静脉高压→胃肠道淤血水肿→胆汁分泌↓、未消化吸收的蛋白成分↑、细菌↑<br>严重肝病常合并肾功能障碍→血尿素↑→弥散到肠道的尿素↑<br>病人出现躁动、震颤时，肌肉活动↑ |
| 氨的清除不足 | 肝功能严重障碍时→鸟氨酸循环↓→尿素合成↓<br>门-腔静脉侧支循环的形成→氨绕过肝脏进入体循环 |

注：↑表示增多；↓表示减少

2. 氨对脑的毒性作用　干扰脑细胞的能量代谢，使脑组织缺乏能量；使脑内神经递质改变，兴奋性神经递质（谷氨酸、乙酰胆碱）减少，抑制性神经递质（γ-氨基丁酸、谷氨酰胺）增多；干扰神经细胞膜的离子转运，影响神经细胞的电兴奋活动（图 15-8）。

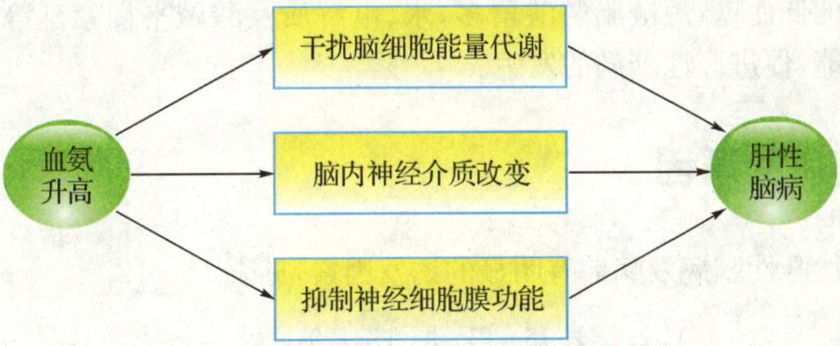


图 15-8　血氨增高引起肝性脑病的主要环节

### （二）假性神经递质学说

去甲肾上腺素和多巴胺是脑干网状结构突触部位传递神经冲动的正常神经递质，为保证机体觉醒状态所必需。由于肝功能严重损害和门-腔静脉侧支循环形成，使肠道内蛋白质被细菌分解产生的苯乙胺、酪胺，未经肝脏生物转化而大量进入脑组织，并在脑内转化为苯乙醇胺和羟苯乙醇胺。苯乙醇胺和羟苯乙醇胺的化学结构与正常神经递质去甲肾上腺素、多巴胺相似，但其效能仅相当于正常神经递质的 1/10，故称为假性神经递质(图15－9)。假性神经递质增多时，可竞争取代脑干网状结构内的去甲肾上腺素和多巴胺受体，从而使脑干网状结构上行激活系统功能抑制，病人出现昏睡等症状(图 15－10)。

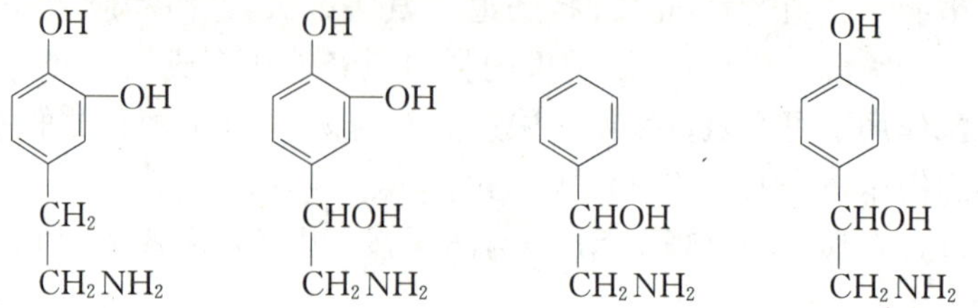


多巴胺　去甲肾上腺素　苯乙醇胺　羟苯乙醇胺

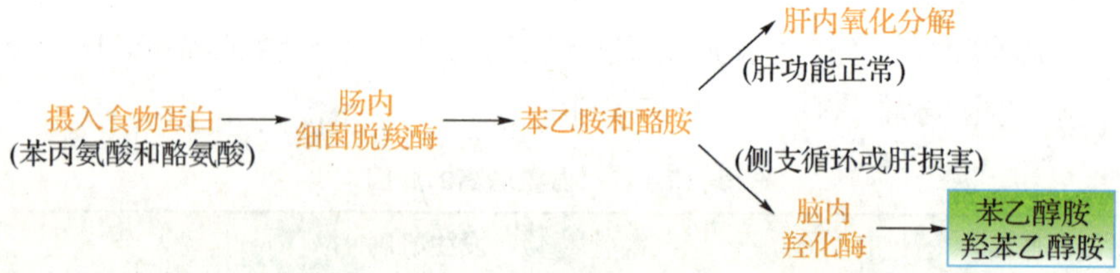


**图 15－9　假性神经递质的形成过程**

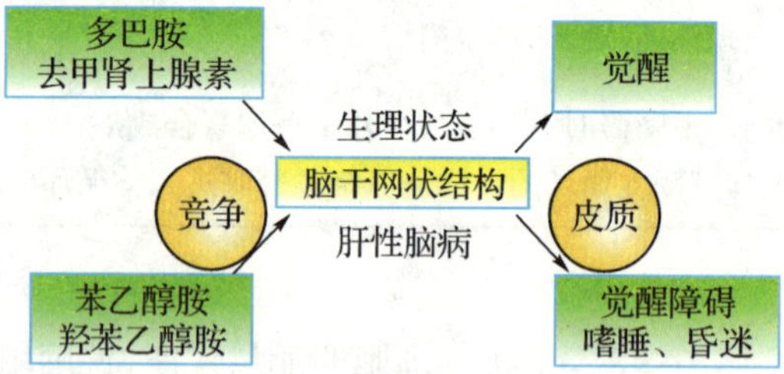


**图 15－10　正常及假性神经递质的作用**

此外，还有血浆氨基酸失衡学说(表现为支链氨基酸减少和芳香族氨基酸增多)等。肝性脑病患者的低血糖，短链脂肪酸增多，水、电解质及酸碱平衡紊乱等，均可影响中枢神经系统的功能，促进肝性脑病的发生。

## 三、肝性脑病的诱因

大多数慢性肝性脑病发病前有明显的诱发因素，见表 15－12。

**表 15－12　肝性脑病的诱因**

| 诱　因 | 诱发肝性脑病的机制 |
|---|---|
| 上消化道出血 | 肠道蛋白↑→产氨↑、血容量减少→损害肝、脑、肾功能 |
| 高蛋白饮食 | 肠道产氨↑ |
| 碱中毒 | 血 $NH_3$↑ ↑血 $NH_4^+$ ↓ |
| 感染 | 组织分解代谢增强产氨↑、损害肝功能 |
| 镇静剂、麻醉剂 | 抑制脑功能、损害肝功能 |

续表 15-12

| 诱 因 | 诱发肝性脑病的机制 |
|---|---|
| 大量放腹水 | 损害肝功能 |
| 便秘 | 肠道的氨和其他毒物的产生和吸收↑ |
| 氮质血症 | 肠道产氨↑ |

注：↑表示增多；↓表示减少

# 第四节 肾衰竭

## 一、肾衰竭的概念

当各种原因引起肾功能严重障碍时，出现代谢产物、毒物在体内蓄积，水、电解质和酸碱平衡紊乱，以及肾脏内分泌功能障碍的综合征，称为肾衰竭。

肾功能不全与肾衰竭没有本质的区别，只是程度上的差别。肾功能不全包括肾功能障碍由轻到重的全过程，而肾衰竭则是肾功能不全的晚期阶段。肾衰竭可分为急性和慢性两类，两者严重时都会出现尿毒症。

**TIPS 小贴士**

肾脏是人体重要生命器官之一，具有多种生理功能：①排泄功能——排出机体代谢产物、药物及毒物。②调节功能——调节水、电解质和酸碱平衡及维持血压。③内分泌功能——分泌肾素、促红细胞生成素、1,25-二羟维生素 $D_3$ 和前列腺素等。

## 二、急性肾衰竭

1. 概念 急性肾衰竭(ARF)是指各种原因在短时间内引起肾脏泌尿功能急剧障碍，以致机体内环境严重紊乱的病理过程。临床表现主要有水中毒、氮质血症、高钾血症和代谢性酸中毒，多数病人伴有少尿或无尿。

2. 病因及分类 根据病因可分为：肾前性、肾性和肾后性三种(表 15-13)。

表 15-13 急性肾衰竭的病因和分类

| 分 类 | 原 因 |
|---|---|
| 肾前性急性肾衰竭 | 大失血、休克、严重脱水等引起肾血流量严重不足 |
| 肾性急性肾衰竭 | 急性肾小球肾炎、红斑狼疮性肾炎、肾缺血及肾毒物引起的急性肾小管坏死等肾脏器质性病变 |
| 肾后性急性肾衰竭 | 双侧输尿管结石、前列腺癌等引起的尿路梗阻 |

3. 发生机制 各种原因所致急性肾衰竭的机制不尽相同，但中心环节是肾小球

滤过率降低，由此所致的少尿或无尿是临床表现的起源。以最常见的肾缺血、肾毒物引起的急性肾衰竭发生机制为例，见图 15－11。

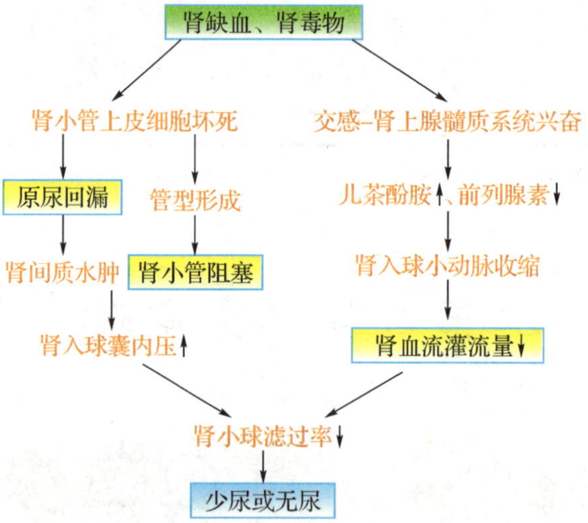


图 15－11　急性肾衰竭发生机制

4. 机体功能代谢的变化　根据急性肾衰竭时尿量的变化，分为少尿型和非少尿型。

(1) 少尿型急性肾衰竭：临床较多见，其发展过程分为少尿期、多尿期和恢复期（表 15－14）。

(2) 非少尿型急性肾衰竭：肾的病理损害较轻，肾小球滤过率降低不明显，肾小管的损害也较轻，但尿浓缩功能障碍，其主要特点是：尿量常在 400 ～1 000 ml/24 h（一般表现为＞800 ml/24 h）；尿比重低而固定，尿钠含量低；有氮质血症。

表 15－14　少尿型急性肾衰竭的分期

| 分　期 | 临床特点 |
|---|---|
| 少尿期 | 病情最危重阶段。病人可迅速出现少尿或无尿；水中毒；高钾血症；代谢性酸中毒和氮质血症。其中，危害最大的是高钾血症 |
| 多尿期 | 24 小时尿量大于 400 ml 以上时，标志病人进入多尿期，此期尿量可增加至 3 000 ml。此期虽然肾功能逐渐恢复，但氮质血症、高钾血症和代谢性酸中毒并不能立即恢复。当尿量明显增多时可引起脱水、低钾血症和低钠血症 |
| 恢复期 | 尿量及血液成分逐渐恢复正常，但肾小管上皮细胞的浓缩功能恢复较慢，需数月甚至更长时间才能恢复 |

## 三、慢性肾衰竭

1. 概念　慢性肾衰竭（CRF）是指各种慢性肾脏疾病，随着病情恶化，肾单位进行性破坏，以致残存有功能的肾单位不足以充分排出代谢废物和维持内环境稳定，进而发生泌尿功能下降和内环境紊乱的病理过程。

2. 原因和发生机制　凡能引起肾实质渐进性破坏的疾患，均可引起慢性肾衰，其中慢性肾小球肾炎最常见（占50%～60%）。而糖尿病肾病和高血压肾损害是进行性肾脏疾病发病率增加的主要原因。慢性肾衰竭的发生机制尚不完全清楚，可能与健存肾单位日益减少，矫枉失衡等有关（图15-12）。

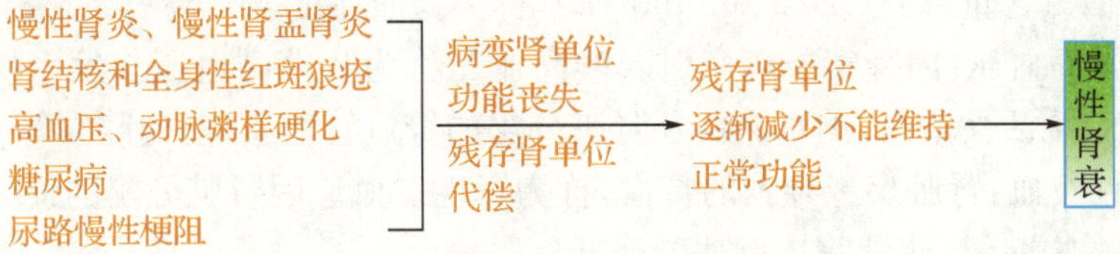


图15-12　慢性肾衰竭的原因和发生机制

3. 机体功能和代谢的变化

（1）尿的变化：慢性肾衰竭早期，患者常出现多尿（>2 000 ml/24 h）、夜尿（夜间排尿增多，甚至超过白天尿量）、低渗尿（尿比重最高只能到1.020）或等渗尿（尿比重固定在1.008～1.012）；晚期则出现少尿（<400 ml/24 h）（表15-15）。

表15-15　慢性肾衰竭时尿的变化及机制

| 表　现 | 产生机制 |
|---|---|
| 夜尿 | 尚不清楚 |
| 多尿 | 肾脏浓缩功能降低 |
| 低渗尿 | 肾脏浓缩功能降低 |
| 等渗尿 | 肾浓缩和稀释功能均障碍 |
| 少尿 | 肾单位极度减少 |

（2）水、电解质和酸碱平衡紊乱：发生机制见表15-16。

表15-16　水、电解质和酸碱平衡紊乱及发生机制

| 紊乱类型 | 发生机制 |
|---|---|
| 水肿或脱水 | 肾脏的调节适应能力减退<br>水的摄入过量→水肿，甚至水中毒<br>严格限制水摄入，但又不能减少水排泄→脱水 |
| 低钠或高钠血症 | 过多限制钠的摄入，而肾脏持续丢钠时→低钠血症<br>过多补充钠→高钠血症 |
| 低钾或高钾血症 | 当病人饮食减少或呕吐、腹泻时→低钾血症<br>晚期由于因尿量减少、酸中毒、使用保钾利尿剂等→高钾血症 |
| 高磷血症 | 肾排磷减少→血磷增高 |
| 低钙血症 | 血磷升高（血磷和血钙的乘积是个常数）→血钙降低<br>血磷升高（肠道内磷酸根增多和食物中钙结合形成不溶解的磷酸钙）→肠对钙的吸收减少<br>肾实质破坏→1,25-二羟维生素 $D_3$ 减少→肠对钙的吸收减少 |
| 代谢性酸中毒 | 肾小球滤过率降低，肾脏排酸保碱功能障碍 |

（3）肾性骨营养不良：包括成人的骨质软化、纤维性骨炎、骨质疏松和儿童的肾性佝偻病等。其发生机制与慢性肾衰时钙磷代谢障碍、甲状旁腺激素（溶骨作用）分泌增加、维生素 $D_3$ 活化（促进肠钙吸收和骨盐沉积）障碍及酸中毒（溶骨作用）等有关。

（4）氮质血症：由于肾小球滤过率下降，含氮的终末产物排出减少。血中尿素、肌酐、尿酸等非蛋白氮含量升高（>28.6 mmol/L），称为氮质血症。

（5）肾性高血压：因肾实质病变引起的高血压称为肾性高血压。发生机制是：肾素-血管紧张素系统活性增高、钠水潴留及肾脏分泌的舒血管物质（前列腺素等）减少。

（6）肾性贫血：肾脏疾患导致的贫血，称为肾性贫血。因肾脏分泌的促红细胞生成素减少和体内毒物潴留，使骨髓造血功能降低。

（7）出血倾向：主要是由于体内蓄积的毒物抑制血小板的功能所致，如出现皮下出血、鼻出血、胃肠出血等。

## 四、尿毒症

1. 概念　尿毒症是急性和慢性肾衰竭发展到严重阶段，由于体内代谢终末产物和内源性毒物潴留，水、电解质、酸碱平衡紊乱和肾脏内分泌功能失调而产生的一系列自体中毒症状。

2. 发生机制　尿毒症患者血浆中有200多种物质的含量高于正常，引起尿毒症的毒性物质主要有：甲状旁腺激素、尿素、肌酐、胍类、胺类、酚类及中分子物质等。

3. 机体功能和代谢变化　除水、电解质和酸碱平衡紊乱，贫血，出血倾向，高血压进一步加重外，可出现各器官系统的病变表现（表15-17）。

表15-17　尿毒症时各器官系统的病变表现

| 器官系统 | 病变表现 |
|---|---|
| 神经系统 | 头痛、头晕、烦躁不安，理解力和记忆力减退，嗜睡、昏迷；下肢疼痛、无力，甚至麻痹 |
| 消化系统 | 为最早和最突出的表现，如食欲不振、恶心、厌食、呕吐、腹泻、口腔溃疡、消化道出血、假膜性肠炎 |
| 心血管系统 | 心力衰竭、心律失常、纤维性心包炎 |
| 呼吸系统 | 呼吸加深加快、呼气有氨味、尿毒症肺炎、纤维素性胸膜炎 |
| 免疫系统 | 免疫功能障碍，以细胞免疫异常为主 |
| 皮肤变化 | 皮肤瘙痒、干燥、脱屑 |

## 如何治疗尿毒症?

一、血液透析(即人工肾):是借助人工半透膜、溶质浓度梯度及静脉压,促使血液中的某些物质通过半透膜进入透析液中而排出体外。

二、腹膜透析:是一种以人体腹膜为半透膜,通过腹透管将透析液注入腹腔并保留一定时间,透析液与血液通过腹膜进行物质交换,然后借助虹吸作用将交换过的透析液排出。

三、肾脏移植:在ABO血型配型和HLA配型合适的基础上,利用健康人的异体肾进行移植,替代病人毁损的肾脏。肾脏移植是目前最理想的治疗方法。

(张志萍)

# 实　　验

## 绪　论

### 一、实验课的目的

病理学实验课是病理学教学过程中的一个重要组成部分，主要进行病理形态学方面的学习和认知，使教学达到下列目的：①更好地理解和掌握理论课讲过的病理学的基本理论内容；②训练学生必备的科学技能和科学作风；③培养学生综合分析问题和解决问题的能力，使其成为动脑、动手能力较强具有创新精神的开拓型人才。

### 二、实验课的内容和方法

病理学的实验内容和方法包括：①观察病变组织、器官的大体和组织学改变；②进行尸检病例或临床病例讨论；③观看多媒体教学、幻灯、录像等；④参观尸体剖检等。

#### （一）大体标本的观察和诊断

1. 标本来源和固定液

标本来源：手术切除或尸体解剖获得的病变器官或组织。

固定液：常用的为10％中性福尔马林（甲醛）固定液，无色透明液体。固定后的标本，组织呈灰白色，血液呈暗黑褐色。有时用原色固定液（凯氏固定液），为淡黄色液体，固定后的组织基本上保持原色不变。

2. 观察方法　首先判定是何组织、器官，然后从外向内、从上到下观察器官的体积、形状、颜色、硬度、表面及切面等，运用所学的知识判定有无病变，综合分析作出病理诊断。

3. 观察要点

(1) 体积:有无增大缩小,增大时包膜紧张,缩小时包膜皱缩。

(2) 形状:有无异常,有无新生物,其形态如何。

(3) 颜色、光泽:灰黄、灰白且正常纹理消失常为坏死,暗红且成片常为淤血或出血。

(4) 表面:是否光滑,被膜有无渗出物或增厚;血管有无扩张、充血;被膜剥离难易。

(5) 切面:结构、颜色和质地有无改变,空腔脏器有无内容物、腔有无扩张或变小。

(6) 病灶的情况:发现局限性病灶时注意观察病灶的部位、分布、数目、形状、大小、颜色、质地、有无包膜及其和周围组织的关系等(不同脏器的具体观察方法见各系统的介绍)。

4. 诊断　根据所见病变特点,结合理论知识作出病理诊断。病理诊断的书写方法为:器官或组织名+病变或疾病名称,如"脑梗死"、"子宫平滑肌瘤"、"骨结核"、"皮肤溃疡"等。

## (二) 组织切片的观察和诊断

1. 组织切片的制作　组织经固定、脱水、石蜡包埋、组织切片、染色等过程。一般用苏木素-伊红(HE)染色,细胞核呈蓝色,细胞质呈粉红色。

2. 观察方法

(1) 肉眼观察

①初步判定是什么组织或器官。

②切片的密度、颜色是否一致。

(2) 低倍镜观察

①观察方法:实质器官一般由外(被膜侧)向内,空腔脏器由内向外逐层观察。观察每层时应从一端开始,按从左到右或从上到下的顺序进行全面观察。

②观察内容:确认是何器官或组织,找出病变部位,确定病变范围与组织间的关系。

(3) 高倍镜观察:仔细观察病变部位的微细结构和细胞特点。

(4) 观察非主要病变部位有无改变及改变的特点。

3. 诊断　综合分析所见病变特点,作出病理诊断,书写方法同大体标本。

## (三) 观察大体标本和组织切片的注意事项

1. 动与静的联系　把片段的、静止的标本与该病变在人体内动态的发生、发展到结局的过程联系起来,加深对理论的认识。

2. 宏观与微观的联系　从大体标本的病变出发联系到切片中会出现什么改变,或从切片标本出发联系到大体标本会出现什么病变,从宏观到微观或从微观到宏观更扎实地掌握病变。

3. 形态与机能的联系　从标本的病变出发主动联系到该病人会出现哪些机能障碍,临床有哪些表现,提高分析问题的能力。

4. 各病变间的联系　有两种以上病变的标本,应分析判定各种病变间有无联系,是同一病理过程的病变组合还是互无关系的不同疾病。

观察标本要细致、全面,分析问题、推理要有科学的根据、要实事求是,才能作出正确的判断。

课前应预习相关的病理学理论，解剖学、组织学及病原生物学等知识。

### （四）临床病理讨论

1. 目的　通过分析典型病例的临床病例、尸检病例，运用所学的病理学知识，在教师指导下进行讨论，达到理论联系实际、加深对所学知识的理解，以培养综合分析问题和解决问题的能力。

2. 讨论要求

（1）根据肉眼及镜下所见病理变化，结合临床表现，作出主要病理诊断。

（2）分析病变的发生、发展过程及主要病变间的联系。

（3）分析病变和主要临床表现间的联系。

（4）找出患者死亡的主要原因。

### （五）电化教学

配合教学内容，使用多媒体课件、放映录像等，强化教学效果。

## 三、实验报告

书写实验报告的目的在于培养学生观察、认识病变的能力和文字表达能力，加深对重点内容的理解，同时了解学生对病理知识的掌握情况，及时发现和解决教学中存在的问题。

实验报告的形式有描述大体标本、组织切片的病变特点，绘制组织学改变图，回答问题以及写出病例讨论的提纲等。描述病变要求全面准确、突出重点、文字简练、条理清楚。绘图要求准确，能表现出器官的特点和病变的重点，并加以文字注释。

# 实验一　细胞和组织的适应、损伤和修复

## 一、实验目的与要求

通过实验熟悉萎缩、肥大、脂肪变性、玻璃样变性、坏死的形态学特征，了解其生理功能变化和临床表现。

## 二、实验内容

### （一）大体标本

1. 肾盂积水　肾脏体积增大，切面可见肾盂及肾盏明显扩张，肾实质萎缩变薄，

皮髓分界不清，有的标本可见肾盂出口处有结石，此种病变属压迫性萎缩。

2. 心脏肥大(高血压性心脏病) 心脏体积增大，以左心肥大为主，切面可见左心室肥厚(正常为0.8～1.2 cm)，肉柱及乳头肌增粗，左心室腔相对缩小。

3. 脂肪肝 肝脏体积略增大，包膜紧张，切面边缘较钝，略有外翻，肝组织呈淡黄色，质地均匀有油腻感。

4. 脾被膜玻璃样变性 脾脏被膜纤维性增厚并发生玻璃样变性，呈灰白色似包裹了一层糖衣，故又称“糖衣脾”。

5. 脾梗死 脾脏略肿大，梗死灶呈倒三角形，灰白色、干燥、质实，边缘有明显的充血出血带。

6. 足干性坏疽 外科截肢之足标本，坏疽的足趾呈黑色、组织干燥、皮肤皱缩，与正常组织间有一明显的分界线。

### (二) 病理切片

1. 横纹肌萎缩 低倍镜:萎缩的横纹肌组织、肌细胞普遍变小，大小不等，胞质红染，核变小、深染、集中，有的肌细胞仅残存细条纹状，间质结缔组织与脂肪组织增多。高倍镜:萎缩的横纹肌结构不清，横纹消失。

2. 支气管上皮鳞状上皮化生 低倍镜:肺组织、小支气管腔扩张。高倍镜:支气管部分假复层纤毛柱状上皮黏膜消失，转变为鳞状上皮。

3. 肝脂肪变性 低倍镜:肝组织结构完好，可见肝小叶和汇管区部分肝细胞内有大小不等的圆形空泡(脂肪滴，制片时被有机溶剂溶解)。高倍镜:肝细胞内空泡大小不等，空泡较大时核被挤于一边，肝血窦明显受压变窄。

4. 淋巴结干酪坏死 低倍镜:淋巴结结构大部分破坏，呈红染无结构细颗粒状，坏死区周围有结核性肉芽肿。高倍镜:坏死较为彻底，无细胞结构，亦不见组织轮廓。

## 三、病例讨论

**病例** 女性，45岁，自觉腹胀、厌油腻、肝区痛一周。体温39℃，B超检查肝脏增大。肝功能:血清胆红素及谷丙转氨酶升高。病原学检测:HBsAg、HBeAg、HbcAg均呈阳性。临床诊断为急性乙型病毒性肝炎。

**讨论题**:解释肝大、肝区疼痛及肝功能异常的病理学基础。

## 四、实验作业

绘制肝脂肪变性的显微镜下图。

# 实验二　局部血液循环障碍

## 一、实验目的与要求

熟悉淤血、血栓形成、梗死的肉眼及显微镜下的病变特征。

## 二、实验内容

### （一）大体标本

1. 肺淤血　肺体积增大，重量增加（正常为375～550 g），包膜紧张，边缘变钝，颜色暗红，质地较实；长期的慢性肺淤血标本呈肺褐色硬化改变，肺质地变硬，肉眼呈棕褐色。

2. 慢性肝淤血（槟榔肝）　肝脏体积增大，包膜紧张，褐红或暗红色。表面及切面见呈红黄相间的状似槟榔切面的条纹。红黄为两种病变特征：暗红是淤血区，黄色是脂肪变性区。

3. 慢性脾淤血　脾脏体积增大，重量增加（正常为120～150 g），包膜增厚紧张，边缘变钝，质地较硬，颜色灰红；切面见暗红色的脾髓中有灰白色的纤维组织增生、脾小梁增粗。

4. 静脉血栓形成　剪开的静脉腔内见圆柱形固体物紧密附着于血管内膜面，该物体较粗糙干燥，呈黑白相间（交替）的结构（新鲜时红白相间）。

5. 脾贫血性梗死　脾梗死呈三角形，其尖端指向脾门，底部靠近包膜，灰白色、干燥、质实，边界清楚，见明显的充血出血带。

6. 肠出血性梗死　肠管一段，呈节段性坏死。病变肠壁肿胀，颜色暗红，浆膜面失去光泽。

### （二）病理切片

1. 慢性肺淤血　低倍镜：肺泡壁毛细血管和小静脉高度扩张充满红细胞，多数肺泡腔内充满淡红色水肿液（为粉红染均质状物）。高倍镜：部分肺泡腔内见红细胞和含有棕黄色含铁血黄素颗粒的心衰细胞。

2. 慢性肝淤血　低倍镜：肝小叶中央静脉及其周围肝窦扩张充满红细胞。高倍镜：肝小叶中央的部分肝细胞萎缩甚至消失，周边的部分肝细胞内出现大小不等的圆形空泡（为脂肪变性的肝细胞HE染色镜下所见）。

3. 静脉内混合血栓　低倍镜：血栓为深红色和淡红色两部分层叠相间，深红色为血液凝固后红细胞堆积而成，淡红色为血小板小梁，淡红色血小板小梁形成纵横交错波浪状，粗细不等。高倍镜：在小梁的边缘可见黏附有许多白细胞，小梁间为浅红色纤维素网，其间充满大量红细胞。

## 三、病例讨论

**病例 1**　男性，68 岁，因患支气管癌入院。住院近半个多月来，安静卧床休息，做各种化验及各项术前准备。一日在去厕所途中突然晕倒，经多方抢救无效死亡。

尸体解剖检查阳性所见：

(1) 左肺上叶近肺膜处可见一 7 cm×6 cm 大小的肿物，切面灰白色，干燥，有轻度出血坏死。

(2) 剖开肺动脉系统，见一大的血栓阻塞于肺动脉主干。

**讨论题：**

(1) 什么原因引起患者的死亡？

(2) 请根据学过的病理学知识分析解释本例患者死亡原因。

**病例 2**　女性，22 岁，腹痛 15 小时入院。体检：板状腹，压痛、反跳痛明显。手术探查见：距小肠 Treitz's 韧带 4 米处肠扭转，肠管坏死发黑。临床诊断：肠扭转。

手术切除肠管观察：肠壁增厚呈暗红色出血坏死，肠黏膜皱襞消失，肠腔内充满圆柱状血凝块，浆膜失去正常光泽。病理诊断：小肠出血性梗死。

**讨论题：**

(1) 解释肠出血性梗死病变的原因。

(2) 不积极手术治疗可能有什么后果？

## 四、实验作业

绘制肺淤血、肝淤血镜下图。

# 实验三　炎　症

## 一、实验目的与要求

(1) 观察各类炎症的大体标本和切片标本，掌握其病变特点。

(2) 观察各类炎症细胞的镜下特点。

(3) 掌握化脓性炎的类型、病变特点。

## 二、实验内容

### （一）大体标本

1. 纤维素性心外膜炎　心包脏层表面粗糙，有厚层纤维素渗出物覆盖，灰白色，呈絮状或绒毛状。

2. 各型阑尾炎

(1) 正常阑尾：注意正常阑尾粗细、光泽及血管情况。

(2) 急性单纯性阑尾炎：阑尾呈不同程度的肿胀，浆膜面充血，失去正常光泽。

(3) 急性化脓性阑尾炎：阑尾肿胀，浆膜面充血明显，附有脓性渗出物。切面：阑尾壁增厚，腔内有脓性渗出物。

(4) 急性坏疽性阑尾炎：阑尾显著肿大，呈污秽黑色并附有多量脓性渗出物，易并发穿孔。

3. 脑脓肿　大脑半球矢状切面，一侧见一脓腔，腔内脓液已流失，仅留少许脓液黏附，周围有纤维组织包绕，边界清楚，邻近的侧脑室已被挤压变形。

4. 假膜性炎　结肠黏膜表面有一层灰黄色、糠皮样假膜，部分假膜已脱落，形成多数大小不一、形状不规则的浅表溃疡。肠壁因充血、水肿而增厚。

5. 急性重型肝炎　肝脏体积明显缩小，包膜皱缩，边缘薄而锐，切面呈土黄色，有些区域呈现红黄相间。

6. 子宫颈息肉　子宫颈外口突出、下垂一个带蒂的结节状肿物，蒂与宫颈内口相连。

### （二）病理切片

1. 纤维素性心外膜炎　心外膜（有脂肪组织和血管）大部分可见纤维素及炎性渗出物，纤维素为红染的丝网状或片状物质，网眼内可见渗出的炎细胞。

2. 各种炎细胞　切片标本高倍镜下可见各种炎细胞的形态特点。①中性粒细胞：胞核分叶状，常为2～3叶，胞浆呈淡粉色；②嗜酸性粒细胞：胞核呈分叶状，胞浆内含有粗大的嗜酸性颗粒；③单核细胞：胞体大，胞浆丰富，核呈肾形或椭圆形，常偏于一侧；④淋巴细胞：体积较小，核圆形、深染，胞浆极少；⑤浆细胞：胞体呈卵圆形，核圆形，位于胞体一侧，染色质呈轮辐状排列，胞浆丰富。

3. 蜂窝织炎性阑尾炎　阑尾腔内见有脓性渗出物，部分阑尾黏膜组织坏死脱落。黏膜下层血管扩张，在阑尾壁全层见大量中性粒细胞弥漫性浸润。

## 三、病例讨论

**病例**　男，10岁，2周前面部长一疖，肿胀疼痛，数天后，其母用针扎穿并挤出脓性血液。其后发生寒战、高热、头痛、呕吐，经治疗未见好转，且病情进一步加重，出现昏迷、抽搐而入院，经抢救无效死亡。

体格检查：营养不良，发育较差，神志不清，T39℃，P140 次/分，R35 次/分，面部有一 2 cm×3 cm 的红肿区，略有波动感。

实验室检查：白细胞总数：$22\times10^{9}$/L，其中中性粒细胞 0.87。血培养金黄色葡萄球菌阳性。

尸检摘要：发育、营养差，面部有一个 2 cm×3 cm 的肿胀区，切开有脓血流出。颅腔：大脑左额区有大量灰黄色脓液填充，此处有脑组织坏死，并见一个 4 cm×4 cm×5 cm 的脓腔形成。切片观察：病变处脑组织坏死，大量中性细胞浸润，并见肉芽组织形成。

**讨论题：**

(1) 根据病历资料对本病例作何诊断？

(2) 本例脑部病变是怎样引起的？

(3) 从本病例中应吸取什么教训？

## 四、实验作业

描绘嗜中性粒细胞、巨噬细胞、淋巴细胞、嗜酸性粒细胞的形态特点。

# 实验四　肿　瘤

## 一、实验目的与要求

通过实验，学会用肉眼和借助显微镜分辨良恶性肿瘤。

## 二、实验内容

### （一）大体标本观察

1. 脂肪瘤　黄色脂肪样分叶状肿块，质软，有包膜。

2. 子宫平滑肌瘤　多个大小不一球形肿块，质较硬，切面呈编织状有包膜，灰白色，与子宫肌肉分界清楚。

3. 卵巢畸胎瘤　肿瘤体积较大，直径多在 15 cm 以上，表面光滑，呈圆形、囊性，切面多为单房，囊内含有脂肪、毛发、牙齿等。

4. 乳腺癌　乳头下陷，乳头周围皮肤呈橘皮样外观，肿块呈单发性，灰白色，与周围组织及皮肤相连。

5. 原发性肝癌　肝右叶见一个巨大肿块，质较硬，切面灰白，与周围分界不清，肿块周围有数个散在灰白色小结节。

6. 转移性肺癌　多个癌结节散在分布在肺表面，灰白色，大小较一致，无包膜。

### （二）病理切片观察

1．鳞状细胞癌　癌细胞呈大小不等的团块状和条索状，癌巢中央有同心圆状的角化珠，癌细胞大小不等、形态多样、核大深染，可见病理性核分裂，间质较少。

2．腺癌　癌细胞排列成大小不等、形状不一、不规则的腺管状结构，腺管有共壁和背靠背现象，癌细胞层次多，核大深染，核膜厚，可见病理性核分裂。

## 三、病例讨论

**病例**　男，63岁，因咳嗽、胸痛2个月，痰中带血1周入院。

患者2月前开始，因“感冒”咳嗽胸痛，自服感冒药，效果不佳，咳嗽时好时坏，1周前咳嗽时痰中带血。自述有吸烟史50余年。

检查：一般情况好，X线胸片显示右肺近肺门处有一3 cm×3 cm密度增高阴影。

**讨论题：**

（1）患者有可能是什么病？如要确诊还需做什么检查？

（2）需要和哪些疾病相鉴别？

## 四、实验作业

（1）描述乳腺癌的大体形态。

（2）绘制鳞癌或腺癌镜下图。

# 实验五　常见疾病

## 一、实验目的与要求

通过实验认识常见疾病的大体形态学特征，借助显微镜辨认常见疾病的病变特征。

## 二、实验内容

### （一）大体标本观察

1．主动脉粥样硬化　主动脉内膜凹凸不平，可见许多黄白色斑点条纹、蜡滴样纤维斑块、粥样斑块突起，大小形状不规则，尤以动脉分支开口处明显，部分斑块表面破溃，有溃疡形成。

2．冠状动脉粥样硬化　心冠状动脉壁不均匀增厚、僵硬，横切面可见灰黄色斑块向腔内突起，管腔呈明显偏心性狭窄。

3. 心肌梗死　在左心室壁可见灰白色坏死病灶，形状不规则，边界清晰。

4. 高血压性心脏病　心脏体积增大，重量增加，左心室壁明显肥厚，乳头肌增粗，瓣膜透明无病变。

5. 高血压病肾　肾体积变小，重量减轻，质地变硬，表面轻微凹凸不平，呈颗粒状，切面皮质变薄，皮质、髓质交界不清。

6. 大叶性肺炎（灰色肝样变期）　病变肺叶灰白色、质地变实如肝，切面粗糙呈颗粒状，胸膜表面有纤维素性渗出物。

7. 小叶性肺炎　肺表面及切面可见多数散在大小不等灰白、灰黄色小病灶，部分互相融合成片。

8. 门脉性肝硬化　肝体积变小，质硬，表面布满许多半球形细小结节突起，肝切面也可见大量小结节，大小相仿，颜色灰白。

9. 急性弥漫性增生性肾小球肾炎　肾肿大，暗红色，表面光滑，包膜紧张、无黏连。切面可见皮髓质分界清晰，皮质略厚。肾表面与切面可见小出血点。

10. 慢性肾小球肾炎　肾明显缩小、灰白色，质地变硬，重量减轻，表面细颗粒状，包膜黏连，切面皮质变薄，皮质、髓质交界不清。

11. 葡萄胎　肿物呈灰白半透明之囊泡，大小不等，状如葡萄，相互间有细蒂相连。

12. 绒毛膜癌　子宫明显增大，腔壁上可见灰黑色肿物，表面凹凸不平，局部子宫内膜有破坏、出血、坏死。

13. 子宫颈癌　子宫颈可见一菜花状肿物，表面有出血坏死，肿物已向上侵犯子宫体。

14. 乳腺癌　乳腺肿物向皮肤侵犯，形成溃疡，乳头内陷，乳腺皮肤呈“橘皮”样外观，乳腺切面可见灰白色肿物，与周围组织分界不清。

**（二）病理切片观察**

1. 主动脉粥样硬化　病变表层为纤维组织，常发生玻璃样变性。深层为粉染的粥样坏死物，其中有许多针状或菱形的空隙（胆固醇结晶处），可见少量钙盐（蓝染颗粒状）沉着。边缘和底部可见肉芽组织生长，少量淋巴细胞和泡沫细胞。

2. 冠状动脉粥样硬化　血管内膜局部隆起，突向管腔，管腔狭窄，偏心位。管腔内可见血栓形成。内膜内病变特点同主动脉粥样硬化。

3. 高血压病肾　大量的肾小球萎缩纤维化及玻璃样变，所属的肾小管萎缩甚至消失，相对病变轻的肾小球和肾小管代偿性肥大，肾小管腔内可见红染的蛋白管型，间质可见纤维组织增生和淋巴细胞浸润，肾动脉有玻璃样变，动脉壁增厚，管腔狭窄。

4. 大叶性肺炎（灰色肝样变期）　肺泡腔内充满大量中性粒细胞和纤维性渗出物，肺泡明显实变，肺泡壁受挤压变窄。

5. 小叶性肺炎　病灶以细支气管为中心，管腔内及其邻近肺泡腔内可见大量中性粒细胞浸润，部分细支气管黏膜上皮坏死脱落，病灶附近肺泡代偿性扩张。

6. 门脉性肝硬化　肝小叶结构破坏，有假小叶形成。假小叶内肝细胞排列紊乱，中央静脉缺如或偏位，甚至出现汇管区。假小叶周围纤维间隔较狭窄，有淋巴细胞浸润。

7. 急性弥漫性增生性肾小球肾炎　大量肾小球体积增大，细胞增多、密集。肾小管上皮细胞肿胀，可见细胞水肿变性、细胞内玻璃样变，管腔内可见管型。肾小球与肾球囊内可见中性粒细胞和红细胞渗出，肾间质血管扩张充血。

8. 弥漫性硬化性肾小球肾炎　大量肾小球不同程度萎缩、纤维化及玻璃样变，并彼此靠拢，所属肾小囊、肾小管亦萎缩。部分肾小球体积增大，毛细血管扩张，所属肾小管亦扩张。肾间质纤维组织增生，淋巴细胞和浆细胞浸润。

9. 葡萄胎　绒毛高度水肿，间质血管大多消失，绒毛表面滋养层细胞轻度增生，无明显异型性。

10. 绒毛膜癌　子宫肌层及凝血块中可见大量呈条索状、片块状排列的癌细胞团。癌细胞及癌细胞核的形状、大小不一。癌细胞排列紊乱，无绒毛结构、无肿瘤间质。

## 三、病例讨论

**病例**　男性，42 岁，因腹胀、下肢水肿 6 个月入院。

患者半年前开始厌食，腹胀，腹部逐渐膨隆，大便溏泻，反复鼻出血，下肢水肿。10 年前曾患乙型肝炎，经常性饮酒 14 年。

体格检查：巩膜黄染，颈前、胸前可见蜘蛛痣 10 余枚。腹部膨隆，软，无压痛，脾大质硬，肝未触及，移动性浊音（+）。脐周浅静脉曲张，呈海蛇头现象，双下肢中度凹陷性水肿。

实验室检查：乙肝五项（HBsAg、抗-HBs、HBeAg、抗-HBe、抗-HBc）均（+），白蛋白 28 g/L（正常值 40～55 g/L），球蛋白 42 g/L（正常值 20～30 g/L），白/球蛋白比 0.66（正常值 1.1～2.5），总胆红素 21 μmol/L（正常值 3.5～17 μmol/L），谷丙转氨酶96 U（正常值 1～40 U）。

**讨论题：**

（1）患者最有可能是什么病，列出其诊断依据。

（2）解释患者脐周出现海蛇头现象的原理。

（3）如果继续发展会产生什么后果？

## 四、实验作业

描绘高血压性心脏病、急性和慢性肾小球肾炎的大体形态，绘制大叶性肺炎灰色肝样变期和肝硬化的显微镜下图。

# 实验六 传染病

## 一、实验目的与要求

通过实验，初步学会用肉眼和借助显微镜识别病毒性肝炎、原发性肺结核、继发性肺结核、细菌性痢疾的病理变化。

## 二、实验内容

### （一）大体标本观察

1. 急性重型肝炎　肝体积明显缩小；边缘变锐，包膜皱缩，质地柔软；表面及切面呈黄色。

2. 原发性肺结核　儿童肺，右肺上叶近胸膜处有约 1.5 cm 原发结核病灶，同侧肺门淋巴结肿大，并有干酪样坏死。

3. 慢性纤维空洞型肺结核　肺内可见多个厚壁空洞，以肺上叶较多。空洞大小不一，形态不规则，洞壁厚，壁内有干酪样坏死灶。近胸膜处空洞突破胸膜，引起气胸。可见右肺纤维化及肺不张。

4. 细菌性痢疾　乙状结肠一段。肠黏膜表面有一灰色膜状物，粗糙、无光泽，即假膜。病变范围扩张，部分假膜脱落，形成表浅溃疡。

### （二）病理切片观察

1. 急性肝炎　低倍镜：肝索排列紊乱，肝窦受压，可见嗜酸小体。高倍镜：肝细胞体积增大，胞质透亮，排列紊乱；肝细胞嗜酸性变及嗜酸小体；点状坏死，坏死灶内及汇管区有炎细胞浸润。

2. 结核结节　低倍镜：组织中有大量结节状病灶，病灶中央可见红染颗粒状无结构物质，为干酪样坏死物。高倍镜：结节状病灶中央可见红染颗粒状无结构的干酪样坏死物及多核巨细胞。巨细胞胞质丰富，其中有多个细胞核，细胞核呈马蹄状或环状排列，称为朗格汉斯细胞。结节外围还可见大量的类上皮细胞、成纤维细胞和淋巴细胞。

3. 细菌性痢疾　低倍镜：肠黏膜为红色假膜覆盖，黏膜上皮及腺体大片消失。高倍镜：假膜由无结构的坏死物质及纤维素构成，黏膜层、肌层有大量炎细胞浸润。

## 三、病例讨论

**病例 1**　患者，男性，27 岁，潮热、盗汗、无力、食欲减退 2 个月，咳嗽 1 个月，咯血 1 天入院。X线检查见左锁骨下有边缘清晰的增生结节及边缘模糊、中心密度较高的片状致密阴影。痰液结核菌培养阳性。临床诊断:浸润型肺结核。

**讨论题**:解释X线影像的表现。

**病例2** 患儿,男性,6岁。发热、腹泻2天。每天10余次,量少,有里急后重感,大便中有黏液及脓血。粪便痢疾杆菌培养阳性。临床诊断:细菌性痢疾。

**讨论题**:分析病人为什么会出现里急后重和黏液脓血便。

## 四、实验作业

绘制结核结节镜下图。

# 实验七 缺 氧

## 一、实验目的与要求

(1) 在动物身上复制乏氧性缺氧、血液性缺氧、组织性缺氧,并了解缺氧的类型。

(2) 观察缺氧时动物机体的变化及对各型缺氧的耐受性。

## 二、实验动物与器材

(1) 实验动物为小白鼠。

(2) 实验器材:小白鼠缺氧瓶(或100~150 ml带塞广口瓶或锥形瓶),简易一氧化碳发生装置(实验图1),广口瓶,5 ml和2ml刻度吸管,酒精灯,1 ml注射器,剪刀,镊子。

钠石灰(NaOH·CaO),甲酸,浓硫酸,5%亚硝酸钠,1%美蓝,0.1%氰化钾,生理盐水。

## 三、实验步骤

### (一) 乏氧性缺氧

(1) 将小白鼠称重后放入盛有少许钠石灰(约5 g)的缺氧瓶内,观察动物的一般情况,然后塞紧瓶塞,记录时间。以后每3分钟重复观察上述指标一次(如有其他变化则随时记录),直到动物死亡为止。

(2) 保留动物尸体,待(二)、(三)实验做完后,再依次打开其腹腔,比较血液和肝脏颜色。

### （二）血液性缺氧

1. 一氧化碳中毒所致的血液性缺氧

(1) 按实验图1装好简易一氧化碳发生装置。

(2) 取小白鼠一只，称重后将小白鼠放入广口瓶中，观察其一般情况，然后与一氧化碳发生装置连接。

(3) 取甲酸 3 ml 放入试管内，加入浓硫酸 2 ml，塞紧。

$$HCOOH + H_2SO_2 \longrightarrow H_2SO_4(\text{蒸气}) + H_2O + CO\uparrow$$

（上述反应可用酒精灯加热，以加速一氧化碳的产生。但要注意不能过热以至液体沸腾，因一氧化碳产生过多、过快可导致动物迅速死亡，结果血液颜色改变不明显，影响实验结果的观察。）

(4) 观察指标与方法同前。

2. 亚硝酸盐中毒所致的血液性缺氧

(1) 取体重相近的两只小白鼠，观察一般情况后，向腹腔内注入 5% 亚硝酸盐 0.3 ml。其中一只注入亚硝酸钠后，立即再向腹腔内注入 1% 美蓝溶液 0.3 ml，另一只再注入生理盐水 0.3 ml。

(2) 观察指标与方法同前，比较两鼠表现及死亡时间有无差异。

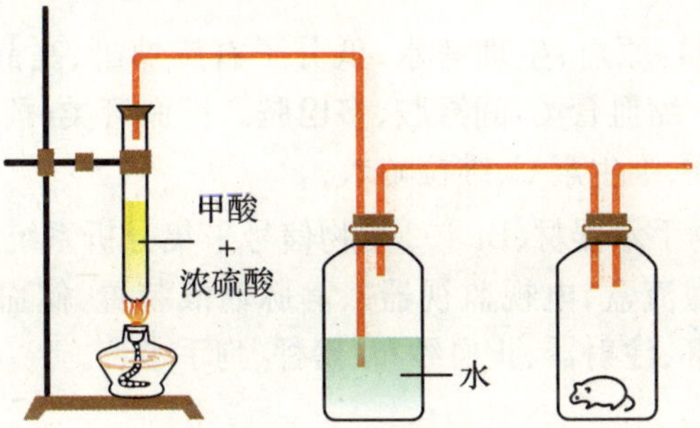


实验图1　CO发生装置

### （三）组织性缺氧

(1) 取小白鼠一只，称重。先观察一般情况，然后腹腔内注射 0.1% 氰化钾 0.2 ml。

(2) 观察指标与方法同前。

## 四、注意事项

(1) 缺氧瓶一定要密闭，可用凡士林涂在瓶塞外面。

(2) 严防氰化物中毒。氰化钾有剧毒，切勿沾染皮肤、黏膜，特别是有破损处。实验后将物品洗涤干净。

(3) 小白鼠腹腔内注射，应稍靠左下腹，勿损伤肝脏。但也应避免将药液注入肠腔或膀胱。

## 五、实验结果与讨论

通过观察各型缺氧时动物呼吸频率、深度，皮肤、口唇、爪、耳和尾颜色等变化，观察各型缺氧小白鼠的血液或肝脏颜色的改变和死亡时间的不同，分析各型缺氧临床表现的产生机制。

# 实验八 休 克

## 一、实验目的与要求

通过复制失血性休克实验，熟悉休克的发生机制和休克三期微循环变化。

## 二、实验药品与器材

1. 药品 扩容器：原血、生理盐水、低分子右旋糖酐、高晶高胶液（7.5%NaCl 和 6%低分子右旋糖酐）。缩血管类：间羟胺、多巴胺。扩血管类：酚妥拉明、654－2。其他：碳酸氢钠、肝素、纳洛酮、维生素 C、维拉帕米。

2. 器材 大动物手术器材、BL402 生物信号采集分析系统、压力传感器、微循环观察装置（显微镜、恒温灌流盒、电视监视器）、静脉输液装置、储血瓶、动脉导管和静脉导管、温度计、100 ml 烧杯、注射器、止血纱布、磅秤、狗手术台。

## 三、实验步骤

1. 取成年狗一只，称重，用 3%戊巴比妥钠溶液（30 mg/kg）全麻→仰卧固定→备皮→手术（4 个切口）。

（1）颈部正中切口（8 cm）：自甲状软骨下缘沿颈部正中线作一直切口，下达胸骨上切迹，分离气管，器官插管，保持气道通畅，分离颈总动脉，插入动脉导管，接压力感受器，记录 MAP、Ps-d、HR（插管前必须注意充满肝素并排尽气体）。

（2）左、右股三角区切口（3 cm）：在股三角区触及股动脉搏动后，沿动脉走向作 3 cm 长切口。①游离左股动脉：插入动脉导管，夹端用动脉夹夹闭股动脉，另一端与储血瓶相连，以备放血；②游离右股静脉：插入导管（比划长度），测定中心静脉压（CVP）及输液用。输液速度 5～8 滴/分。导管外端接三通管，一侧同输液瓶连接，缓慢输入生理盐水（5～8 滴/分）以保持通畅（防止凝血）；另一侧通过压力换能器与 BL 402 生物信息系统相连测 CVP。

（3）耻骨联合上，下腹部正中切口（5 cm）：找到膀胱，将其从腹腔拉出，沿背面膀胱三角区找到双侧输尿管，分离并插管，记录尿量（滴/分）（插管前排空尿液）。

(4) 右腹部旁正中切口(右腹直肌旁 6 cm):钝性分离肌层,打开腹腔。推开大网膜,找出一段游离度较大的小肠肠袢,观察肠系膜、微循环(cap 数、口径、流速)。

区别微血管:微动脉:色浅红、血流速度快、由粗变细逐渐分支。微静脉:色暗红、血流速度较慢,由细变粗逐渐汇合。毛细血管:仅能通过一个血细胞。

2. 温度计插入直肠,测肛温。实验前记录各指标→降低储血瓶、松开动脉夹→放血10 秒使 MAP 降至 40 mmHg 维持 20 秒,观察记录→停止放血、分组进行治疗→观察记录。

3. 注意事项

(1) 麻醉深浅要适度。过深,可严重抑制呼吸;过浅,动物疼痛挣扎,影响观察,甚至引起神经源性休克。

(2) 牵拉肠袢动作要轻,以免引起严重低血压,影响休克实验。

(3) 尽量减少手术出血,分离血管及肌层时,应钝性分离,切勿使用手术刀或手术剪,若出血应设法止血。

(4) 所有动脉导管、静脉导管及压力传感器内均应充盈肝素或生理盐水,并排尽气泡。

(5) 压力传感器高度均应与狗心水平一致。

(6) 观察微循环时,分清动脉、静脉及毛细血管,选好标志血管,固定视野,以保持前后观察结果一致。

## 四、实验结果与讨论

1. 观察并记录颈总动脉血压的变化。
2. 记录体温及尿量变化。
3. 分析实验动物失血量与血压、尿量的关系,讨论休克不同时期的功能代谢变化。

(孙雪竹)

# 执业护士资格考试病理学模拟试题

## 试卷一

一、单项选择题(本大题共 30 小题,每小题 1 分,共 30 分)

1. 学习病理学的主要任务是 ( )
   A. 研究疾病发生发展规律　B. 研究疾病的防治理论
   C. 研究疾病的功能变化　D. 研究疾病的发生机制
2. 脑萎缩常发生于 ( )
   A. 乙型脑炎　B. 脑动脉粥样硬化　C. 脑动脉栓塞　D. 脑脓肿
3. 心肌细胞脂肪变性是指 ( )
   A. 心肌间质脂肪浸润　B. 心肌脂肪组织变性
   C. 心外膜脂肪细胞堆积　D. 心肌细胞胞浆中出现脂滴
4. 细胞坏死过程中,核变小、染色质浓聚,被称之为 ( )
   A. 核溶解　B. 核分裂　C. 核固缩　D. 核碎裂
5. 不发生机化的病变是 ( )
   A. 赘生物　B. 梗死灶　C. 细胞萎缩　D. 阻塞性血栓
6. 引起肺褐色硬化的常见病变为 ( )
   A. 二尖瓣狭窄　B. 三尖瓣狭窄　C. 肺动脉栓塞　D. 慢性肺淤血
7. 动脉血栓形成的条件是 ( )
   A. 血流缓慢及涡流形成　B. 血液成分改变
   C. 内膜损伤及血流改变　D. 血流速度变快
8. 化脓菌入血、生长繁殖、产生毒素、形成多发性脓肿,最合适的病名是 ( )
   A. 脓毒血症　B. 毒血症　C. 败血症　D. 菌血症
9. 肿瘤的分化程度越高,说明 ( )
   A. 肿瘤的恶性程度越低　B. 肿瘤对化疗越敏感
   C. 患者预后越差　D. 肿瘤越易转移
10. 肉瘤和癌的区别在于 ( )
    A. 有无包膜　B. 生长方式　C. 组织起源　D. 生长速度
11. 二尖瓣狭窄时心脏病变是 ( )
    A. 左心房和左心室肥厚扩张　B. 左心室和右心室肥厚扩张
    C. 左心房萎缩,左心室肥厚扩张　D. 左心房肥大扩张,左心室萎缩
12. 高血压病时,小动脉主要表现为 ( )
    A. 内膜纤维化　B. 管壁玻璃样变性
    C. 管壁炎细胞浸润　D. 粥样斑块形成

13. 冠状动脉粥样硬化好发于 （　　）

A. 左主干　　B. 左前降支　　C. 右主干　　D. 右后降支

14. 在我国引起肺源性心脏病最常见的疾病是 （　　）

A. 支气管扩张症　　B. 肺结核病

C. 小叶性肺炎　　D. 慢性支气管炎伴肺气肿

15. 与肺肉质化发生最相关的因素是 （　　）

A. 细菌毒力强　　B. 单核巨噬细胞浸润过多

C. 中性粒细胞渗出过少　　D. 成纤维细胞增生活跃

16. 矽肺最易并发 （　　）

A. 肺炎　　B. 肺癌　　C. 肺褐色硬化　　D. 肺结核

17. 胃溃疡的常见并发症中不包括 （　　）

A. 梗死　　B. 癌变　　C. 穿孔　　D. 出血

18. 关于凋亡，以下说法中**错误**的是 （　　）

A. 其过程受基因调控　　B. 伴急性炎症反应

C. 常发生于活体内单个细胞或小团细胞　　D. 死亡细胞皱缩，质膜不破裂

19. 急性肾盂肾炎的基本病理变化属于 （　　）

A. 化脓性炎　　B. 纤维蛋白性炎　　C. 变态反应性炎　　D. 出血性炎

20. 好发于右半结肠的炎性病变是 （　　）

A. 菌痢　　B. 结肠阿米巴　　C. 肠血吸虫病　　D. 肠伤寒

21. 支气管柱状上皮被鳞状上皮替代的过程称为 （　　）

A. 鳞状上皮化生　　B. 腺上皮化生

C. 鳞状上皮不典型增生　　D. 支气管上皮变性

22. 下列脏器中，容易发生出血性梗死的是 （　　）

A. 肝、心　　B. 脾、肾　　C. 肠、肺　　D. 脑、肾

23. 再生能力较强的组织是 （　　）

A. 表皮　　B. 平滑肌　　C. 横纹肌　　D. 神经细胞

24. 某些寄生虫感染，炎区主要出现的炎症细胞是 （　　）

A. 嗜酸性粒细胞　B. 中性粒细胞　　C. 嗜碱性细胞　　D. 淋巴细胞

25. 肿瘤的实质是 （　　）

A. 结缔组织　　B. 淋巴管　　C. 瘤细胞　　D. 间质

26. 趋化作用是指 （　　）

A. 白细胞靠边、附壁　　B. 白细胞从血管内游出

C. 白细胞在组织内移动　　D. 白细胞向化学物质定向运动

27. 蜂窝织炎的病变特点是 （　　）

A. 弥漫性中性粒细胞浸润　　B. 广泛淋巴细胞浸润

C. 巨噬细胞增生　　D. 成堆的嗜酸性粒细胞坏死

28. 对风湿病有诊断意义的病变是 （　　）

A. 浆液渗出　　B. 纤维素样坏死　　C. 阿少夫小体　　D. 纤维组织增生

29. 食管癌最常见的组织学类型是 （　　）

A. 腺癌　　B. 黏液癌　　C. 未分化癌　　D. 鳞状细胞癌

30. 有关胃溃疡病的描述，正确的是 （　　）

A. 好发于胃小弯近幽门处，直径在 2 cm 以内

B. 好发于胃小弯近幽门处，直径在 1 cm 以内

C. 好发于胃小弯近贲门处，直径在 1 cm 以内

D. 好发于胃小弯近贲门处，直径在 2 cm 以内

二、多项选择题（本大题共 5 小题，每小题 2 分，共 10 分）

31. 属于癌前期病变者是 （　　）

A. 慢性萎缩性胃炎　B. 胃溃疡病　C. 纤维囊性乳腺病

D. 黏膜白斑　E. 结肠多发性息肉

32. 第三期高血压病人常见的脏器改变有 （　　）

A. 颗粒性固缩肾　B. 脑水肿　C. 右心肥大

D. 冠状动脉粥样硬化　E. 心力衰竭

33. 急性细菌性痢疾时，结肠溃疡的特点是 （　　）

A. 溃疡浅而小　B. 形状不一　C. 深达肌层

D. 愈合后易致肠腔狭窄　E. 溃疡形态呈口小底大

34. 组织适应的方式有 （　　）

A. 肥大　B. 增生　C. 再生

D. 萎缩　E. 化生

35. 血栓的结局有 （　　）

A. 阻塞血管，引起局部梗死　B. 软化溶解和吸收

C. 再通　D. 机化　E. 钙化

三、填空题（本大题共 4 小题，每空 1 分，共 10 分）

36. 肿瘤的转移途径包括血道转移、__________和__________。

37. 炎症局部的基本病变有__________、__________、__________。

38. 引起心瓣膜病的常见疾病有__________和__________。

39. 化脓性炎可分为__________、__________、__________。

四、简答题（本大题共 4 小题，每小题 5 分，共 20 分）

40. 哪些脏器易发生出血性梗死？为什么？

41. 何谓肉芽组织？其在创伤愈合中有何作用？

42. 简述炎症渗出过程中液体渗出的意义。

43. 简述毛细血管内增生性肾小球肾炎的病理变化及其临床联系。

五、问答题（本大题共 2 小题，每小题 15 分，共 30 分）

44. 急性渗出性炎症分哪几类？请各举一例，并说明其病变特点。

45. 试述良、恶性肿瘤的区别。

# 执业护士资格考试病理学模拟试题

## 试卷二

**一、名词解释**（本大题共5小题，每小题3分，共15分）

1. 脱水：
2. 发热：
3. 休克：
4. 缺氧：
5. 心力衰竭：

**二、填空题**（本大题共10小题，每空1分，共40分）

6. 根据血浆渗透压的不同可将脱水分为________、________和________。
7. 引起血管内外液体交换失衡的因素有________、________、________、________。
8. 休克发生的始动环节有________、________、________。
9. 低血钾时，对心肌生理特性的影响表现为________、________、________、________。
10. 发热时，临床可分为________、________、________三期，各期热代谢的特点分别为________、________、________。
11. 根据缺氧发生的原因和血氧变化特点，一般将其分为________、________、________、________。
12. 临床上最常见的酸碱平衡紊乱的类型是________，其基本特征是________，酸性物质生成过多常见于________酸中毒和________酸中毒。
13. DIC的主要临床表现是________、________、________、________。
14. 左心衰竭引起呼吸困难的表现形式是________、________、________。
15. 少尿型急性肾衰竭少尿期的表现有________、________、________、________、________。

三、选择题(本大题共 18 小题,每小题 1 分,共 18 分)

**A 型题**

16. 下列是代谢性碱中毒的原因之一的是 (　　)
    A. 碱性物质摄入过多　B. 酸性物质摄入过多　C. 酸性物质生成过多
    D. 酸性物质排出障碍　E. 高钾血症
17. 休克初期组织微循环灌流的特点是 (　　)
    A. 多灌多流,灌大于流　B. 少灌少流,灌大于流　C. 少灌少流,灌小于流
    D. 多灌少流,灌大于流　E. 不灌不流
18. CO 中毒造成缺氧的主要原因是 (　　)
    A. HbCO 无携氧能力　B. CO 能使氧离曲线左移
    C. $O_2$ 与 Hb 结合速率下降
    D. CO 能使 2,3 - DPG 生成减少
    E. CO 能促进红细胞内糖酵解,使 Hb 释放氧减少
19. 循环性缺氧时,血氧指标最有特征性的变化是 (　　)
    A. 血氧分压正常　B. 血氧含量降低　C. 动静脉氧差增大
    D. 血氧容量低于正常　E. 血氧饱和度降低
20. 高渗性脱水时 (　　)
    A. 细胞外液明显增加　B. 细胞内液明显减少　C. 细胞内液少量减少
    D. 细胞内液明显增加　E. 细胞内液量正常
21. DIC 引起出血的主要因素是 (　　)
    A. 凝血因子被大量消耗　B. 血管壁通透性增高　C. 多器官功能障碍
    D. 肝脏合成凝血因子障碍　E. 微血管病性溶血性贫血
22. 血液中 pH 主要取决于血浆中 (　　)
    A. [$HCO_3^-$]/[$H_2CO_3$]的比值　B. $H_2CO_3$ 的浓度
    C. $HCO_3^-$ 浓度　D. $H^+$ 浓度　E. $PaCO_2$
23. 低钾血症可出现 (　　)
    A. 反常性碱性尿　B. 反常性酸性尿　C. 酸性尿
    D. 碱性尿　E. 中性尿
24. 下列可引起呼吸衰竭的是 (　　)
    A. 外呼吸功能障碍　B. 内呼吸功能障碍　C. 血液运氧障碍
    D. 细胞利用氧障碍　E. 循环功能障碍
25. 后负荷过重引起的心力衰竭可见于 (　　)
    A. 高血压　B. 心肌梗死　C. 严重贫血
    D. 甲亢　E. 心瓣膜关闭不全

**B 型题**

A. 高渗性脱水　B. 低渗性脱水　C. 水中毒
D. 等渗性脱水　E. 水肿

26. 脱水热属于 (　　)
27. 尿崩症患者易出现 (　　)
28. 心力衰竭病人易出现 (　　)

A. 皮肤呈玫瑰红色　　B. 皮肤呈咖啡色或青石板色
C. 皮肤呈樱桃红色　　D. 皮肤呈苍白色　　E. 发绀

29. 一氧化碳中毒 （　）

30. 高铁血红蛋白血症 （　）

31. 组织性缺氧 （　）

**X 型题**

32. 下列情况下体温升高属于发热的是 （　）
A. 剧烈运动后　　B. 感冒　　C. 脱水热
D. 结核病　　E. 风湿热

33. 肝性脑病的诱因有 （　）
A. 上消化道出血　　B. 感染　　C. 利尿剂
D. 高蛋白饮食　　E. 长期使用镇静剂等

四、问答题(本大题共 3 小题,每小题 9 分,共 27 分)

34. 简述呼吸衰竭的原因和发生机制。

35. 简述代谢性酸中毒对机体的影响。

36. 比较高渗性脱水、低渗性脱水和等渗性脱水有何不同。

# 主要参考文献


1. 病理学.王恩华主编.北京:高等教育出版社,2003
2. 病理学.任玉波,茅幼霞主编.第2版.北京:科学出版社,2008
3. 病理学.陈命家主编.北京:人民卫生出版社,2004
4. 病理学.孙景洲主编.南京:东南大学出版社,2006
5. 病理与病理生理学.范玫主编.北京:科学出版社,2003
6. 病理学.李玉林主编.第6版.北京:人民卫生出版社,2003
7. 病理学基础.王志敏主编.第2版.北京:人民卫生出版社,2008